JN232665

パニック障害の基礎と臨床

白倉克之
山田和夫 編

金剛出版

序　文

　本書の上梓を計画したのはほぼ4年前の平成7年盛夏であった。
　元来，神経症という疾患の理解は，もっぱら"不安"という曖昧な精神病理学的な概念を中核とした極めて主観的な精神症状を中心として幾つかの症候群ごとにそれぞれの理念型に区分して纏めた形で進められてきたものである。この領域は，近年急速に開発されてきた科学技術革新の恩恵にあずかり，目覚ましい発展を遂げている医療技術の全般的な進歩とはほとんど無縁の隔絶された領域といっても過言ではなかった。学生時代の30数年前の教科書に記載されていた内容が未だなお堂々とまかり通っていたのが当時の現状であり，その意味では精神医学の中でもポッカリと取り残され，学問的に停滞していた領域と言わざるを得なかった。
　1980年に発表されたDSM-Ⅲでは神経症という名称が解体・放棄が提案され，代わってパニック障害という概念が登場した。これは精神医学史上のエポック・メーキングな事柄で，歴史的な意義をもつ出来事ということができよう。
　振り返って見ると，1960年代には現在のパニック障害に該当する病態（恐怖症不安）に種々の精神薬理学的な検討がなされ，治療薬剤としてMAO阻害薬，三環系抗うつ薬の有効性が英国・米国で報告されており，また同障害の既往をもつ対象者への乳酸静注による誘発試験結果（Pitsら，1967）などにより，特定の病態として推測される結果となった。
　1970年代に入ってベンゾジアゼピン系の薬剤についても検討され，なかでもアルプラゾラムの有効性が報告されるなど精神薬理学的な研究が急ピッチでおこなわれると共に，一方では他の生物学的・疫学的研究が精力的に展開される状況と併せて，特に操作的診断基準の開発，診断と症状計数との関連に関する臨床的な妥当性研究などの進歩により，独立した病態としてそのエンティティが確立され，1980年DSM-Ⅲに登場する結果となったものである。

以後1987年の DSM-III-R を経て，1992年の DSM-IVへ受け継がれて今日に至っており，現在ではすっかり定着した感がある。

本書の刊行を計画したのは，神経症概念を改めて主に biological な立場から再検討する必要性を痛感してきた立場から，まずその突破口として疾患単位として十分に認知されたパニック障害に関して国内の第一線研究者に各研究領域よりの，現在までの知見ならびに研究成果を整理・解説していただき，改めて再検討してみることはきわめて有意義であると考えたこと，またそのことがパニック障害をのぞく他の神経症領域の病態の理解と新たな解明への手掛かりを示してくれるのではないだろうかと考えたことに由来している。

途中編著者の一人である小生の思いがけない転職などにより出版予定が大幅に遅れ，執筆者の先生方や出版を快くお引き受けいただいた金剛出版の編集部の方々に大変ご迷惑をお掛けしたことを深くお詫びする次第である。

平成11年9月　初秋の久里浜海岸にて

白 倉 克 之

目　　次

序文　白倉克之　3

1. パニック障害の概念　　　　　　　　　　　　　　　　　　白倉克之　11
　　Ⅰ　パニック障害の登場／Ⅱ　現代のパニック障害の概念／Ⅲ　パニック障害の今日的意義

2. 診断　　　　　　　　　　　　　　　　　　　　　　　　　越野好文　18
　　Ⅰ　精神障害の診断・統計マニュアルの歴史／Ⅱ　DSM-Ⅳのパニック障害の診断基準

3. 鑑別診断　　　　　　　　　　　　　　　　　　　田中克俊・宮岡 等　30
　　はじめに／Ⅰ　身体疾患との鑑別／Ⅱ　精神疾患との鑑別／おわりに

4. 臨床症状　　　　　　　　　　　　　　　　　　　　　　　竹内龍雄　43
　　Ⅰ　パニック障害の基本的症状／Ⅱ　随伴して見られる症状／Ⅲ　症状変遷と慢性期病像／結語

5. パニック障害と Comorbidity（合併症）　　　　　　　　　　大谷義夫　54
　　Ⅰ　総論／Ⅱ　各論

6. 病因
　　A．遺伝的要因
　　　　　　　　　　貝谷久宣・宮前義和・吉田栄治・石田展弥・山中　学　69
　　　Ⅰ　パニック障害の家族研究／Ⅱ　パニック障害の双生児研究／Ⅲ　パニック障害の家系研究／Ⅳ　重複罹患の遺伝性／Ⅴ　障害の遺伝か素質の遺伝か？／Ⅵ　まとめ

　　B．心理―社会的要因　　　　　　　　　　　　　今崎牧生・中野弘一　78
　　　Ⅰ　心理―社会的な見方／Ⅱ　panic disorder における心理―社会的要因に関する諸知見／Ⅲ　まとめ

7. 病態
　　A．誘発試験　　　　　　　　　　　　　　　　　　　　　久保木富房　89
　　　はじめに／Ⅰ　対象／Ⅱ　方法／Ⅲ　結果／Ⅳ　考察／Ⅴ　まとめ

　　B．神経生理　　　　　　　　　　　　　　　　　　　　　宮内利郎　100
　　　Ⅰ　脳波／Ⅱ　事象関連電位／Ⅲ　身体生理

C．機能画像　　　　　　　　　　　　　塩入俊樹・染矢俊幸　115
　　　はじめに／Ⅰ　PDの脳機能画像研究／Ⅱ　PDの障害部位は？／Ⅲ　それぞれの研究についての問題点／Ⅳ　他の神経症領域の研究
　　D．神経免疫　　　　　　　　　　　　　　田中浩稔・久保千春　139
　　　はじめに／Ⅰ　精神神経免疫学の流れ／Ⅱ　パニック障害におけるアレルギー／Ⅲ　パニック障害における免疫異常／Ⅳ　パニック障害における免疫機能に影響しうる視床下部－下垂体－副腎皮質系機能／Ⅴ　パニック障害の免疫機能変化に関与しうる自律神経－ノルアドレナリン放出系機能／Ⅵ　パニック障害におけるリンパ球細胞膜表面の神経伝達物質受容体／Ⅶ　免疫細胞と神経細胞のヒト組織適合抗原 Human Leukocyte Antigen／おわりに
　　E．神経薬理　　　　　　　　　　　　　　　　　　田中正敏　150
　　　Ⅰ　不安をどうとらえるか／Ⅱ　抗不安薬の行動薬理学／Ⅲ　抗不安薬に比較的特異性の高い行動薬理学的方法／Ⅳ　抗不安薬の作用機序／Ⅴ　BDZ系薬物が抑制する神経系／Ⅵ　不安惹起と不安緩和／終わりに
8．治療
　　A．薬物療法　　　　　　　　　　　　　　　　　　山田和夫　166
　　　はじめに／Ⅰ　薬物療法の歴史／Ⅱ　パニック障害の治療薬／Ⅲ　実際の薬物療法
　　B．パニック障害に対する認知療法　　　重村　淳・野村総一郎　186
　　　はじめに／Ⅰ　認知療法の歴史／Ⅱ　パニック障害に対する認知療法の流れ／Ⅲ　認知療法の技法上の基本的な考え方／Ⅳ　認知療法の適応／Ⅴ　認知療法のセッションの構造／Ⅵ　治療セッションの実際／おわりに
　　C．パニック障害の精神療法　　　　　　　　　　　　渡辺直樹　201
　　　はじめに／Ⅰ　一般的な注意／Ⅱ　行動療法／Ⅲ　認知・行動療法／Ⅳ　森田療法／Ⅴ　力動的精神療法／Ⅵ　集団精神療法／Ⅶ　芸術療法／Ⅷ　その他の技法／おわりに
　　D．行動療法　　　　　　　　　　　　　　　　　　篁　一誠　212
　　　Ⅰ　特徴／Ⅱ　症例／Ⅲ　治療経過／Ⅳ　まとめ
　　E．救急医療　　　　　　　　　　　　　　　　　　上條吉人　222
　　　はじめに／Ⅰ　救急医療を受診するパニック障害／Ⅱ　症例呈示／Ⅲ　パニック障害と身体合併症／Ⅳ　パニック障害と自殺／Ⅴ　救急医療におけ

　　　　るパニック障害の治療／おわりに
9．経過・予後　　　　　　　　　　　　　　　加藤　誠・柏瀬宏隆　234
　　　Ⅰ　日本の文献／Ⅱ　欧米の文献／Ⅲ　まとめ
10．パニック障害論"私はこう考える"
　　A．心療内科の立場より　　　　　　　　　　　　筒井末春　247
　　　Ⅰ　歴史的変換／Ⅱ　パニック発作／Ⅲ　心療内科でみられるパニック
　　B．治療場面での留意点　　　　　　　　　大野　裕・浅井昌弘　255
　　　はじめに／Ⅰ　鑑別診断の重要性／Ⅱ　治療関係を安定させる／Ⅲ　適切
　　　な薬物療法を行う／Ⅳ　心理的アプローチ／Ⅴ　社会的アプローチ／おわ
　　　りに
　　C．サブタイプに基づいて　　　　　　　　　　　藍澤鎮雄　260
　　　Ⅰ　3つのサブタイプ／Ⅱ　第3群の症例／Ⅲ　要約

執筆者一覧　巻末

パニック障害の基礎と臨床

1. パニック障害の概念

I　パニック障害の登場

　パニック障害とは，パニック発作を主徴とする疾患である。パニック発作とは，その名が示すように，きわめて強い不安状態の発作で，恐怖感・不快感とともに動悸，発汗などを呈するものである。

　パニック障害が公式の診断基準で独立した疾患単位とされたのは，1980年に発行された DSM-Ⅲ (Diagnostic and Statistical Manual of Mental Disorders, 3rd ed.) が最初である[2]。表1に DSM-Ⅲの不安障害の分類を示す。ここでは，従来の神経症が，事実上，恐怖神経症と不安神経症に二分されている。「事実上」としたのは，DSM-Ⅲでは「神経症」という用語は避けられており，実際の記述は表1に示したように「いわゆる（原文は "or"）神経症」という表現になっているためである。

　神経症という名称の放棄は DSM-Ⅲのひとつの歴史的な改革とされている。しかし，ある意味ではパニック障害の独立は単なる名称変更という次元を超え

表1　DSM-Ⅲ (1980) の不安障害

恐怖性障害（いわゆる恐怖神経症）	
300.21	広場恐怖〔パニック発作を伴う〕
200.22	広場恐怖〔パニック発作を伴わない〕
300.23	社会恐怖
300.29	単一恐怖
不安状態（いわゆる不安神経症）	
300.01	パニック障害
300.02	全般性不安障害
300.30	強迫性障害（いわゆる強迫神経症）
308.30	心的外傷後ストレス障害 (PTSD)，急性
309.81	心的外傷後ストレス障害 (PTSD)，慢性または遅延性
300.00	非定型不安障害

表2　パニック発作（DSM-IV, 1994）

強い恐怖感または不快感の発作で，以下の症状のうち4つ以上が突然に出現し，10分以内にその頂点に達する。

- （1）動悸，心悸亢進，または心拍数の増加
- （2）発汗
- （3）身震いまたは震え
- （4）息切れ感または息苦しさ
- （5）窒息感
- （6）胸痛または胸部不快感
- （7）嘔気または腹部の不快感
- （8）めまい感，ふらつく感じ，頭が軽くなる感じ，または気が遠くなる感じ
- （9）現実感消失，または離人症状
- （10）コントロール喪失に対する恐怖，または気が狂うことに対する恐怖
- （11）死ぬことに対する恐怖
- （12）感覚異常（感覚麻痺またはうずき感）
- （13）悪寒戦慄または熱感

たものだけに，それ以上に重要な展開であると言える。この背景には，パニック発作が必ずしも心理的原因のみで説明できるものではなく，確固たる生物学的メカニズムが存在するという，当時急速に増加してきた研究結果がある。この流れは現在も続いているが，全般性不安障害や広場恐怖との関係などはいまだに議論の対象となっている。

しかし疾患単位としての概念はさておき，パニック発作の症状自体の記載は長い歴史を持っている。古くは Westphal が1871年に報告した，広い開放空間で急に恐怖が出現した3例に遡る[5]。Freud にも類似の記述がある。このころから，パニックの理解をめぐって多くの議論はあったものの，症状の記載そのものは様々な場面で様々な名のもとになされている。たとえば南北戦争の兵士に多くみられた不安，動悸，前胸部痛などからなる症状は，兵隊心，ダ・コスタ症候群などの名がつけられている[5]。神経循環無力症や，心臓神経症といった呼び名もあり，Westphal から連綿と続くこれらの記載は，命名こそ異なるものの，現代でいうパニック発作とほぼ等しいと考えられる。表2に示したのが現代を代表する診断基準である DSM-IV に記載されているパニック発作である[3]。

したがって，パニック発作の症状は時代や立場に影響されない確固たるものである。問題は疾患概念としての位置づけである。症状としては100年以上前から記載されているパニック発作から，「パニック障害」という疾患単位の成立につながるまでには，1950年頃からの多くの生物学的研究がある。その第一はベンゾジアゼピンや三環系抗うつ薬による薬物治療の試みである。パニック

障害には三環系抗うつ薬が有効であるという知見は，パニック障害を全般性不安障害から独立させる強力な根拠となっている[8]。第二は1967年に報告された，乳酸負荷でパニック発作が誘発されるという事実である[6]。この外的物質との強い関係を示す知見は，パニック発作の生物学的背景の存在を強く支持するものであり，従来生物学的要因が軽視され

表3　DSM-IV（1994）の不安障害

300.01	パニック障害〔広場恐怖を伴わない〕
300.21	パニック障害〔広場恐怖を伴う〕
300.22	広場恐怖〔パニック障害の既往なし〕
300.29	特定の恐怖症（従来の単一恐怖症）
300.23	社会恐怖
300.3	強迫性障害
309.81	外傷後ストレス障害（PTSD）
308.3	急性ストレス障害
300.02	全般性不安障害
293.89	一般身体疾患に起因する不安障害
300.00	特定不能の不安障害

ていた神経症概念に新風を吹き込むものであった。このためより科学的な精神医学を目指す米国精神医学会の注目を浴びたことは，パニック障害の疾患単位としての独立と無関係ではない。DSM-IIIの記載はさらにパニック障害の研究に拍車をかけることとなり，その後も二酸化炭素負荷やCCK（Cholecystokinin）投与などによる発作の誘発が報告されている[1,4]。

II　現代のパニック障害の概念

さて，DSM-IIIから14年後に発行されたDSM-IVでは，パニック障害の概念について再び変更が認められる（実際はDSM-III-Rの時点で行われたものである）。ここではパニック障害は言うなればさらに領土を拡大し，広場恐怖を下位項目として取り込んでいる（表3）。すなわち，パニック障害は広場恐怖を伴わないものと伴うものに二分され（300.1と300.21），広場恐怖自体はそれを疾患単位として認める時はパニック障害（パニック発作ではない。広場恐怖ではパニック発作は必発というのがDSM-IVの立場である）の既往のないものに限るという条件つきになっている（300.22）。言い換えれば，パニック障害の診断は広場恐怖に優先する。DSM-IIIの段階では逆に広場恐怖の下位項目としてパニック障害を伴うものと伴わないものが記載されており（表1），これはきわめて大きな改訂であると言える。広場恐怖というのはやや誤解を招

表4 DSM-IV（1994）の広場恐怖

A．ある場所に対する不安。すなわち，パニック発作（予期できない発作，または状況誘発的発作）やパニック様症状が起きた時に逃げられない場所，助けが得られない場所に自分がいることについての不安。典型例としては，家の外に一人でいること，混雑の中にいること，列に並んでいること，橋の上にいること，バス，電車，自動車などで移動していることなどがある。

B．上記の場所を避けている（例：旅行が制限されている）。または，その場所に行ったとしても，非常に強い苦痛または不安を持って，パニック発作またはパニック様状態が起こることを耐え忍んでいる。またはその場所には同伴者を伴う必要がある。

C．除外診断：社会恐怖，特定の恐怖症，強迫性障害，外傷後ストレス障害，分離不安障害，その他，不安や場所を避けることにつながる障害。

きやすい名称だが，恐怖の対象は広場だけでなく，ひとりで外出することとか，乗り物に乗ることや人混みに対する恐怖を包括する概念になっている。DSM-IVの記載を表4に示す。

そもそも広場恐怖 Agoraphobia とは，19世紀から記載されている，いわば由緒正しい名称であり，それを格下げにした DSM-IVに対しては当然ながら多くの批判もある。DSM-IVと並ぶ診断基準である ICD10 (International Classification of Mental and Behavioural Disorders) では，表5の分類法が採用されている[9]。ここでは広場恐怖がパニック障害の上位に置かれており，基本的に DSM-IIIと同じ立場を取っている。実際，ICD10 には，「一定の恐怖症的状況で起こるパニック発作は，恐怖症の重篤さの表現とみなされる。したがって診断としては恐怖症が優先されるべきである。(P. 139)」と明記されている。逆に言えば，ICD10 でパニック障害と診断するには，パニック発作がいつもまったく予測できないということが必要となる。したがって，ICD10 では，広場恐怖が出現すればパニック発作があってもそれは恐怖症性不安障害の一部とみなされる。

パニック障害と広場恐怖の関係は，発生率，発症年齢，症状，経過，家族歴，生活史，薬物への反応性などから検討された結果を基に判断されたものである。にもかかわらず DSM-IVと ICD10 で正反対とも言える相違があるのは，診断基準作成の目的の相違に起因するところが大きい。WHO (World Health

Organization）によるICDは，国際的な疫学調査を強く意識して作られており，先進国から発展途上国まで幅広く適用できることを理念としている。ICD分類がしばしば保守的な印象を持たれるのはこうした事情がある。これに対してDSMは，研究の促進から治療の指針となることを目的としており，

表5　ICD10（1992）の神経症性障害，ストレス関連障害，身体表現性障害（F40-F48）

F40	恐怖症性不安障害	
	F40.0	広場恐怖
	.00	パニック障害を伴わないもの。
	.01	パニック障害を伴うもの
	F40.1	社会恐怖
	F40.2	特定の（個別的）恐怖症
	F40.8	その他の恐怖症性不安障害
	F40.9	恐怖症性不安障害，特定不能のもの
F41	他の不安障害	
	F41.0	パニック障害（エピソード性発作性不安）
	F41.1	全般性不安障害
	F41.2	混合性不安抑うつ障害
	F41.3	その他の混合性不安障害
	F41.8	その他の特定の不安障害
	F41.9	不安障害，特定不能のもの
（F42-F48省略）		

したがって機敏に新しい知見を取り入れるという特徴がある。「パニック障害」がDSM-IIIではじめて独立したという冒頭に記した事実はその好例である。ICDでパニック障害が独立したのはICD10が最初であり，実にDSM-IIIから12年遅れている。今後かりにたとえばICD11で広場恐怖がパニック障害の下位項目になれば，DSMのあとを追う形になるが，だからと言ってICDは時代から遅れがちな診断基準であるという批判は的外れであろう。理由は前述のICD作成の目的ということである。

　先進的な分類が必ずしも国際的研究に役立つとは限らないのである。

　一方，パニック障害を上位に置いたDSM-IVに対しては，米国の研究結果に偏重しているという批判もあり，今後の動向が注目されるところである。

III　パニック障害の今日的意義

　クレペリンが教科書の改訂の度に精神分裂病の分類を変更したことに代表されるように，精神医学の歴史は疾病分類改訂の歴史という側面がきわめて強い。

診断に利用できる情報が，精神症状の観察という主観的要素の強いものにほとんど限られている精神医学の，これは宿命であるとも考えられる。分類法は安定したものが望ましいことは言うまでもない。しかし，いかなる分類であっても，それが客観的・普遍的所見に基づいていない限り，時代や文化によって変遷していくのは当然である。

　DSM，ICD という，現代を代表する二つの分類法も，改訂の宿命から逃れることはできない。情報が速く伝わるようになればなるほど，新たな知見の取り込みの必要が高まり，改訂のスピードも加速することになる。ただし，分類される疾病全体は一定であるから，「ひとつの入れ物から別の入れ物へ移しているだけにすぎない」という，クレペリンに向けられたものと同じ批判が，DSM や ICD にも向けられることになる。

　それでも，現代の分類法が過去のものと決定的に異なる点があるとすれば，それは改訂の基礎となる情報の質と量ということである。パニック障害を例にとれば，三環系抗うつ薬が有効であるという情報が，これを全般性不安障害から分離させ（DSM-III），症状についての複数の研究報告が，広場恐怖との関係を逆転させた（DSM-IV）。このような改訂は，実地場面ではわずらわしいことは否定できないが，病態理解の過程では避けられないもので，よりよい標準的な治療という目的のためにはむしろ歓迎すべきことであると解するべきであろう。疾病の分類と病態の理解は実は同じものであり，分類が完成したときには病態の理解は完了している筈である。しかるに精神疾患の大部分は未だ病態生理が判然としていないのは厳然たる事実であり，したがって精神医学で分類が安定しているものは，理解が完了しているのではなく，進歩が停止しているということにほかならない。

　その現状の中で，パニック障害はまさに変遷の渦中にある。精神疾患の成因は，まず心理学的に説明づけが行われるのが常である。そうした中から，生物学的要因が明らかになり分離していくことを進歩と呼ぶとすれば，パニック障害はまさにその過程にある。パニック障害周辺の疾病分類学の動向は，現代の精神医学のもっともホットな分野のひとつであると言えよう[7]。

（白倉克之）

文献

1) de Montigny C : Cholecystokinin tetrapeptide induces panic-like attacks in healthy volunteers. Arch Gen Psychiatry 46 ; 511-517, 1989.
2) Diagnostic and Statistical Manual of Mental Disorders, 3rd ed. (DSM-III). American Psychiatric Association, Washington D. C., 1980.
3) Diagnostic and Statistical Manual of Mental Disorders, 4th ed. (DSM-IV) Amencan Psychiatnc Association, Washington D. C., 1994.
4) Griez E, de Loof C, Pols H, Zandbergen J, Lousberg H : Specific sensitivity of patients with panic attacks to carbon dioxide inhalation. Psychiatry Res 31 ; 193-199, 1990.
5) 濱田秀伯：精神症候学. 弘文堂, 東京, 1994. パニック性不安とその治療；初版
6) Pitts FN Jr, McClure JN Jr : Lactate metabolism in anxiety neurosis. N Engl J Med 277 ; 1329-1336, 1967.
7) Shear MK & Maser JD : Standarized assessment for panic disorder research. A conference report. Arch Gen Psychiatry 51 ; 346-354, 1994.
8) Skodol AE : Problems in differential diagnosis : From DSM-III to DSM-III-R in clinical practice. American Psychiatric Press, Washington D. C., 1989.
9) The ICD-10 : Classification of Mental and Behavioural Disorders. World Health Organization, Geneva, 1992.

2. 診　　断

I　精神障害の診断・統計マニュアル
(Diagnostic and Statistical Manual of Mental Disorders, DSM) の歴史

　パニック障害は，1980年に発表されたアメリカ精神医学会の精神障害の診断・統計マニュアル第3版 (DSM-III)[1,10] によって初めて独立した診断カテゴリーとしてわれわれの前に登場した。

　DSM の歴史は，1952年にさかのぼる[14]。この年，アメリカ精神医学会は精神障害の診断・統計マニュアル第1版 (DSM-I) を発表した。DSM-I は Sigmund Freud の精神分析理論から強い影響を受けていた。1968年に発表された診断・統計マニュアルの第2版 (DSM-II) は，1966年に世界保健機構 (WHO) により承認された International Classification of Diseases 8th Edition (ICD-8) の精神疾患の分類に基づいている。DSM-II は，病因が確定された疾患については病因を疾患の分類に生かすようにしている。病因が不明のときは，特定の学説に偏らずに，中立的な立場をとるように試みたというが，神経症に関しては Freud 学派の不安の概念に基づいた力動的病因論の立場に立っている。

　1980年，アメリカ精神医学会は精神障害の診断・統計マニュアル第3版 (DSM-IIIを公表した。DSM-III は，確立されていない（すなわちコンセンサスの得られていない）病因や学説を避け，もっぱら現象を記述的に捉えることを基本方針とした。神経症の定義について精神力動を重視する臨床家は多いけれども，現在まだ一定の結論に達しているとはいえない状況にあることから，DSM-IIIでは神経症という概念は採用されなかった。心因性に生じる心身の機能異常という力動的な視点から離れて，記述的，実証的，身体的観点から患者は評価され[13]，「不安障害」という新しい疾患分類の枠組みが提唱された。「不安障害」は，恐怖性障害，不安状態，および心的外傷後ストレス障害の3

表1 不安障害 Anxiety disorders (DSM-IV)

300.01	広場恐怖をともなわないパニック障害
300.21	広場恐怖をともなうパニック障害
300.22	パニック障害の既往歴のない広場恐怖症
300.29	特定の恐怖症
300.23	社会恐怖症（社会不安障害）
300.3	強迫性障害
309.81	外傷後ストレス障害
308.3	急性ストレス障害
300.02	全般性不安障害
293.89	身体疾患による不安障害
***.**	物質惹起性不安障害
300.00	特定不能の不安障害

つに大別され、「パニック障害」が不安状態の下位項目として、初めて独立した診断カテゴリーとして採用された。

1987年には、診断・統計マニュアル第3版改訂版（DSM-III-R)[2,11]が公表された。DSM-III-Rで特記すべきことは、不安障害の分類が変更され、パニック障害の重要性が強調されたことである。DSM-IIIの3つのカテゴリーはなくなり、「不安障害」の見出しのもとにそれぞれの障害が同列に並べられた。

ところで、広場恐怖とパニック障害との関係について、広場恐怖を、パニック障害に続発する症状とみなす立場と、原発的な疾患とみなす立場との間で議論が多かった[6]。しかし、経過観察の積み重ねの結果、臨床でみられる広場恐怖患者の恐怖症状のほとんど大部分は、パニック発作が反復する結果生じるということ、すなわちパニック障害が原発性の障害であり、広場恐怖はそれに続発するものだということが次第に明らかになった。これを受けて、DSM-III-Rではパニック発作が繰り返されて広場恐怖を生じるようになった場合は、「パニック障害、広場恐怖をともなうもの」とされ、発作があっても広場恐怖を生じない例は「パニック障害、広場恐怖をともなわないもの」となる。ただ、稀にではあるが、パニック障害より二次的に生じたとはいえない広場恐怖も臨床的には認められることから、「パニック障害の既往がない広場恐怖」のカテゴリーも残された。

最新版のDSM-IV[3,12]（表1）は、1994年に公表された。DSM-IVでは、急性ストレス障害、身体疾患による不安障害、物質惹起性不安障害が新しく不安障害に追加されたが、パニック障害と広場恐怖の関係、および不安障害全体の中での基本的な位置づけはDSM-III-Rと同じである。なお、1995年より日

本で使用されるようになったWHOの国際分類第10版 ICD-10[7]は，DSM-Ⅲにきわめて類似している。

Ⅱ　DSM-Ⅳのパニック障害の診断基準[3, 12]

DSM-Ⅳの不安障害のうちで，パニック障害に関連するものは，広場恐怖をともなわないパニック障害，広場恐怖をともなうパニック障害，およびパニック障害の既往歴のない広場恐怖の3つである（表1）。

広場恐怖をともなわないパニック障害は，思いがけないパニック発作が反復することと，発作を持続的に心配することが特徴であり，広場恐怖をともなうパニック障害には，反復する思いがけない発作と広場恐怖の両方がみられる。パニック障害の既往歴のない広場恐怖では，思いがけないパニック発作の既往歴はなくて，広場恐怖とパニック様症状が存在する。

表2　パニック発作 Panic attack (DSM-Ⅳ)

強い恐怖または不快を感じるはっきり他と区別できる期間で，その時，以下の症状のうち4つ（またはそれ以上）が突然に発現し，10分以内にその頂点に達する。

(1) 動悸，心悸亢進，または心拍数の増加
(2) 発汗
(3) 身震いまたは震え
(4) 息切れ感または息苦しさ
(5) 窒息感
(6) 胸痛または胸部不快感
(7) 嘔気または腹部の不快感
(8) めまい感，ふらつく感じ，頭が軽くなる感じ，または気が遠くなる感じ
(9) 現実感消失（現実でない感じ），または離人症状（自分自身から離れている）
(10) コントロールを失うことに対する，または気が狂うことに対する恐怖
(11) 死ぬことに対する恐怖
(12) 異常感覚（感覚麻痺またはうずき感）
(13) 冷感または熱感

a．パニック発作

パニック発作は，いろいろな不安障害の経過中に起こりうることが明らかになったことから，DSM-Ⅳでは，不安障害の章の最初にその診断基準が，鑑別診断を含めて独立して記載されている（表2）。

パニック発作の基本的な特徴は，強い不安，恐怖，または脅威が突然はじまり，破滅が目前に迫っている感じをともなう，その前後の時期とは，はっきりと区別される期間の存在であり，このとき13の身体症状あるいは認知症状（表

表 3 ICD-10 のパニック発作の診断基準

B. パニック発作は下記のすべてを特徴とすること。
  （1）激しい恐怖または不安の明瞭に区別されるエピソード
  （2）突発的な開始
  （3）数分のうちに最強となり，少なくとも数分間は持続
  （4）下記のうち少なくとも4項が存在し，そのうち1項は（a）から（d）のいずれかであること
自律神経性の刺激による症状
  （a）動悸，または強く脈打つ，あるいは脈が速くなる
  （b）発汗
  （c）振戦または震え
  （d）口渇（薬物や脱水によらないこと）
胸部，腹部に関する症状
  （e）呼吸困難感
  （f）窒息感
  （g）胸部の疼痛や不快感
  （h）嘔気や腹部の苦悶（例：胃をかき回される感じ）
精神状態に関する症状
  （i）めまい感，フラフラする，気が遠くなる，頭がくらくらする感じ
  （j）物事に現実味がない感じ（現実感喪失），あるいは自分自身が遠く離れて「現実にここにいる感じがしない」（離人症）
  （k）自制ができなくなる，「気が狂いそうだ」，あるいは気を失うという恐れ
  （l）死ぬのではないかという恐怖感全身的な症状
  （m）紅潮または寒気
  （n）シビレ感またはチクチクする痛みの感覚

2）のうちの少なくとも4つをともなう[3]。

　13の症状項目は，DSM-Ⅲ-Rと同じである。出現頻度の高いものの順に配列され，①動悸，心悸亢進，または心拍数の増加，②発汗，③身震いまたは震えなどが上位に位置づけられた。日本人での症状の出現頻度は，アメリカでの結果と多少異なり，心悸亢進ないし心拍数の増加，呼吸促迫（呼吸困難）または息苦しい感じ，めまい感，頭が軽くなる感じないしふらつき感などが多い[8]。

　なお，DSM-Ⅲにあった「失神」は，DSM-Ⅲ-RやDSM-Ⅳでは除かれ，「嘔気または腹部の不調」が新しく採用された。ちなみに，ICD-10（表3）のパニック発作では，DSM-Ⅳの13の症状に加えて，「口渇」が基本的な症状と

して採用されている。

　パニック発作と診断するには「症状が4つ必要である」という条件は，DSM-III以来変わっていない。そして症状が3つ以下の発作は症状限定発作と呼ばれる。ICD-10でも，パニック発作と診断するには4症状が必要であるが，そのうち1症状は自律神経性の刺激による症状（表3）のどれかであることを要求している。これらの微妙な差が，診断にどのような影響を及ぼすかが問題である。塩入ら[9]のDSM-III-RとICD-10との症状項目数の基準に関しての比較では，DSM-III-Rのパニック障害の93.4%が，ICD-10の基準を満たし，症状項目の点からは両基準の間に大きな違いは生じないという。

　発作の症状数について，Barlowら[4]は，症状についての患者の回顧的な報告は信頼性が低いこと，同時に記録した生理的な変化の指標との一致度も低いこと，あるいは過呼吸に関連した症状が多く報告される傾向があることなどの理由から，症状の数はパニック発作を規定する要素としては重視しない方がよいと主張している。しかし，通常のパニック発作に襲われたことがなくて，症状限定発作だけしか経験したことのない患者は非常に少ないことから，消極的にDSM-IVでも4個の基準は残された[4]。

　発作中に強い恐怖または不快を感じるからこそパニック発作なのであり，パニック発作と診断するには，「コントロールを失うことに対する，または気が狂うことに対する恐怖」や「死ぬことに対する恐怖」という認知症状の存在が不可欠であるという考えがある。しかし，DSM-IVの診断基準では，13の症状のうち，どれかの症状が4項目以上あればよく，認知症状をその中に含む必要はない。実際，塩入ら[8]によれば，死の恐怖は43〜47%とかなり高率にみられるが，コントロールの喪失や狂気の恐怖は22〜26%に訴えられたに過ぎないという。恐怖感は，パニック発作ではなく，むしろパニック障害を規定する要因であり，特に症状項目に含まれなくてもよいというのが，現在の考えである[4]。

　パニック発作は「突然発現し，10分以内に頂点に達する」と，通常の不安と区別するために，DSM-IVでは，パニック発作の発症の突然さと症状出現の急速さとが強調されている。この点の規定はDSM-IVにはなくて，DSM-III-R

から採用されるようになった。

　Barlowらは，パニック発作の大部分は1～4分で頂点に達するという観察結果から，発症の急速さの指標としてはむしろ5分間を提唱している。なお，ICD-10では，発作は「数分のうちに最強となり」と，規定は漠然としている。発作の持続時間については，ICD-10では，「少なくとも数分間は持続する」という条件があるが，DSM-IVには特に規定はない。塩入ら[8]の報告では，発作の持続時間は5～20分が多く，稀に1時間におよぶという。

　パニック発作は「しばしば危険が切迫している，または破滅が迫っているという感覚と，今すぐ逃げたいという気持ちをともなっている」[3]。この切迫した気持ちが，実際に逃げだしたり，回避する行動につながることから，通常の不安とパニック発作を区別する特徴として，Barlowらは重視している。

　DSM-IVは，発作の開始と状況的誘発因子の有無によって，パニック発作を①思いがけない（きっかけのない）発作，②状況依存性（きっかけのある）の発作，③および状況準備性発作の3つの型に分けた。以下，DSM-IVの記載に従って説明する。

①思いがけないパニック発作では，発作の始まりが状況誘発因子と関係がない。すなわち，「まったく突然に」自然に起きる。広場恐怖をともなう，またはともなわないパニック障害と診断するためには，思いがけないパニック発作が起こる必要がある。

②状況依存性パニック発作では，発作は，ほとんどいつも，状況のきっかけや誘発因子に暴露された直後，またはそれを予期したときに起きてくる（例：ヘビや犬を見ると直ちに必ずパニック発作が引き起こされる）。社会恐怖および特定の恐怖症にもっとも特徴的である。

③状況準備性パニック発作は，状況のきっかけや誘発因子に暴露されて起こることが多いが，必ずしもきっかけと関連しておらず，暴露の直後に必ず起こるというわけでもない（例：発作は運転中に起こりやすいが，運転していても発作が起こらない場合があり，また30分運転した後に発作が起こることもある）。状況準備性パニック発作は，パニック障害に特に多くみられるが，時に特定の恐怖症や社会恐怖で起こることがある。

表4　広場恐怖 Agoraphobia (DSM-IV)

A. パニック発作またはパニック様症状が予期しないで，または状況に誘発されて起きたときに，逃げることが困難であるかもしれない（または恥ずかしくなってしまうかもしれない）場所，または助けが得られない場所にいることについての不安．広場恐怖が生じやすい典型的な状況には，家の外に独りでいること，混雑の中にいることまたは列に並んでいること，橋の上にいること，バス，汽車，または自動車で移動していることなどがある．

B. その状況が回避されている（例：旅行が制限されている）か，またはそうしなくても，パニック発作またはパニック様症状起こることを非常に強い苦痛または不安をともない耐え忍んでいるか，または同伴者をともなう必要がある．

C. その不安または恐怖症性の回避は，以下のような他の精神疾患ではうまく説明されない．例えば，社会恐怖（例：恥ずかしさに対する恐怖のために社会的状況のみを避ける），特定の恐怖症（例：エレベーターのような単一の状況だけを避ける），強迫性障害（例：汚染に対する強迫観念のある人が，ごみを避ける），外傷後ストレス障害（例：強いストレス因子と関連した刺激を避ける），または分離不安障害（例：家を離れることまたは家族から離れることを避ける）など．

b．広場恐怖（表4）

　広場恐怖は，広場恐怖をともなうパニック障害とパニック障害の既往歴のない広場恐怖の経過中に生じるが，DSM-IVではコードがつく病名としては扱われていない．広場恐怖が生じるそれぞれの疾患にコードが付けられている．

　広場恐怖の基本的な特徴[3]は，逃げることが困難であるかもしれない（または恥ずかしくなってしまうかもしれない）場所や状況，またはパニック発作やパニック様症状（例：突然めまい発作が起きるのではないか，あるいは突然発作的に下痢してしまうのでないかという恐怖）が生じた場合助けを得ることができないかもしれない場所や状況にいることについての不安である．そうした状況を回避するために，仕事に出かけたり，家庭の責任を果たしたりする（例：食料品を買いにゆく，子供を医者につれてゆく）能力が障害されることがある．状況を回避できないときは，非常に強い苦痛や不安を感じながらパニック発作やパニック様症状を耐え忍んでいる．同伴者をともなうことで切り抜けている例も多い．

　なお，DSM-IVには，社会恐怖，特定の恐怖症，強迫性障害，外傷後ストレス障害，および分離不安障害を鑑別すべき精神疾患として記載してある．

c. 広場恐怖をともなわないパニック障害（表5）
およびを場恐怖をともなうパニック障害（表6）

　パニック障害の基本的特徴は，思いがけないパニック発作が反復することと，それに続いて，次のパニック発作が起きるのではないかという心配（予期不安），パニック発作の潜在的意味や結果についての心配，あるいは発作と関連した著明な行動変化が少なくとも1ヵ月間持続することである。パニック障害があって，広場恐怖の基準を満たせば広場恐怖をともなうパニック障害（表5），満たさなければ広場恐怖をともなわないパニック障害（表6）と診断される。

　パニック障害と診断するために，DSM-Ⅲでは「3週間に少なくとも3回のパニック発作」が起こることが必要であった。DSM-Ⅲ-Rでは「発作が4週間の間に4回起こったことがあるか，または1回以上の発作があった後，次の発作が起こるのではないかという恐怖が少なくとも1ヵ月間持続する。」と，発作の頻度が3週間に3回から，4週間に4回へと変更になった。この基準は一見厳しくなったようにみえるが，この変更の本当の意義はよくわからない。むしろ，発作頻度は少なくても，その後に予期不安が1ヵ月以上持続する場合もパニック障害とするという条件の追加により，診断可能になった症例が増えたことの方が臨床上重要である。すなわち，塩入ら[9]のDSM-Ⅲ-Rでパニック障害と診断された患者166人のうち，「4週間に4回」の基準によって診断されたのは約6割で，残り4割は，「1回の発作後に予期不安が1ヵ月以上持続する」の基準でパニック障害と診断された。

　また，彼らは，DSM-Ⅲ-RとICD-10の基準を比較している。DSM-Ⅲ-Rで，パニック障害と診断された患者のうち，70%しかICD-10 DCRの発作頻度の基準を満たさなかったという。その理由は，ICD-10では，DSM-Ⅲと同じく，発作の頻度のみが基準として取り上げられており，DSM-Ⅲ-Rの「1回だけの発作と予期不安」の基準を満たしたことでパニック障害と診断された患者が，ICD-10では除外されたからである。DSM-Ⅲ-Rの方がICD-10よりパニック障害の範囲をより広くとることが示された。

表5　広場恐怖をともなわないパニック障害
Panic disorder without agoraphobia (DSM-IV)

A．（1）と（2）の両方を満たす。
（1）予期しないパニック発作が繰り返し起こる。
（2）少なくとも1回の発作の後1ヵ月間（またはそれ以上），以下のうち1つ（またはそれ以上）が続いていたこと。
（a）もっと発作が起こるのではないかという心配の継続。
（b）発作またはその結果がもつ意味（例：コントロールを失う，心臓発作を起こす，"気違いになる"）についての心配。
（c）発作と関連した行動の大きな変化。
B．広場恐怖が存在しない。
C．パニック発作は，物質（例：乱用薬物，治療薬）または身体疾患（例：甲状腺機能亢進症）の直接的な生理学的作用によるものではない。
D．パニック発作は，以下のような他の精神疾患ではうまく説明されない。例えば，社会恐怖（例：恐れている社会的状況に暴露されて生じる），特定の恐怖症（例：特定の恐怖状況に暴露されて），強迫性障害（例：汚染に対する強迫観念のある人が，ごみに暴露されて），外傷後ストレス障害（例：強いストレス因子と関連した刺激に反応して），または分離不安障害（例：家を離れたり，または身近の家族から離れたりした時）。

表6　広場恐怖をともなうパニック障害
Panic disorder with agoraphobia (DSM-IV)

A．C．D．は広場恐怖をともなわないパニック障害と同じ。
B．広場恐怖が存在している。

　DSM-IVでは，発作の頻度に関しては規定がなくなり，むしろ発作にともなう，あるいは発作の結果生じる行動の変化が重視されるようになった（表5）。パニック発作がもたらす行動などの変化について，DSM-III-Rでは，（a）もっと発作が起こるのでないかという心配の継続のみが診断基準に取り入れられていたが，DSM-IVでは，（b）発作またはその結果がもつ意味についての心配，および（c）発作と関連した行動の大きな変化も重要な診断基準として採用された。これらの変更が診断にどのような影響を及ぼすかを明らかにすることは今後の課題である。

　行動などの変化を DSM-IVに基づき説明する。①発作が，まだ診断がついていない致命的な病気（例：心臓疾患，けいれん性疾患）が隠れているためで

表7 パニック障害の既往歴のない広場恐怖
Agoraphobia without history of panic disorder (DSM-IV)

A. 広場恐怖が存在し，それがパニック様症状（例：めまい感または下痢）を発現することへの恐怖と関連している。
B. これまでパニック障害の診断基準を満たしたことがない。
C. その障害は，物質（例：乱用薬物，治療薬）または一般身体疾患の直接的な生理学的作用によるものではない。
D. 関連のある一般身体疾患が存在している場合，基準Aで記載された恐怖は，その状態に通常ともなう恐怖の程度を明らかに越えている。

ないかとおびえている例がある。繰り返し医学的な検査を受け，異常はないという保証が与えられても安心できず，致命的な病気にかかっていないということを確信できない人もいる。②パニック発作を，自分が「気が狂ってしまう」こと，気持ちをコントロールできなくなること，あるいは情緒的に弱点があることの証拠だと考えて恐怖を感じる者もある。③発作に反応して大きく行動を変えていても（例：仕事を辞める），予期不安をもっていることや，パニック発作の結果を心配していることを否定する例もある。そして，次の発作を心配したり，またその発作の意味について心配したりする結果，広場恐怖の基準を満たす可能性がある回避行動が現れてくることがよくある。そうなった例は，広場恐怖をともなうパニック障害と診断される。

d．パニック障害の既往歴のない広場恐怖（表7）

　DSM-IVにあげられた本症の基本的な特徴は，広場恐怖が存在し，それは思いがけずに突然起こるパニック様症状のために何もできなくなる，または恥をかくということに対する恐怖と関連していることである。「パニック様症状」には，パニック発作であげられている13の症状のうちどれか，または何もできなくなるような，またはひどく恥ずかしい思いをするような他の症状（例：膀胱調節を失うこと）が含まれる。なお，除外条件として，パニック障害の基準を完全に満たした例や，その症状が物質（例：乱用薬物や治療薬）や一般身体疾患の直接的な生理学的作用による症状は除かれる。また，関連性がある一般身体疾患が合併している場合（例：心疾患）には，症状（例：気を失うこと）

が起こって無能力になったり恥ずかしい思いをしたりすることに対する恐怖が，通常そうした状態でみられる程度をはるかに越えていることが必要である。

　パニック障害の既往歴のない広場恐怖症は，論議のあるカテゴリーである。DSM-III-R では，パニック障害の既往のない広場恐怖は，広場恐怖の基準を満たすが，「パニック障害の基準を満たしたことはない」と記載されている。ここでは DSM-III と同じく，パニック障害と広場恐怖をお互いに独立したものと考えている。ただ，パニック発作との関係については，症状限定発作をともなうもの，ともなわないものを特定することは求められている。

　DSM-III-R の広場恐怖の恐怖の対象は，「逃げることが困難（または困惑すること），またはどうしょうもなくなったり，極度に困惑するような状況が急に起こったときに助けがえられないような場所，または状況にいることの恐怖」と，場所や状況に対する恐怖と記載されている。しかし，臨床でみられる広場恐怖患者の恐怖の中心は，それらの場所や状況で突然に起こる身体の苦しい反応に対する恐怖である[5]。DSM-IVは，「広場恐怖の存在がパニック様症状を発現することへの恐怖と関連している」と，単に広場恐怖が存在するのではなく，パニック様発作や症状限定発作の発現に対する恐怖を重要な必要条件として明確に記載した。この結果，回避されるものはいっそう特定のものになり，限定されたために，パニック障害の既往のない広場恐怖の該当する範囲は狭くなった[5]。パニック様症状あるいは症状限定発作から生じる広場恐怖という意味が強く，「広場恐怖をともなうパニック障害」との差は，後者では完全なパニック発作があるのに対して，前者では，パニック様症状ないし症状限定発作がみられる点だけになった。

　ところで，DSM-III-Rのパニック障害の既往のない広場恐怖症の診断基準を満たす患者のうち，65％は状況依存性のパニック発作を，57％は症状限定発作を経験しているという[5]。もし，パニック発作時の症状がもう1項目あるか，あるいは特定の状況に限定されない発作があったならば，広場恐怖をともなうパニック障害と診断されることになる。このように，症状パターンや診断基準のちょっとした変更で，診断も変わる可能性があることから，パニック障害の既往のない広場恐怖症は，合併症のないパニック障害から広場恐怖をともなう

パニック障害へ至る線上にあるという考えが支持される[5]。

(越野好文)

文献

1) American Psychiatric Association : Diagnostic and Statistical Manual of Mental Disorders (3rd ed.) Washington DC, 1980.
2) American Psychiatric Association : Diagnostic and Statistical Manual of Mental Disorders (3rd ed., Rev.) Washington DC, 1987.
3) American Psychiatric Association : Diagnostic and Statistical Manual of Mental Disorders (4th ed.) Washington DC, 1994.(高橋三郎, 大野裕, 染矢俊幸訳:DSM-IV精神疾患の分類・統計マニュアル, 医学書院, 東京, 1996.)
4) Barlow DH, Brown TA, Craske MG : Definitions of panic attacks and panic disorder in the DSM-IV : implications for research. J Abnorm Psychol, 103 : 553-564, 1994.
5) Goisman RM, Warshaw MG, Steketee GS et al : DSM-IV and the disappearance of agoraphobia without a history of panic disorder : new data on a controversial diagnosis. Am J Psychiatry 152 : 1438-1443, 1995.
6) 越野好文:広場恐怖の病理と治療. 臨床精神医学, 24:387-393, 1995.
7) 中根允文, 岡崎祐士, 藤原妙子訳:ICD-10 精神および行動の障害―DCR 研究用診断基準―. 医学書院, 東京, 1994
8) 塩入俊樹, 花田耕一, 高橋三郎:恐慌性障害の症例研究: 1. 恐慌発作をもつ患者166例の臨床像. 精神医学, 34:965-971, 1992.
9) 塩入俊樹, 村下淳, 加藤忠史, 他:恐慌性障害の症例研究:3. DSM-III-R による診断と ICD-10 DCR による診断との比較. 精神医学, 35:729-735, 1993.
10) 高橋三郎, 花田耕一, 藤縄昭訳:DSM-III精神障害の分類と診断の手引き. 医学書院, 東京, 1982.
11) 高橋三郎, 花田耕一, 藤縄昭訳:DSM-III-R 精神障害の分類と診断の手引き. 医学書院, 東京, 1982.
12) 高橋三郎, 大野裕, 染矢俊幸訳:DSM-IV精神疾患の分類と診断の手引き. 医学書院, 東京, 1995.
13) 山下格:わが国に於ける神経症の診断と DSM-III. 臨床精神医学、11;205-212, 1982.
14) Zal HM : Panic Disorder. The Great Pretender. Plenum Press, New York, 1990. (越野好文訳:パニック障害の理解と治療―内科医のために―. 創造出版, 東京, 1993.)

3. 鑑別診断

はじめに

　パニック障害（以下，PD と記す）は，動悸，胸部不快感，息苦しさ，めまいなどといった多彩な身体症状を呈するため，身体疾患との鑑別が大切な疾患である。内科での様々な検査の結果，身体疾患の存在がある程度否定されると，今度は精神科においてうつ病や分裂病などの精神疾患との鑑別が行われなければならない。PD は他の疾患との合併が問題になることもあり，鑑別には慎重を要するが，鑑別診断を適切に要領よく進めることは，患者の苦痛を減らし早期治療に導くだけでなく，医療経済の観点からも重要である。本稿では PD と鑑別すべき身体疾患と精神疾患，およびその鑑別の方法について述べる。

I　身体疾患との鑑別

a．鑑別のポイント

　PD の診断は症状，病歴，家族歴，身体所見や検査所見などを総合的に判断して下される。PD では多くの身体症状を認めるが，症状の特徴からみて身体疾患との鑑別の主なポイントは以下の点である。
- いろいろな症状が特別な誘因もなく突然出現して比較的短時間の内に消失するといった発作を頻回に繰り返す。
- すべての症状を一つの身体疾患で一元的に説明することが困難である。
- 随伴する精神症状（恐怖感，離人感，予期不安，広場恐怖，回避行動）を認めることが多い。

　しかし身体疾患の中には症状やその発現の仕方がパニック発作と非常に類似

しているものも少なくない。とくに身体疾患によって2次的に生じた不安によって症状が修飾を受けると，さらに鑑別が困難になることがある。

b．症状からみた鑑別

パニック発作の症状は，身体疾患においても出現頻度の高い症状である。パニック発作の症状の中でとくに出現頻度の高い身体症状は動悸・心悸亢進，息切れ感，めまい感，胸痛・胸部不快感であり[12]，以下にこれらの症状からみた鑑別の進め方について述べる（表1）。

1）動悸（心悸亢進）

パニック発作における動悸の場合，脈は軽度の洞性頻脈（速く規則正しい心拍）か，もしくは正常範囲であることが多い。比較的急速に洞性頻脈を生じる可能性がある疾患としては，甲状腺機能亢進症，低血糖，起立性低血圧，貧血，褐色細胞腫の他，薬物（降圧剤や気管支拡張剤など）やカフェイン，アルコール，ニコチンの摂取などがあげられる。

動悸があっても脈拍数が正常範囲ならば比較的安易に身体疾患を否定しがちであるが，僧帽弁閉鎖不全症や大動脈弁閉鎖不全症などで収縮期駆出量が多く

表1　パニック障害の症状と鑑別すべき疾患

パニック障害の症状	鑑別すべき疾患
動悸（心悸亢進）	甲状腺機能亢進症，低血糖，起立性低血圧，貧血，褐色細胞種，僧帽弁・大動脈弁閉鎖不全症，発作性心房細動・粗動，発作性頻拍症，期外収縮
息切れ感（息苦しさ）	肺梗塞，自然気胸，気管支喘息，うっ血性心不全，胸膜炎，慢性閉塞性肺疾患
めまい感	メニエール病，前庭神経炎，良性頭位性めまい，椎骨脳底動脈循環不全症，起立性低血圧
胸痛（胸部不快感）	狭心症，急性心筋梗塞，急性胸膜炎，解離性大動脈瘤，肺梗塞
離人感，非現実感	側頭葉てんかん
発汗，紅潮感，冷感	甲状腺炎，閉経期，感染症
神経過敏，いらつき	甲状腺機能亢進症，低血糖

(Panic Disorder Workbook, APA を改変)

なった場合，脈拍数は正常ながら急速に動悸を自覚することが多い。PDが疑われる症例では，発作時・非発作時を問わず，聴診にて一度は明らかな心雑音が聞こえないかどうかを確認しておく必要がある。

パニック発作では「何の誘因もなく突然動悸が始まって，しばらくたってから，次第に軽くなり，いつの間にか消失していく。」と訴えられることが多いが，発作性心房細動の場合にも患者はまったく同じ症状を訴えるので注意を要する。この疾患との鑑別には，発作時の聴診（発作性心房細動では心拍は不整でその強さも不規則）や心電図での確認を必要とする。

発作性上室性頻拍症，発作性心室性頻拍症，発作性心房粗動などでも突然動悸が起こりしばらく続くが，その消失は突然であり，患者も「あ，今終わりました」とはっきり自覚できるのが特徴である。

不規則な動悸の場合には，第II度房室ブロックや慢性心房細動が疑われるため心電図での確認が必要となる。心室性期外収縮などその他の不整脈による動悸は，持続時間が長くて数秒であり，その不規則さ，代償休止期の脈の抜けた感じがあることなどから鑑別は容易である。

以上，動悸に対する基本的な鑑別方法について述べたが，動悸はさまざまな循環器疾患で高頻度に出現する症状であるため，パニック発作時の聴診や心電図検査は可能な限り実施すべきである。

2）息切れ感（息苦しさ）

身体疾患において突然の呼吸障害が出現する病態はきわめて限られている。多くの場合，発熱や咳嗽，喀痰，チアノーゼの有無などにより容易に鑑別できる。原則として，息切れ感や息苦しさを労作時にのみ訴える場合は，PDでなく器質性の疾患を考えるべきである。

急性肺塞栓症は，PDとの鑑別によくあげられるが，とくに問題となるのは，反復性の微小〜中等量肺塞栓症である。これはピルの服用や長期臥床，心不全，血栓性静脈炎の既往などの確認が重要な鑑別点となる。とくに妊娠，産褥期の女性が心悸亢進などを伴って息苦しさを訴える場合は注意を要する。

自然気胸でも急激に胸痛を伴った息苦しさが出現し，とくに多発性のブラが

ある場合には何回も繰り返すことがある。運動時だけでなく安静時にも発症することがあるが、刺激性の咳を伴うことが多い。自然気胸は痩身で長身の若年男性に多いためこのような体型の患者の場合には本症も考えてみる必要はある。

気管支喘息の発作は、突然の呼吸困難が安静時でも起こり、それを反復するため PD との鑑別は重要である。不安が喘息発作のきっかけになるような症例では鑑別が困難であったり、合併と考えた方がよいことも少なくない。

3) めまい感

原因が何であれ、めまい発作が起こると悪心、嘔吐、強い不安感をともない、また非発作時には平衡機能検査などの検査でなんら異常を認めないことが多い。このため PD との鑑別には注意を要する。PD の場合のめまいは非回転性でふらつき、浮動感が中心であるものが多い。しかしメニエール病やめまいを伴う突発性難聴、前庭神経炎、良性頭位性めまい、中枢性障害においても非回転性めまいを生じることがあるので、めまいの性状を中心に鑑別をすすめていくのは危険である。難聴や耳鳴りを伴っているかどうか（伴っている場合にはまず内耳性めまいと判断して良い）、めまいは頭位変換時に限定されるか、他の脳神経症状は認めないかなどの随伴症状や誘発因子に注意することが鑑別上重要となる。

その他、症状の時間的経過を聞くことも大切であり、たとえばメニエール病は一過性で間欠期が長いこと、前庭神経炎は発作の持続時間が数日に及ぶこと、良性頭位性めまいは持続時間がせいぜい 4～5 分であること、小脳橋角部腫瘍は緩徐進行性であることなどは重要な鑑別点となる。

しかし椎骨脳底動脈循環不全症は、急激に発症し、持続時間が数分以上であること、めまい感や悪心・嘔吐の他、しびれ感などさまざまな随伴症状を呈すること、反復性で、画像所見から明確な診断が困難であることなどのため、PD との鑑別は慎重に行う必要がある。

めまい感を主訴に耳鼻科を受診した患者のうち、15～20％が PD と診断されるとする報告もある[11]。

4）胸痛（胸部不快感）

胸痛発作を生じる身体疾患の中で，解離性大動脈瘤，急性（大量）肺塞栓症，急性心膜炎，急性胸膜炎などについてはその全身状態から鑑別されうる。

重篤な疾患の中でも，急性心筋梗塞の中には軽度の胸痛と動悸，息苦しさ，発汗，悪心，嘔吐，死の不安などを訴えるものの，全身状態の悪化は認めず，パニック発作を疑いたくなる場合も少なくない。また，狭心症では発作が繰り返し生じるため，さらに鑑別に慎重を要する。

心臓痛の場合，指1本で指せるような狭い範囲に痛みが限局していたり，針で刺すような鋭い痛みであることはほとんどなく，同時に左肩や左上肢を中心とした痛みの放散を伴うことが多いことが鑑別の手がかりとなりうる。

c．鑑別を要する疾患

これまで症状から思い浮かべるべき身体疾患をあげたが，次にとくに鑑別が問題となる身体疾患をとりあげ，その特徴について述べる。それぞれの疾患にみられるパニック障害におけるパニック発作と類似の症状を表2に示した。

1）甲状腺機能亢進症

本症では甲状腺ホルモンの過剰分泌によりカテコールアミンの作用が増強されるため，動悸，多汗，振戦，体熱感，体動時息切れ，治療抵抗性の下痢，不安・焦燥感などを認める。これらはパニック発作の症状との類似点が多い。しかしびまん性の甲状腺腫が95％以上の患者に認められ，bruit（甲状腺部の雑音）も70％に存在すること，眼球突出も約半数に存在することなどに注意を払えば鑑別はそれほど困難ではない。亜急性甲状腺炎や橋本病の甲状腺機能亢進を呈した症例でも類似の症状が現れることがあるので注意を要する。

甲状腺疾患だけでなく多くの内分泌疾患は不安やさまざまな身体症状を呈する。若年発症の内分泌疾患にしめる甲状腺疾患の頻度の高さやその多彩な身体，精神症状を考えると，PDのスクリーニング検査の中に甲状腺ホルモンとTSHの血中濃度測定は組み入れるべきであろう。

3. 鑑別診断

表2　身体疾患とパニック発作時症状の共通性

	動悸（心悸亢進）	発汗	身震い・振戦	息切れ・息苦しさ	窒息感	胸痛・胸部不快感	嘔気・腹部不快感	めまい感	異常感覚	冷感・熱感	その他の症状、特徴、鑑別点
甲状腺機能亢進症	○	○	○	○			○			○	びまん性甲状腺腫，眼球突出，限局性粘液水腫
僧帽弁逸脱症候群	○			○		○		○			収縮中期クリック音，II，III，aVfでのT波の平低化，心エコー所見
狭心症	○					○					放散痛，絞扼感，灼熱感，ニトログリセリンに反応，心電図所見
低血糖症	○	○	○				○			○	糖尿病治療歴　飢餓感，意識障害，血糖値
側頭葉てんかん	○	○							○		離人感，自動症，幻覚，意識障害，脳波所見
褐色細胞腫	○	○	○							○	高血圧，高血糖，高脂血症，腹部CT，CA値測定
肺梗塞（反復性微小肺塞栓症）	○			○		○					静脈血栓，長期臥床，妊娠，ピル服用の有無，肺動脈拡張像
椎骨脳底静脈循環不全症								○	○		一過性の脳虚血症状（TIA）
発作性心房細動	○			○		○					発作時の心電図所見

2）僧帽弁逸脱症候群

　僧帽弁の逸脱は健常者でも数％に認められ，そのほとんどが無症状で経過する。収縮中期のクリック音を認めればほぼ診断可能であるが，確定診断のためには心エコー検査が必要となる。逸脱があっても高度の逆流を伴って心不全を生じない限り問題になることはない。しかし中には労作時だけでなく，安静時にも非定型的な胸痛，動悸，めまい，呼吸困難を反復して生じることもあるため，PDとの鑑別がしばしば問題になる。

　PD患者において僧帽弁逸脱を認める頻度は健常者よりも有意に高いという

報告もあるが[6]，両者の因果関係についての確定的な結論は得られていない[7]。現時点では僧帽弁の逸脱を認めた場合でも，心不全を含む明らかな心疾患の徴候を欠く場合はPDを否定せず，PDと僧帽弁逸脱症候群の合併ととらえることが多い。

3）狭心症

狭心症では胸痛，動悸，息苦しさ，不安などの症状が発作性，反復性に出現する。狭心症の場合，純粋に痛みと表現されることはまれであり，「万力で絞められたような」とか「焼け火箸を刺されたような」といった絞扼感，圧迫感，灼熱感として訴えられることがほとんどである。痛みは狭い範囲に限局しないため，患者は自然と胸骨上に手のひらや握りこぶしを置きながら症状を訴えることが多い（Levine徴候）。

狭心症の多くは労作性兼安静狭心症の型をとるため，発生状況のみからPDとの鑑別を行うことは困難であるが，発作が早朝や明け方に集中している場合には異型狭心症が疑われる。狭心症で症状が15～20分以上続くことはごく稀である。冠動脈造影検査でもまったく異常を示さないシンドロームXなども存在するため，発作時の心電図が確認されていない場合には，狭心症を完全には否定できない。発作時の心電図をとるのは難しいことから，ニトログリセリンの舌下投与の効果で判定することもあり，速やかに胸部の症状が消失した場合には，まず狭心症を考えなければならない。

4）低血糖症

血糖はそれが低下するスピードによって出現する症状や程度が異なる。パニック発作のようにみえるのは，血糖が急速に低下してアドレナリンの過剰分泌が起こる場合であり，動悸，頻脈，冷汗，顔面蒼白，振戦，脱力感，嘔気，嘔吐，不安などパニック発作と類似の症状を呈する。既往歴や発症状況，飢餓感の有無などについての問診によって，多くの場合は鑑別しうるが，糖尿病の薬物治療を受けている症例では低血糖を常に頭に置く必要がある。

インスリノーマは低血糖を生じる代表的疾患であるが，発作は空腹時や夜中

に集中し，その発現はパニック発作ほど急激でないことが多い。発作が食後だけに集中していれば，胃切除によるダンピング症候群や高度肥満者の糖尿病初期症状が疑われる。低血糖は糖負荷による症状の急速な改善の有無によって簡便に判別できるので，少しでも疑わしい場合には躊躇せずに調べるべきであろう。

5）側頭葉てんかん

本症でも発汗，顔面紅潮，過呼吸，心悸亢進，恐怖，離人感などの自律神経症状が特別な誘因もなく突然に始まることがある。持続時間はパニック発作より短く，多くは1分以内であり，協調運動障害や半合目的な行動，意識状態の変化，幻覚，他のタイプの発作への進行などがみられることから鑑別される[10]。発作の数日～数時間前に興奮や易刺激性を認めること，頭部外傷や失禁，意識消失の既往などがあることも鑑別の手助けとなる[5]。

6）褐色細胞腫

本症は腫瘍からのカテコールアミン放出が持続的か間欠的かによって持続型と発作型に分けられ，発作型を示すのは全体の3分の1である。本邦においてはこれまで数百例しか報告されていない稀な疾患であるが，発作型の場合にはその症状や頻度，持続時間，好発年齢などパニック発作と一致することが多い。本症では，発作時に高度の頻脈を伴った200／120mmHg以上の著しい高血圧を呈すること，臥位や洗面時など腹部を圧迫するような体位によりに発作が誘発されやすいこと（患者は自然とそのような体位を避けて生活していることが多い），時に痙攣や意識混濁を生じることなどが鑑別点としてあげられる。本症の診断には血中・尿中カテコールアミンの測定と画像診断による腫瘍の存在の確認を必要とする。

d．身体疾患とパニック障害の合併

DSM-IV[1]には「一般身体疾患による不安障害（パニック発作をともなうもの）」という診断があり，診断基準には，「パニック発作が身体疾患の直接的な

生理学的結果であるという証拠が，既往歴，身体診察，または臨床検査所見から得られている」との記載がある。これも PD と身体因によって症候性に生じたパニック発作を区別しようとする立場である。すなわち DSM-IVに準じれば，身体疾患患者がパニック発作を呈する場合，身体疾患とパニック発作が関連しない場合は PD，関連が明らかな場合は「一般身体疾患による不安障害」と診断されねばならない（第3軸に身体疾患を記載する点は同じ）。しかし実際の臨床場面ではパニック発作や不安感が身体疾患と生理学的関連を有するかどうかを明らかにするのは困難であることが多い。このような合併に関する部分を診断学でどう扱うかには多くの問題が残されている。

日本の臨床では PD を疑われた症例で身体疾患が発見されると PD を否定し，身体疾患の治療がしばしば優先される。しかし不安感への対応の遅れは身体疾患自体を増悪させ，患者の苦痛を強める。治療における対応としては，身体疾患が認められても，PD の診断基準を満たすような症状があれば，抗不安薬や抗うつ薬を，副作用に注意しつつ積極的に用いた方がよいと筆者は考えている。

II 精神疾患との鑑別

PD と類似の症状を呈する精神疾患との鑑別をDSM-IVの診断基準に準じて述べる。精神疾患の鑑別診断は，まず身体因性精神障害，次に内因性精神障害，心因性精神障害の順になされねばならないという原則はここでもあてはまる。

1）物質関連障害

抗コリン性薬物や，アスピリン，ステロイド剤，カフェインの他，アンフェタミン，マリファナ，コカインなどの薬物によって，パニック発作と同様の症状を呈することがある。アルコールや抗不安薬の離脱期にも類似の症状を認める[4]。アルコール症と PD の合併についての報告が多いため[3]，アルコールとの関係は慎重に評価すべきである。

物質関連障害では患者自身が摂取したことを隠すこともあるため，家族に対

する問診や身体の細かい診察などが必要である。

2）精神分裂病

　分裂病患者に典型的なパニック障害の診断基準を満たすような症状を認めることは珍しくない。伝統的な精神医学では分裂病やうつ病患者に、不安発作を主症状とする不安神経症の症状を認めても、不安神経症の合併とは診断しなかった。しかし操作的診断基準へのパニック障害の登場以来、2つの疾患の診断基準を同時に満たす状態を合併（comorbidity）ととらえる考え方が注目されている。

　分裂病と診断するためには分裂病症状を慎重に聴取することが第一である。またパニック発作の程度に比べて社会適応が著しく悪い場合も注意が必要であろう。

3）大うつ病

　うつ病患者の約5分の1が現在および過去に PD の診断基準を満たす時期があり、PD 患者の3分の2以上が生涯いずれかの時期に大うつ病を経験するという報告がある。ここでも分裂病と同様、うつ病を鑑別すべきか、うつ病の合併とすべきかが問題となる。いずれにせよ、PD が疑われる患者、あるいは PD と診断された患者ではうつ病症状を慎重に問診し、うつ病と診断される場合は適切な抗うつ薬療法を行うことが不可欠である[9]。

4）全般性不安障害

　全般性不安障害（generalized anxiety disorder, 以下 GAD）は多数の出来事または活動についての過剰な不安と心配（予期憂慮）が、少なくとも6カ月間、持続的に起こることを特徴としている。GAD は PD と同様、さまざまな不安症状を呈するが、通常パニック発作のような強い自律神経症状は認めない。予期憂慮を GAD の中核的特徴とする考えもあるが[2]、PD における予期不安はパニック発作が起こることに対してのみであるのに対して、GADの場合は不安や心配の対象は複数である。

5）特定の恐怖症，社会恐怖

特定の恐怖症とは，ある特定の対象または状況の存在やその予期をきっかけに生じる強くて持続的な恐怖であり，社会恐怖とは，よく知らない人たちの前にさらされたり，他人の注視を浴びるかもしれない社会的状況，または行為をするという状況の1つ以上に対する顕著で持続的な恐怖である。いずれも恐怖刺激や恐怖している社会的状況への暴露によって，ほとんど必ず不安反応が誘発されることを特徴とする。

これらにおいても，PD におけるパニック発作，回避行動，および予期不安に類似の症状を認めることがあるが，特定の恐怖症や社会恐怖における発作は常に，状況依存性，状況誘発性に引き起こされること，恐怖は持続的であることなどが PD との鑑別点になりうる。最初の発作が，なんら誘因なしに発現した場合には PD の可能性を考える。

6）心的外傷後ストレス障害

心的外傷後ストレス障害（posttraumatic stress disorder，以下 PTSD）の患者は，長くとも6ヵ月以内に，誰でもが激しい苦痛を感じるような破局的な体験をしている。そしてその後も心理的苦痛とともにいろいろな形でそれが再体験され続ける。その中には，パニック発作と同様の症状を反復性に生じ，外傷と関連した刺激に対する回避も認めるため PD と見分けがつかない場合がある。また PD でも何らかの体験を契機に生じる場合があるので鑑別は慎重に行う必要がある。しかし PTSD における恐怖や不安の対象，想起の内容はその破局的な体験に関連したものに限られていることは鑑別に有用である。

7）強迫性障害

強迫性障害では反復的で持続的な思考，衝動，心像が侵入的で不適切なものとして体験され，その障害の期間中に強い不安や苦痛を引き起こすことがある。強い不安が突然に生じる場合や過剰な回避行動を認める場合には PD との鑑別が必要となるが，本症の場合は，その強迫観念や強迫行為が，過剰で不合理

であることを患者が認識していることが特徴である。

おわりに

　内科医から身体に異常はないとして精神科に紹介された患者が，ある精神科医のもとに通院中に狭心症と診断された。精神科医に「身体疾患は先生の方できちんと否定して欲しい」と責めるような口調で言われたと内科医が嘆いているのを聞いたことがある。身体疾患がきちんと否定されてはじめて，自分の治療対象になると考えている精神科医にしばしば出会う。身体疾患を完全に否定するなどということが現実にできるわけがない。「もし新たな所見がみつかればもう一度内科でみる」が内科医の姿勢であり[8]，精神科医は「身体症状の変化に注意し，身体に関しても主治医である」と考えるべきであろう。精神科医だから精神面だけみるという姿勢は，精神科への気軽なコンサルテーションを妨げ，身体疾患患者の不安への対応を遅らせ，PDでは早期の精神科治療を妨げる。身体疾患の鑑別において最も重要なのは身体にも注意を払うという精神科医の姿勢であるといえるかもしれない。

　PDという診断名が薬物療法の有効性の強調とともに広まってきたせいであろうか，PDの治療において性格や環境の影響が軽視されているように感じることがある。PDは操作的診断基準という特殊な状況の産物であり，不安神経症がなくなったわけではないことを頭において，PD患者の心理社会的側面に注意することも常に重要であろう。

（田中克俊・宮岡 等）

文献

1) American Psychiatric Association. Diagnostic and Statistical Manual of Mental Disorders, 4th Edition. Washington, DC : American Psychiatric Association ; 1994.
2) Barlow DH, Blanchard BH, Vermilyea JA, et al. : Generalized anxiety and generalized anziety disorder : Description and reconceptualization. Am. j. Psychia-try, 143 ; 40-44, 1986.
3) Cowley DS : Alcohol abuse, substance abuse, and panic disorder. Am. J. Med., 92 ; 41-48, 1992.

4) George DT ,Zerby A, Noble S, et al. : Panic attack and alcohol withdrawl : Can the subjects differentiate the symptoms? Biol. Psychiatry, 24 ; 240-243, 1988.
5) Harper M ,Roth M : Temporal lobe epilepsy and phobic anxiety-depersonalization syndrome. Part : A comarative study. Comper. Psychiatry, 3 ; 129-151, 1962.
6) Katon W : Panic disorder, in the medi-cal setting. 道場信孝, 竹内龍雄訳, 医学書院, 東京, 61-81, 1992.
7) 越野好文, 村田哲人, 大森昌雄：不安障害患者にみられる僧帽弁逸脱. 精神医学32 (9); 963-970, 1990.
8) 宮岡等：内科医のための精神症状の見方と対応, 医学書院, 東京, 117-121, 1995.
9) 宮岡等：パニック・ディスオーダーと似た症状を示す精神疾患はあるのか. 上島国利編：パニック・ディスオーダー, 国際医書出版, 東京, 31-39, 1995.
10) Raj A, Sheehan DV : Medical evalua-tion of panic disorder. J. Clin. Psychia-try, 48 ; 309-313, 1987.
11) Satoh K, Fujii I : Current views on panic disorder and its management in Japan. Jpn J Psychiatry and Neurology 46 : 45-53, 1992.
12) 塩入俊樹, 花田耕一, 高橋三郎：恐慌性障害の症例研究：1. 精神医学34：965-971, 1992.

4. 臨床症状

　パニック障害の診断・治療は，臨床症状によって行われる。臨床症状，とくに不安の種々のタイプを見きわめることが実際の診療上重要である。たとえばパニック障害の診断には，パニック発作のうちでも「予期しないパニック発作」の繰り返しが必要である。また治療ではパニック障害の症状のうち，パニック発作には imipramine などの抗うつ薬が有効だが予期不安や恐怖症性の不安には無効であり，これらの不安には benzodiazepine などの抗不安薬が有効である。さらに同じパニック障害でも，初期病像と慢性期の病像とでは臨床症状がかなり異なっており，治療も当然変わってくる。他章と重複する点もあろうが，以下に診療上重要と思われる臨床症状を整理し概観しておきたい。

I　パニック障害の基本的症状

　パニック障害の臨床症状は，パニック障害の概念や診断の基本となる基本的症状と，その他の随伴ないし合併して見られる症状とにわけられる。
　パニック障害の基本的症状の第一にあげられるのは，本障害に必須のパニック発作である。パニック発作に続発して現れてくる予期不安と広場恐怖も，パニック障害を構成し診断に欠かせないと言う意味で，基本的症状に属する。

a．パニック発作

　パニック (panic) の語源はギリシャ神話の牧羊神 Pan に由来すると言われ，森の中で突然この半獣神に出会った時の驚愕がパニックの語源とされる[9]。恐慌と訳されることもあるが，ここでは従来のいわゆる不安発作（急性の強い不安の発作）の意味で用いている。すなわち，動悸，息苦しさ，胸苦しさ，めまい，などの自律神経症状とともに突然襲ってくる強い不安で，患者は心臓発作ではないか，死んでしまうのではないかなどと考え，救急車で病院へ

かけこむ。しかし症状は数分から数十分位でたいていおさまってしまい，検査でも異常は見られない。そのまま帰宅するが数日してまた繰り返す。……というのが典型的な現われ方である。

　パニック発作は不安の一形態（パニック性不安 panic anxiety と言う）ではあるが，次のような特徴を持つ特殊な不安である。すなわち DSM-IVの診断基準[1]にあるように，discrete period of intense fear or discomfort, ある時始まってある時間続いて止む性質の（持続性ではない）不安で，それを繰り返す。起こり方にも特徴があり，状況との前後関係（context）から次の3つのタイプに分けられる[1]。

①unexpected panic attack：状況と無関係に spontaneous に起こるパニック発作で，パニック障害に必須の「予期しないパニック発作」である。

②situationally bound panic attack：状況依存性に起こる予測可能なパニック発作。たとえばヘビ恐怖の人がヘビを見たときに起こすような，その状況にさらされれば必ず起こる発作で，恐怖症に特徴的なパニック発作である。

③situationally predisposed panic attack：ある状況で起こりやすいが必ず起こるとは限らないパニック発作。たとえば車を運転中に発作を起こしやすいが，必ず起こるというわけではなく，また車を降りて1時間もたってから起こったりする。①の variant と考えられる発作で，広場恐怖を伴うパニック障害でよく見られる。

　パニック障害では①のタイプの「予期しないパニック発作」が本来の発作であり，それが最低2回以上あることが診断の必要条件である。しかし③のタイプの発作もしばしば見られ，また経過が長引くに従って②のタイプの発作もよく見られるようになり，入り交じっているのが普通である。

b．特殊なパニック発作

　パニック発作には以下のような名称で呼ばれる特殊なものもある。

1）症状限定性発作

　パニック発作は急性の強い不安であるが，強さにはいろいろな程度がある。

DSM-IVではパニック発作の診断基準として13項目の症状をあげ，4項目以上ある場合をパニック発作，4項目未満の場合を症状限定性発作としている。強い発作では通常症状の項目数も多いので，症状限定性発作はいわば程度の弱いminor な発作である。症状限定性発作はパニック発作とパニック発作の間欠期や慢性期に多く見られる。

2) nonfearful panic disorder

パニック発作は必ず身体症状を伴っているのが特徴であり，通常はこの身体症状の方が強く自覚される。中にはパニック発作の際，精神的な不安や恐怖の自覚がなく，身体的な不快感（discomfort）としてしか自覚されない場合がある。Beitman[2]はこのようなパニック発作を主症状とするパニック障害をnonfearful panic disorder と名づけ，精神科以外の科を訪れる患者に多く，見過ごされやすいと述べている。ただしまだサブタイプとして公認されるには至っていない。

3) 睡眠パニック

夜間睡眠中にパニック発作を起こすことも少なくない。「夜寝ていて発作で目が覚めた」と訴える。sleep (related) panic attack, nocturnal panic などと呼ばれる。Mellman ら[12]によればパニック障害の患者の69％が経験し，33％は繰り返すと言う。睡眠ポリグラフ研究で，REM 睡眠中の悪夢や過呼吸によるものでないことが確かめられており，心因説を否定する有力な証拠とも言われている（Hauri ら[7]）。患者はしばしばこれを恐れて就眠恐怖や不眠に陥る。

c. パニック発作の症状別頻度とサブタイプ

パニック発作時の症状は，DSM-IVでは13項目あげられているが，比較的よく見られる症状と，あまり見られない症状がある。臨床の場で最も多く出会う症状は，動悸，息苦しさ，胸苦しさ，めまい，死の恐怖などである。図1はVon Korff ら[17]による米国の疫学調査の結果と，われわれ[16]が臨床例で調

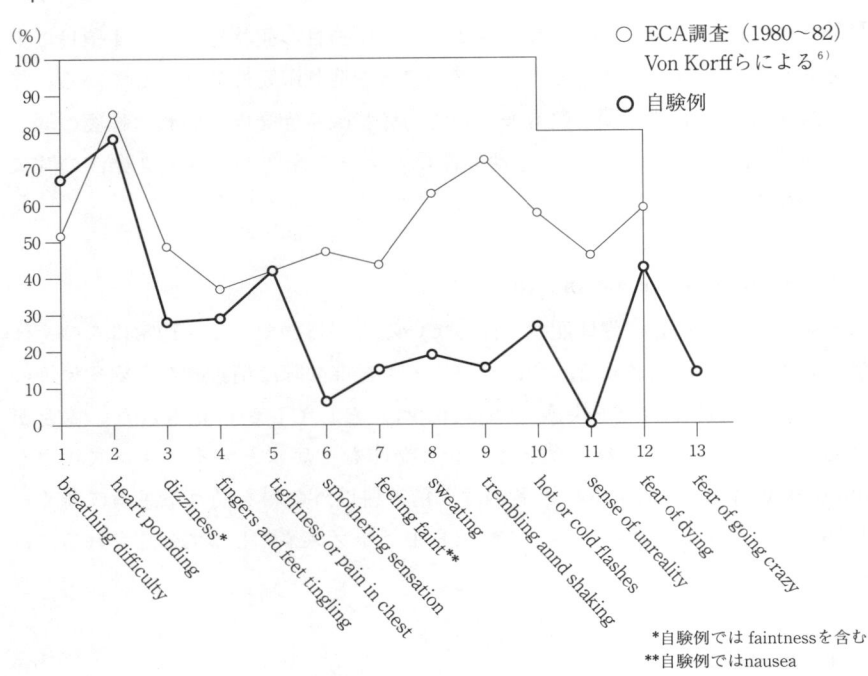

図1 Panic Attack の症状別出現頻度

○ ECA調査（1980〜82）Von Korffらによる[6]
● 自験例

1. breathing difficulty
2. heart pounding
3. dizziness*
4. fingers and feet tingling
5. tightness or pain in chest
6. smothering sensation
7. feeling faint**
8. sweating
9. trembling annd shaking
10. hot or cold flashes
11. sense of unreality
12. fear of dying
13. fear of going crazy

*自験例では faintnessを含む
**自験例ではnausea

べた結果を，比較のため合わせて示したものである。頻度の高い呼吸・循環器症状や，それに次ぐ胸痛・胸部不快感，死恐怖ではおおよそ彼我の出現頻度が一致しているが，その他の症状では自験例の方が全般に低く，とくにふるえ，発汗，冷・熱感などの訴えは少なく，離人感・非現実感はゼロであった。診断基準の13項目にあてはまらない症状も多く見られた。基準そのものの完成度にまだ問題があることと，不安の感じ方や表現のしかたに文化的な差があることが考えられる。

　クラスター分析などによって多くの症例のパニック発作時の症状を調べると，いくつかの群に分けられることがわかっている。Cox ら[4]は，パニック発作の症状は，めまいを主とする群，呼吸循環器系症状を主とする群，認知的症状を主とする群の3つに分けられるとした。英国の Briggs ら[3]は，呼吸器症状の顕著な群と，それ以外の動悸やめまい等を主とする群に分け，前者は

spontaneous panic attack が多く，imipramine が有効であり，後者は situational panic attack が多く，alprazolam が有効とした。われわれ[8]は，めまいを主とする群は，それ以外の群と比べて，心気状態を合併しやすく慢性の転帰をとる者が多いことを示した。単なる分類でなく，治療や予後と関連する特徴が見出せれば臨床上有意義であり，Briggs らの報告は治療方針を立てる上で一つの参考になると思われる。

d．予期不安

パニック発作の間欠期に，また発作が起きはしないかと恐れる不安（fear of having another attack, 厳密には予期恐怖）である。パニック発作がパニック障害に特有の primary, spontaneous な不安であるのに対し，予期不安はいつ起こるかわからないパニック発作に対する現実の恐怖から生じた secondary な不安である。予期不安は次の広場恐怖の原因となるほか，それが強い場合はパニック発作に近い様相を呈することもあり，また持続する場合は全般性不安（慢性不安）に似た様相を呈する（ただし予期不安であれば必ず発作の再発への恐れが中心になっている）。冒頭に述べたように，Klein[10]はパニック発作には imipramine などの抗うつ薬が有効だが，予期不安や恐怖症性の不安には無効なところから，両者の不安は質的に異なるとしており，この考え方は DSM のパニック障害の考え方に受け継がれている。

DSM-IVでは発作後に予期不安（a）そのものを訴えなくても，発作やその結果について，自制心を失うのではないか，心臓発作を起こすのではないか，気が狂ってしまうのではないかなどと心配（b）したり，あるいはそのような不安や心配を訴えなくても，明らかに発作と関連した行動上の大きな変化（仕事をやめるなど）（c）が見られれば，（これらの症状が1カ月以上続けば）診断基準を満たすとしている。（b）は予期不安とは表われ方は異なるがそれに近い発作後の二次的不安状態であり，（c）は精神的な不安や心配を訴えないかわりに行動に現れるもので，やはりパニック発作に伴う続発性の不安症状の一つとみなすことができる。

Freud[5] は，予期不安（不安に満ちた期待 anxious expectation と呼ん

だ）の不安の一部が浮動性となって特定の表象と結びつき，心気症や恐怖症へと発展していくとし，予期不安は神経症の中核症状であると述べている。われわれ[15]も，パニック障害の経過に伴って見られる神経症化（生物学的次元の症状であるパニック発作という自覚症状の繰り返しが，二次的・反応性に神経症的病像をもたらすという意味で）の中心に，予期不安があると考えている。しかしパニック障害の患者の中には，少数だがパニック発作が繰り返されても予期不安や広場恐怖を訴えない者もいる。後述のわれわれの類型のII型（パニック発作を頻発するが，その苦痛を訴えるのみで，不安を否認し，間欠期はケロリとしていて神経症化しないもの）である。Gorman ら[6]もそのような患者のいることを記している。この型の患者は予期不安から発展した神経症的病像を呈さず，パニック発作を繰り返すのみの，いわば pure なパニック障害である。Freud が言うように，神経症の中核症状である予期不安を欠くため，神経症的発展がないとも考えられる。

e．広場恐怖

パニック発作が起こった時，そこから逃れられないのではないか，助けが得られないのではないかと心配し，そのような場所や状況を恐れ避ける症状である。これも発作の不安から発展した二次的症状としての不安（phobic anxiety, 恐怖および回避行動）である。予期不安のためとも言える。広場（agora：市場）と言っても広い場所だけとは限らない。独居（ひとりで居ることの）恐怖，外出（特にひとりでの外出）恐怖，乗り物恐怖などが一般的である。橋やトンネルを通過すること，デパートなどの人ごみで買物をすることなども対象になる場合が多い。

DSM ではこの広場恐怖の有無によってパニック障害を2つの亜型にわけている。広場恐怖を伴うものの方がずっと多いとされているが，われわれの経験では2：1程度であり，伴わぬものもかなり見られる。何故あるものには広場恐怖が伴い，あるものには伴わないのか，その理由は今のところ明らかではない。Klein ら[10]は，上記のように，広場恐怖はパニック発作から二次的に生じてくると考え，パニック障害によらない広場恐怖というのはないのではない

かと述べているが，DSM-IVには「パニック障害の既往歴のない広場恐怖」という診断カテゴリーも設けられている。Marks[11]らは逆にパニック発作を恐怖症の重篤な表現とみなし，パニック障害よりも広場恐怖の方を優先的に考えている。ICD-10[19]も同様で，いまだ決着を見ていない問題である。

パニック障害ではパニック発作もさることながら，この広場恐怖の有無や程度が患者の日常生活に及ぼす影響が大きい。ひどい場合はほとんど家にしばりつけられたような状態に陥ってしまう。また，パニック発作がおさまってくれば，それと並行して広場恐怖も軽快して行くのが普通であるが，中には発作がなくなっても発作への恐れ（予期不安）と広場恐怖がいつまでも続く例がある。このような例はパニック障害とは言っても広場恐怖が主病像をなし，恐怖症に移行したとも言えよう。

II 随伴して見られる症状

上記の基本的症状（パニック発作，予期不安，広場恐怖）の他に，随伴症状として，特定の対象を持たないび漫性の不安，自己の健康状態や医療に対する過敏さや心気的傾向，不安に負けた自分が情けないと感じ意気消沈する demoralization 抑うつなどが，しばしば見られる。これらの症状が強くなり，診断基準を満たすようになれば，パニック障害と他の精神障害との合併 comorbidity と言うことになる。実際パニック障害の comorbidity の率はかなり高いと報告されている。DSM-IVの記述[1]によれば，全般性不安障害，社会恐怖，単一恐怖，強迫性障害などの不安障害の合併が各々10-30％，major depression が50-65％と言う。われわれ[15]の症例では心気状態を呈する者も多く，約30％を占める。

米国ではこれらの神経症圏，うつ病圏の障害の他に，アルコール・薬物依存の合併が多いことや自殺率が高いことが報告されているが[6]，自験例では自殺が多いという印象はない。また身体疾患では僧帽弁逸脱症や甲状腺障害の合併が多いとの報告もあるが，確認されるには至っていない。

これらの随伴症状や合併症状は，パニック障害の経過のいろいろな段階で生

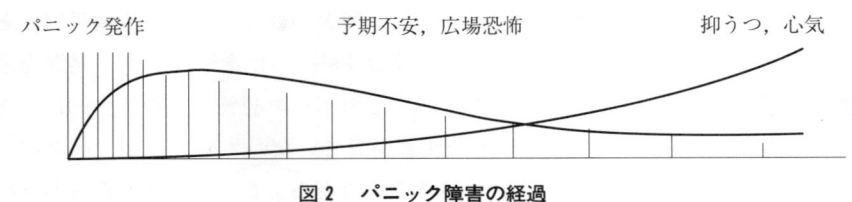

パニック発作　　　　　　予期不安，広場恐怖　　　　　　抑うつ，心気

図2　パニック障害の経過

じてくるが，多くの症例を見ると，そこに一定の傾向を見出すことができる。次項で症状変遷として述べる。

III　症状変遷と慢性期病像

図2は自験例をもとにパニック障害の症状・経過を模式的に示したものである[15]。すなわち，パニック発作は初期には強くかつ頻繁に起こるが，しだいにその強度と頻度を減少させていく。予期不安はこれより少し遅れて，パニック発作が繰り返されるに従って強くなっていき，パニック発作の軽快とともに徐々に軽快していく。広場恐怖も同様であるが，この両者はパニック発作がなくなっても長く続くことが多い。これらとは逆に，抑うつや心気状態は経過が慢性化するに従ってそれらの合併がふえ，症状が目立ってくる傾向がある。なかには心気症やうつ病に移行してしまうものも出てくる。

表1は自験例210例の症状経過を整理し，類型化してまとめたものである（発症からの平均経過期間3.9±4.2年，平均観察期間1.8±1.6年）[14]。上記のような典型的な経過をとるもの以外に，第Ⅰ型のようにパニック発作の単発のみで終わるもの（ただしこれのみではパニック障害とは言えない。いわば準型），第Ⅱ型のようにパニック発作を繰り返すのみで他の随伴症状を伴ってこないもの（これも DSM-Ⅳではパニック障害の基準を満たさぬ場合がある）等があることがわかる。しかし大部分は上記のような基本的症状と随伴症状の組み合わせを示す第Ⅲ型以下のもので，とくに第Ⅲ型とⅣ-1 を合わせた群が最も多く，83.8%を占めている。これは従来のいわゆる不安神経症によく見られるタイプである。

Ⅲ-3 の心気症状を伴うものとは，いわゆる心臓神経症や不定愁訴（めまい

表1 パニック障害の各類型別数

第Ⅰ型　（パニック発作の単発）……………………………………23（11.0％）
第Ⅱ型　（パニック発作の繰り返し，神経症化しない）……………18（ 8.3％）
第Ⅲ型　（予期不安その他抑うつ以外の諸症状を伴い，
　　　　　神経症的病像を呈する）……………………………………136（64.8％）
　　┌ Ⅲ-1　（予期不安のみを伴う）……………………………17（ 8.1％）┐
　　│ Ⅲ-2　（予期不安および広場恐怖を伴う）………………50（23.8％）│
　　└ Ⅲ-3　（心気症状等，その他の神経症的症状を伴う）…69（32.9％）┘
第Ⅳ型　（抑うつの合併）………………………………………………60（28.6％）
　　┌ Ⅳ-1　（パニック障害に重畳合併）………………………40（19.0％）
　　│ Ⅳ-2　（うつ病へ連続的に移行）…………………………11（ 5.2％）
　　│ Ⅳ-3　（独立したうつ病相をもつ）……………………… 3（ 1.4％）
　　└ Ⅳ-他　………………………………………………………… 6（ 2.9％）
（参考）Ⅲ&Ⅳ-1 ………………………………………………………176（83.8％）
　　　　　　　　　　　　　　　　　　　（移行例はそれぞれに数えた）

など）の目立つ例である。このような例や抑うつを伴うものは慢性例によく見られ，転帰が良くないことが予想されるが，実際にわれわれが調査した結果も予想通りであった[14]。すなわち上記の類型と転帰との関係を見ると，Ⅱおよび Ⅲ-1 型の群は転帰良好であり，Ⅲ-3 とⅣ型の群は転帰不良のものが多く，Ⅲ-2 はその中間であった。言いかえると，パニック発作のみかそれに予期不安が加わる程度のものは転帰が良いが，広場恐怖が加わるとそれより転帰が悪くなり，その他の神経症的症状（心気症状など）や抑うつが加わると転帰が最も悪くなる傾向が見られた。

　このことはひるがえって考えてみると，初期のうちに十分な薬物を用いてパニック発作を抑制し，病勢を頓挫させてしまえば，その後の二次的な不安その他の症状発展（われわれの言う神経症化，注参照）を防ぐことができ，予後の悪化防止につながる可能性があることを示唆しているのではないだろうか。そのような機会が最も多いのはいわゆるプライマリ・ケアの場であるはずである。Katon[9] は，プライマリ・ケア医の早期の適切な診断・治療により，パニック障害の進行（彼は3段階の症状発展を考えている）をくい止め，進行に伴って

生じる心気症や過度の受診,社会生活の崩壊を阻止できると述べている。また三田ら[13]も,われわれに近い病像変遷の考え方に立って,「早期発見,早期治療による遷延化の阻止」を強調しているが,同感である。

結　語

パニック障害の臨床症状は「予期しないパニック発作」の繰り返しを必須症状とし,これに二次的に加わった予期不安,広場恐怖を基本的症状とする。さらに経過によって,心気症,抑うつ症状等が随伴・合併してくる。病像形成を理解し,パニック発作の不安をみきわめてこれを適切に治療することが,症状発展や予後の悪化防止の上からも重要である。

（竹内龍雄）

（注）「神経症化」という用語は,一見 DSM-IVなどの体系になじまないが,本論では記述的な意味で用いている。英国の Tayrer らも,"general neurotic syndrome" という用語を用いて,不安,抑うつ,その他の神経症的症状と,依存的などの神経症的性格傾向を合わせもつ状態が,パニック障害の転帰不良の予測因子になると報告している。われわれの「神経症化」と共通する指摘と言えると思われる。(Tayrer P, Seivewright N, Ferguson B, et al.: The general neurotic syndrome: a coaxial diagnosisi of anxiety, depression and personality disorder. Acta Psychiatr Scand 85: 201-206, 1992)

文献

1) American Psychiatric Association: Diagnostic and statistical manual of mental disorders, Fourth edition. American Psychiatric Association, Washington, DC, 1994.
2) Beitman BD, Kushner M, Lamberti JW, et al.: Panic disorder without fear in patients with angiographically normal coronary arteries. J Nerv Ment Dis 178: 307-312, 1990.
3) Briggs AC, Stretch DD, Brandon S: Subtyping of panic disorder by symptom profile. British Journal of psychiatry 163: 201-209, 1993.
4) Cox BJ, Swinson RP, Endler NS, et al.: The symptom structure of panic attacks. Comprehensive Psychiatry 35: 349-353, 1994.
5) Freud S（井村恒郎,加藤正明訳）:「不安神経症」という特定症状群を神経衰弱から分離する理由について. フロイド選集10, 第9版, 日本教文社, 東京, 1966.

6) Gorman JM, Liebowitz MR : Panic and anxiety disorders, in Psychiatry Vol 1, Chap 32, Lippincott, Philadelphia, 1986.
7) Hauri PJ, Friedman M, Ravaris CL : Sleep in patients with spontaneous panic attacks. Sleep 12 : 323-337, 1989.
8) 日野俊明, 竹内龍雄, 林竜介, 他:「めまい」とパニック障害. 総合病院精神医学7 : 69-75, 1995.
9) Katon W : Panic disorder in the medical setting. American Psychiatric Press, Inc., Washington, D. C., 1991. (道場信孝, 竹内龍雄訳:パニック障害, 一般臨床医のために. 医学書院, 東京, 1992.)
10) Klein DF : Anxiety reconceptualized, in Anxiety. Karger, Basel, 1987.
11) Marks IM : Fears, Phobias, and Rituals : Deficiences of DSM-R concerning Agoraphobia. Oxford University Press, New York, pp 295-296, 1987.
12) Mellan TA, Uhde TW : Sleep panic attacks : New clinical findings and theoretical implications. Am J Psychiatry 146 : 1204-1207, 1989.
13) 三田達雄, 中井隆, 安克昌, 他:パニック・ディスオーダーの遷延化. 精神科治療学 8 : 657-665, 1993
14) 竹内龍雄, 林竜介, 根本豊実, 他:パニック障害の病像・経過および転帰について——210例の症例検討から. 精神経誌95 : 855-860, 1993.
15) 竹内龍雄:パニック障害. 新興医学出版. 東京, 1991.
16) 竹内龍雄, 池田政俊, 林竜介, 他 : Panic Attack の症状について. 精神経誌93 : 1275-1276, 1991.
17) Von Korff MR, Eaton WW, Keyl PE : The epidemiology of panic attacks and panic disorder. Results of three community surveys. Am J Epidemiol 122 : 970-981, 1985.
18) Weissman MM, Klerman GL, Markowitz JS, et al : Suicidal ideation and attemps in panic disorder. N Engl J Med 321 : 1209-1214, 1989.
19) World Health Organization : The ICD-10 Classification of Mental and Behavioral Disorders : Clinical descriptions and diagnostic guidelines. 1992. (融道男, 中根允文, 小見山実監訳 : ICD-10 精神および行動の障害——臨床記述と診断ガイドライン. 医学書院, 東京, 1993.)

5. パニック障害と Comorbidity（合併症）

I 総　　論

a．Comorbidity の概念

　現在，パニック障害に限らず広く精神疾患と comorbidity というテーマが精神科領域のトピックの一つとなっている。

　comorbidity の概念については，Burke や Wittchen ら[6,58]による「複数の特定の障害が同一の人にある特定の期間に存在すること」という包括的定義があり，また，Starcevic ら[46]は「the term comorbidity refers to the current or lifetime occurrence of two or more disorders (illnesses) in the same individual」と定義して用いている。

　本邦では，comorbidity は便宜的に合併症と訳されているが，当然のことながら complication と同義ではない。complication は，辞書によれば「合併症，併発症①：ほかの疾患と共存する疾患．②同一患者に起こった2つまたはそれ以上の疾患の共存．(Dorland's illustrated medical dictionary)」，「合併症：ある疾患に関連して起こった他の疾患。余病。（広辞苑）」とある。一方，comorbidity は一単語としては英語辞書に載っていない。上述の定義では complication と comorbidity の違いは必ずしも明確ではないが，そもそも comorbidity の意味するところは「co：共同，共通。morbidity：（精神の）病的状態［性質］（新英和中辞典；研究社第5版）」であり，単に複数の疾患が共存しているというだけではなく，疾患論的に共通性のある複数の障害ないし疾患が同一の患者にみられる，ということが包含されている概念と思われる。この概念自体の意義や問題点の詳細についてここで論ずる余裕はないので他にゆずり[39,45,59]，ここでは，とくにパニック障害との関わりの中で問題となる

点を2, 3あげておきたい。

1) パニック障害の診断基準と Comorbidity

　パニック障害の概念の変遷の中で comorbidity との関連で重要となるのは,除外診断の問題である。まず第一に, DSM-Ⅲ では, 大うつ病のエピソード中に限ってパニック発作がみられる場合は, 後者は前者の部分症状であるとみなされてパニック障害の診断からは除外されていたが, Leckman ら[24] の臨床遺伝学的研究の結果からこの除外診断は支持されなくなり, DSM-Ⅲ-R や DSM-Ⅳでは大うつ病とパニック障害の comorbidity とみなされるようになった。

　その一方で, ICD 10 では, 大うつ病が先行している場合はパニック障害の診断はつけないことになっている。これは恐怖症においても同様であり,「特定の恐怖状況で起きるパニック発作 (F41.0) は恐怖症の重篤さの表現とみなされ, 診断的優先権は恐怖症に与えられるべきであり, パニック障害それ自体は F40.- に挙げられたいかなる恐怖症も認められない場合にのみ診断すべきである」とある。このように, ICD 10 ではパニック障害の診断頻度が少なくなり, DSM のような多軸診断ではないこともあって comorbidity 自体が議論になりにくいといえる。

　次に, DSM-Ⅲ-R と DSM-Ⅳの間でもパニック障害の診断基準に違いがみられる。DSM-Ⅲ-R では13項目の発作症状のうち4つ以上を有する (定型) パニック発作に対して, 発作項目数が3つ以下のの場合は症状限定発作と呼び,「この1ヵ月の間, すべての発作が症状限定発作であったか, またはパニック発作が1回だけあった」場合は, 軽症型のパニック障害としているが, DSM-Ⅳではこの記載がみられない。したがって, 予期せずに起こった発作が不全発作 (症状限定発作) である場合, DSM-Ⅲ-R では「パニック障害の軽症型」としたものがDSM-Ⅳでは「PD の既往歴のない広場恐怖」に入るという事態が生じる。後述するように, この両者は病因論的に異なる単位である可能性が指摘されるだけに重大な問題である。

　また, DSM-Ⅲ-R では, アンフェタミン中毒, カフェイン中毒, 甲状腺機

能亢進症などの器質性因子によって障害が起こっていると判断される場合のみが除外診断としてあげられているが（ただし，僧帽弁逸脱症候群は除外されない），DSM-IVでは，器質性因子に加えて，社会恐怖，特定恐怖，強迫性障害，外傷後ストレス傷害，分離不安障害などの精神障害も，これによって説明できれば除外される。なお，DSM-IVでは僧帽弁逸脱症候群の取り扱いについては触れられていない。

以上のように，パニック発作をみる際にどの診断基準を用いるかによって，パニック障害と診断するか他の障害の部分症状とするかが異なるので，その結果として comorbidity のとくに疫学的研究の結果に影響を与えることになろう。

2）パニック障害の発症時期と Comorbidity

一般に，complication は「原疾患の経過中に，これによって二次的に（secondary），原疾患とは別の障害あるいは疾患が併発した場合」をいい，原疾患は時間的に二次併発症に先行するという意味で一次性疾患（primary）であり，原疾患と合併疾患の出現時期は少なくとも一時期は重なっているのが通例である。

これに対して，comorbidity では，原疾患が一次性疾患であるとは限らない。例えば，パニック障害の comorbid disorder がうつ病という場合，パニック障害は principal disorder（原疾患）ではあっても，primary disorder とは限らない。すなわち，comorbid disorder は，principal disorder より出現時期は早くても（primary）遅くても（secondary）あるいは同時（concomitant）でもよく，また，発現時期も重なっている必要はない（ここで言う principal disorder とは患者の全体的機能をもっとも阻害し，患者に治療に駆り立てている疾患である）。

したがって，前述の comorbidity の定義における「……ある特定の期間に……」とは，原疾患の発現の前後の期間ともが対象となる。この場合，どれだけの期間を comorbidity の評価の対象とするかが問題となるであろう。数週間か，1年か数年あるいは生涯か，どれくらいの期間を対象とするかによって

合併率は異なってくる。また，評価対象期間を長くすればそれだけ過去のエピソードに関する記憶の正確さが問題となり，診断や合併率に影響する。

3) Comorbidity の評価方法

Grunhaus[14]によると，従来の臨床的な面接では大うつ病にパニック障害を合併していると診断されたのは19名であったが，半構造化面接法ではその倍以上の44名がパニック障害を合併していると診断されたという。このように，評価方法によっても comorbidity の評価に差が現れることがあるので注意しなければならない。

b. パニック障害における Comorbid disorder の概観

Starcevic らの報告[46]では，パニック障害患者の83.3％（54名中45名）が，広場恐怖をふくめて1つ以上の他の障害を合併していた（診断基準は DSM-III-R）。

Johnson ら[18]の ECA (Epidemiologic Catchment Area) 研究では，18歳以上の18,000人の調査対象者のうちパニック障害患者は約1割（172名）で，そのうちの約7割に合併症があった（ただし，広場恐怖のみを伴っているものは合併症のない群に入れられている。診断基準は DSM-III）。このように，パニック障害における他の障害の合併率は全体としてきわめて高い。逆に言うと，経過中に他の合併症を伴わないパニック障害は少なく，とくに，広場恐怖を含めて他の合併症の全くないパニック障害は比較的稀と思われる（Starcevic らの報告では11％）。

II 各 論

これまでの comorbidity 研究の内容は，おおむね，疫学，予後や治療を中心とした臨床的側面および病因あるいは病態生理学に関する議論の3つに集約される。ここでもその視点を踏まえつつパニック障害と合併症の各論について眺望する。

a．不安障害（Anxiety disorders）

1）広場恐怖（Agoraphobia）

パニック障害と広場恐怖の関係は，すでに述べたように，DSM-III，DSM-III-R，DSM-IVおよび ICD-10 では診断基準が若干異なっており，診断や分類上の問題がある。

Starcevic らの報告[46]を詳しく紹介すると，パニック障害における広場恐怖の合併率は54名中35名（64.8％；軽症広場恐怖13名，中等度18名，重症4名）であった。軽症の広場恐怖を伴う群と中等度以上の広場恐怖を伴う群では，失業者が後者で多かった他は，女性，有配偶者（同居者），ヒスパニック系人種，高学歴者の占める割合に差はなかった。パニック障害の罹病期間は，広場恐怖の程度が重い群ほど長い傾向がみられたが有意差はなかった。広場恐怖を伴うパニック障害群では，1つ以上の他の障害の合併が91.4％，4～8の合併が42.8％にみられ，広場恐怖を伴わない群がそれぞれ，68.4％，15.8％であったのに比べると有意に高い数字であった。また，中等度以上の広場恐怖を伴うパニック障害群では，どの障害の合併率も他の群より高かった。

広場恐怖を伴うパニック障害群で他の障害の合併率が高いのは他の報告[6,58]でも同様であり，これらの結果は，広場恐怖を伴うパニック障害群が広場恐怖を伴わないパニック障害群より病理性が強いことを意味し，また，両者が本質的に異なった疾患単位である可能性を示唆するものである。この他，広場恐怖を伴うパニック障害は，全般性不安障害や他の恐怖性障害に比べて幼少期に分離不安を経験しているものが有意に多く，この分離不安と広場恐怖を伴うパニック障害の病因的関連を仮説的に主張している研究者もある[22,44]。

広場恐怖を伴うパニック障害群で合併症が多いことは，その治療や予後にも影響し，治療が複雑になると同時に，パニック発作は軽減しても他の障害が残るといったことが起こりうる。

2）社会恐怖（Social Phobia）

Schneider ら[41]は，ECA 研究において，社会恐怖を持つものがその生涯

においてパニック障害を合併する危険は、社会恐怖を持たないものの3倍以上であったと報告している。Van Ameringen ら[52]によると、57名の社会恐怖症者のうちパニック障害を合併したものは49%であった。この他の報告では、パニック障害患者における社会恐怖のの出現率は6〜50%であり、かなりのばらつきはあるが、総じて両者の合併率は高いといえる。

このように両者はしばしば合併するが、これまでの臨床的、疫学的、生物学的研究の結果からは、発症年齢、有病率、性差、乳酸ソーダや CO_2 吸入に対する感受性、対処行動、薬物効果に差がみられ、診断学的には異なる単位のものとみなされている。両者が共通の危険要因を共有するのか、一方が他方を引き起こすのか、あるいはパニック障害を合併する社会恐怖が両者のいずれとも異なるものなのかはまだ解っていない。

3) 全般性不安障害（Generalized anxiety disorder ; GAD）

パニック障害における GAD の合併率は52%[46]あるいは73%[3]と高いが、Angst[2] は、GAD はパニック障害よりも慢性抑うつ性障害（大うつ病や気分変調症）あるいは軽躁病との結びつきが強く、病因論的に GAD とパニックを一つのスペクトラムでみることには賛成できないとしている。

4) その他の不安障害

単一恐怖（Simple phobia）：パニック障害と単一恐怖の合併率も文献上はかなり高いが（44%[46], 20%[42]）、両者の関係について焦点を当てた研究はみあたらない。

強迫性障害（Obsessive compulsive disorser ; OCD）：OCD における手洗いなどの儀式は不安を減少させるといわれており、パニック障害との合併率も低い（11%[46], 5%[42]）。OCD は他の不安障害に比べると比較的独立した障害単位であると考えられているが、SSRI（選択的セロトニン再取り込み阻害薬）が OCD とパニック障害の双方に有効であることが確認されているので、病態生理あるいは機能解剖学的に共通する部分があることも否定できない。

b．身体表現性障害 (Somatoform disorder)

パニック障害と身体表現性障害の合併も48%[21]あるいは20%[50]と比較的高率である。身体表現性障害の原型ともいえるブリッケ (Briquet) 症状群の患者の90%がパニック障害の診断治療を受けていたという報告[43]もある。

Battaglia ら[4]は，DSM-III-R によるパニック障害の女性患者の23%が身体表現性障害を伴っており（男性は5%），両者を合併している女性患者の家族にはパニックのみや対照群の家族よりも反社会性人格障害者が有意に多かったが，パニック障害と身体表現性障害に共通の遺伝傾向は認められなかったと報告している。

c．摂食障害 (Eating disorder)

Schwalberg らの報告[42]では，過食症（正常体重者と肥満やけ食者 obese binge eater の双方）では，GAD と社会恐怖の合併が驚くほど多かったが (36〜55%)，パニック障害（広場恐怖を伴う）の合併率は10%（正常体重者）と13.6%（肥満やけ食い者）であった。摂食障害における（自己誘発）嘔吐は強迫行為と同様に不安減少作用があり，不安障害との合併は少ないと考えられている。

d．気分障害 (Mood disorders)

1) うつ病性障害 (Depressive disorders ; MD)

不安障害と抑うつ性障害の関係は，精神疾患の分類学上長く議論されてきた。両者の合併については，文献上，いくつかのレビューがある[31,36]。これらの中では，不安障害と抑うつ性障害が高率に合併することが指摘されており，Stravrakaki & Vargo[47]は65%，Noyes[31]は24〜91%（平均50%）と言っている。ただし，うつ病が先に発症している場合を除くと，合併率は減少する (28%[25], 41%[30])。

パニック障害に限ってみた場合，Boyd ら[5]は，大うつ病の患者がパニック障害に罹患する危険度は一般人口のにおける場合の18.8倍であると報告してい

る。

　Uhde ら[51]によれば，厳密な診断基準（RDC）を満たす大うつ病を合併するパニックは全体の25%，RDC には達しない程度の抑うつ症状とした場合は50%であり，また，パニックとうつ病は時間的に相関する傾向があったという。

　本邦では，パニック障害100例のうち，何らかのうつ状態を伴った者は54例（抑うつ神経症 6 例，軽症うつ病22例［ICD-10 の基準を満たす］，定型うつ病18例，双極性感情障害 2 例，人格障害 6 例）であり，軽症うつ病において時間的関係が極めて密接であったという傳田の報告[9]がある。

　これらの報告にみるように，不安障害もしくはパニック障害は抑うつ状態もしくはうつ病を伴いやすく，このことは逆に，抑うつを有する患者はパニックを呈しやすいことを意味する。

　臨床的にパニック障害と抑うつの合併が重要となるのは，経過と予後に関する問題である。パニック障害ないし大うつ病を有する患者の場合，両方を持つ患者の予後が最も良くない[53]。ドイツにおける疫学的研究では，パニック障害とうつ病を合併している患者は全人口の約 2 %で，パニック障害あるいはうつ病のみの患者よりハンデイキャップの程度が大きい[16]。パニック障害患者は，感情障害を合併すると，希死念慮が高度となる[18,54]。特に，二次的に抑うつを生じたパニック障害患者の経過や予後がよくないことが多くの報告で指摘されている。例えば，Johnson ら[18]によると，自殺企図の頻度は，パニック障害のみ7.0%，感情障害のみ7.9%であったが，両者を合併する場合は19.5%であった。

　不安障害と抑うつ性障害の異同については，従来から因子分析的手法等により，両者は別々のものであるとする立場をとる研究者が多いが[15,29,35]，同様の手法によって，両者は連続性があり共通する 1 つの障害を基盤として不安と抑うつ症状が様々に現れるとするものもある[1]。Weisssman ら[56]は，PD の発端者は親族の気分障害 MD に対するリスクを高めず，逆に MD の発端者も親族の PD に対するリスクも高めないので，両者は共存する頻度は高いが遺伝的には独立しているとしている。また最近は PET による画像研究の結果をもとに，抑うつ，強迫，パニックに関わる脳幹，大脳辺縁系，前頭前野の

神経回路網が想定されている[13,38]。しかし，現在，不安障害なかんずくパニック障害やうつ病性障害の診断は生物学的な決め手がなく概ね操作的基準によってなされていることや，上述のように実地臨床でのパニック障害と抑うつの関係が極めて複雑，多様であることなどから，現段階でこの問題に決着をつけるのは困難といわざるをえない。

2）双極性障害（Bipolar disorders）

Chen ら[7]の ECA 研究では，双極型うつ病患者におけるパニック障害の合併率は20.8％で，単極型うつ病の10.0％より2.1倍高かった。また，調査人口におけるパニック障害の出現率は0.8％であったので，双極型うつ病におけるパニック障害の出現率はその26倍となる。

双極型うつ病における自殺率は単極型うつ病より高いといわれているが，パニック障害がそれにどのように影響を及ぼしているかはまだ解っていない。

e．物質関連障害（Substance-related disorders）

1）アルコール関連障害（Alcohol-related disorders）

アルコールと不安障害の関係も歴史的に長くそして複雑である。1871年にWestphal[57]は，広場恐怖の患者が恐れを抑えるために大量のアルコールを飲むことを述べているし，不安障害には予想外にアルコール乱用が多く，逆にアルコール依存者には予想外に不安障害の頻度が高いことも数多く報告されている。

パニック障害におけるアルコール症の合併率は，7.6％[23]，31.5％[17]，37％[46]と報告によりばらつきはあるが，比較的高いとするものが多い。しかし，アルコール離脱時に出現する不安やパニック発作がパニック障害として数えられている可能性もあり，この点を厳密にした研究が必要である。また，パニック障害は女性に多くアルコール症は男性に多いので，両者の関連については性別に研究する必要がある。Reich と Chaudry[37]は，パニック障害患者の28％にアルコール症の既往があり，両者を合併する患者の65％は男性であったと報告している。

パニック障害とアルコール症の病因論的関連について George ら[11]は，アルコール離脱とパニック障害には症状学，生理学，神経化学的に類似があることから，アルコール離脱が反復されて一種のキンドリング化がおこり，パニック発作と同一の状況が形成されるのではないかという仮説を提唱している。

2）他の精神活性物質

アルコール以外に乱用や依存が問題となるコカインやアンフェタミンなどの個々の精神作用物質とパニック障害の関係については，いまのところ目だった研究報告がみられない。

f．人格障害（Personality disorders）

パニック障害と人格障害の合併率は診断基準の問題もあるが，文献上[10,27,28,40]は27〜58％である。また，広場恐怖を伴うパニック障害に人格異常が存在することが多い[32,37,46]。個々の人格障害としては，演技性，境界性，回避性，強迫性，依存性などの人格障害（DSM-III-R）の頻度が高い[28,34,40]。さらに Pollack ら[34]は，人格障害を合併するパニック障害患者は非合併群に比べて有意に，①幼年期に不安障害の既往を持つものが多い（76％ vs 38％），②大うつ病の合併が多く（69％ vs 36％）他の不安障害（社会恐怖，GAD，単一恐怖）の合併も多い（79％ vs 52％），③治療2ヵ月後にパニック障害が緩解する患者が少ない（29％ vs 59％），また有意ではないが，④幼年時代に性的あるいは身体的虐待の既往が多い（24％ vs 12％）と報告している。

g．身体疾患

身体疾患とパニック障害の関係を論ずる場合にまず疫学的に問題となるのは，パニック発作が仮にパニック障害の診断基準を満たしていても（前述のようにDSM-III-R と DSM-IVとでは異なる部分があるのであるが），それが身体疾患によって説明される場合はパニック障害とは診断されないことである（ただし，DSM-III-R では僧帽弁逸脱のみがその限りではないとされている）。この判断は実際はなかなか難しいかもしれない。たとえばパニック発作が身体疾

患と同時期に起こっているときは随伴症状と判断され，同じパニック発作が身体疾患の出現より早期に出現していれば comorbid disorder とみなされるということが生じうる。文献上で症例記録[20]をみると身体疾患や薬物投与時に生じたパニック発作はそのままパニック障害と診断されているようであり，実際にはこのようなケースが多いと思われる。このような問題点あるいは矛盾点はあるもののパニック障害と身体疾患の合併についての研究報告が最近増えつつある。

これまでパニック障害の頻度が高いといわれる身体疾患は，心疾患（とくに僧帽弁逸脱症[19]），脳血管障害，甲状腺疾患，偏頭痛，消化性潰瘍，過敏性腸症状群などである。

Weissman ら[55]によるニューヘブンにおける ECA 研究の結果では，パニック障害における脳血管障害出現率は他の精神障害群や非精神障害群に比べて2倍以上であった。偏頭痛におけるパニック障害の合併率については，3.2%[48]，27.4%[26]といった報告がある。臨床経過としては，パニック障害が悪化すると身体疾患も悪化する群や身体障害が改善した後もパニック障害が持続する群がみられ，治療的には抗うつ薬がしばしば奏功する[20]。

この他，パニック障害との合併が報告されている身体疾患には，喘息などの閉塞性肺疾患，慢性特発性蕁麻疹，多発性硬化症，ポルフィリア，糖尿病，ホジキン病などがあるが，これらの多種多彩ともいえる疾患にともなうパニック障害に共通する病態生理があるのであろうか？ 偏頭痛とパニック障害の共通の病態因子としてセロトニンを想定する研究者もある[12]が，ここでは Svensson[49] の魅力的な仮説を紹介しておく。それは，さまざまな臓器の機能障害によっておこる循環呼吸器系や消化器系，尿路系の変化が縫線核（ノルアドレナリン系ニューロン）を過剰に刺激し，そのことが重篤な外的ストレスによって起こるパニック発作と同様の障害をもたらす。すなわち，身体疾患や薬物治療に対して患者が不安を抱くというよりも身体疾患や薬物治療自体が外的ストレッサーとして作用し，縫線核を刺激するというものである。

（大谷義夫）

文献

1) Angst, J&Dobler-Mikkola : The Zurich Study ; A continuum from depression to anxiety disorders?, Europian Arch Psychiat Neurol Sci 235 ; 179-186, 1985.
2) Angst, J : Comorbidity of anxiety, phobia, compulsion and depression. International Clin. Psychopharmacology 8 (Suppl. 1.) ; 21-25, 1993.
3) Ball, S. G, Buchwald, A. M, Waddell, M. T et al : Depression and generalized anxiety symptoms in panic disorder. ; Implication for comorbidity. J. Nerv. Ment. Dis 183 ; 304-308, 1995.
4) Battaglia, M, Bernardeschi, L, Poiti, E et al : Comorbidity of panic disorder and somatization disorder, A genetic-epidemiological approach. Compr. Psychiatry 36 ; 411-420, 1995.
5) Boyd, J. H, Burke, J. D. Jr, Gruenberg,E et al : Exclusion criteria for DSM-III : a study of co-occurrence of hieeralchy-free syndromes. Arch Gen Psychiatry 41 ; 983-989, 1984.
6) Burke, J. D, Wittchen, H. U, Regier, D. A et al : Extractig information from diagnostic interviews on cooccurrence of symptoms of anxiety and depression. In ; Comorbidity of Mood and Anxiety Disorders. ed. Master, J. D & Cloniger, APP, New York, p. 649-667, 1990.
7) Chen, Y-W & Dilsaver, S. C : Comorbidity of panic disorder in bipolar illness : Evidence from the epidemioloic cacthment area survey. Am J Psychiatry 152 ; 280-282, 1995.
8) Clancy, J, Noyes, R Jr, Hoenk, P. R et al : Secondary depression in anxiety neurosis. J Nerv Ment Dis 166 ; 846-850, 1979.
9) 傳田健三：抑うつ状態を伴う Panic Disorder の類型化の試み．第4回箱根精神薬理シンポジウム—講演記録—，株式会社キタ・メデイア，1996.
10) Friedman, C., Shear, M. K. & Frances,A. : DSM-III personality disorders in panic patients. J. Person. disord. 1 : 132-135, 1987.
11) George, D. T., Nutt, D. J., Dwyer, B. A. et al. : Alcoholism and panic disorder : is the comorbidity more than coincidence? Acta Psychiatr. Scand. 81 : 97-107, 1990.
12) Gordon, M. L., Brown, S. L., Lipton, R. B. et al. : Serotonergic parallels in migraine, depression and anxiety ; in Nappi, G., Sandrini, G., Martignoni, E., Micieli, G. (eds) : Headache and depression. New York, Raven Press, 1991, pp21-41. 1.
13) Gorman, J. M., Liebowitz, M. R., Fyer, A. J. et al. : A neuroanatomical hypothesis for panic disorder. Am. J. Psychiatry 146 : 148-161, 1989.
14) Grunhaus, L. : Simultaneous panic and depressive disorders. Am. J. Psychiatry. 142 : 1230-1231, 1985.
15) Gurney, C., Roth, M., Garside, R. F. et al. : Studies in the classification of affective disorders : The relationship between anxiety states and depressive illness-II. Br. J.Psychiat. 121 : 162-166, 1972.
16) Hecht, H., von Zerssen, D. & Wittchen, H. : Anxiety and depression in a community sample : The influence of commorbidity on social functioning. J.Affective

Disorders 12 : 137-144, 1990.
17) Himle, J. & Hill, E. : Alcohol abuse and the anxiety disorders : evidence from the Epidemiologic Catchment Area Survey. J. Anxiety Disord. 5 : 237-245, 1991.
18) Johnson, J., Weissman, M. M. & Klerman, G. L. : Panic disorder, comorbidity, and suicide attempts. Arch. Gen. Psychiatry, 47 : 805-808, 1990.
19) Katerndahl, D. A. : Panic and prolapse. Meta-analysis. J. Nerv. Ment. Dis. 181 : 539-544, 1993.
20) Katon, W. and Roy-Byrne, P. P. : Panic disorder in the medically ill. J. Clin. Psychiatry 50 : 299-302, 1989.
21) Katon, W. Lin, E. Von Korff, M. et al. : Somatization : a spectrum of severity. Am. J. Psychiatry 148 : 34-40, 1991.
22) Klein, D. F. : Anxiety reconceptualized. Early experience with Imipramine and anxiety. Compr. Psychiatry 21 : 411-427, 1980.
23) Kushner, M., Sher, K. and Beitman, B. : The relation between alcohol problems and the anxiety disorders. Am. J. Psychiatry 147 : 685-695, 1990.
24) Leckman, J. F., Merikangas, K. R., Pauls, D. L. et al. : Anxiety disorders and depression : contrdictions between family study data and DSM-III convention. Am. J. Psychiatry. 140 : 880-882, 1983.
25) Lesser, I. M., Rubin, R. T., Pecknord, J. C. et al. : Secondary depression in panic disorder and agoraphobia. I. Frequency, severity and resonse to treatment. Arch. Gen. Psychiat. 45 : 437-443, 1988.
26) Marazziti, D., Toni, C., Pedri, S. et al. : Headache, panic disorder and depression : comorbidity or a spectrum? Neuropsychobiology 31 : 125-129, 1995.
27) Mavissakalisn, M. Hamann, M. S. : DSM-IV personality disorder and agoraphobia. Compr. Psychiatry 27 : 471-479, 1986.
28) Mavissakalisn, M. Hamann, M. S. : Corelates of DSM-IV personality disorder in panic disorder and agoraphobia. Compr. Psychiatry 29 : 535-544, 1988.
29) Mountjoy, C. Q. & Roth, M. : Studies in the relationship between depressive disorders and anxiety states. J. Affective Disorders 4 : 127-147, 1982.
30) Noyes, R., Crowe, R. R., Harris, E. L. et al. : Relationship between panic disorder and agoraphobia. Arch. Gen. Psychiat. 43 : 227-232, 1986.
31) Noyes, R. : The comorbidity and mortality of panic diorder. Psychitric Medicine, 8 : 41-66, 1990.
32) Noyes, R., Reich, J., Christiansen, J. et al. : Outcome of panic disorder : Relationship to diagnostic subtypes and comorbidity. Arch. Gen. Psychiatry, 47 : 809-818, 1990.
33) Pollack, M. H., Otto, M. W., Rosenbaum, J. F. et al. : Longitudinal course of panic didorder : indings from the Massachusetts General Hospital Naturlistic Study. J. Clin. Psychiatry, 51 (Suppl. 12A) : 12-16, 1990.
34) Pollack, H. M., Otto, M. W., Rosenbaum, J. F. et al. : Personality disorders in patients with panic disorder : Association with childhood anxiety disorders, early

trauma, comorbidity, and chronicity. Compr. Psychiatry 33 : 78-83, 1992.
35) Prusoff, B. & Klerman, G. : Differentiating depessed from anxious neurotic outpatients. Arch Gen Psychiat 30 : 302-308, 1974.
36) Reich, J. : The epidemiology of Anxiety. J Nervous and Medical Disease, 174 : 129-136, 1986.
37) Reich, J & Chaudry, D. : Personality of panic disorder alcohol abusers. J. Nerv. Ment. Dis. 175 : 224-228, 1987.
38) Reiman, E. M., Raichle, M. E., Robins, E. et al. : The application of positron emission tomography to the study of panic disorder. Am. J. Psychiatry 143 : 469-477, 1986.
39) 坂元薫：臨床精神病理学的観点からみた Comorbidity 概念の意義と問題点. 精神科治療学12：751-759, 1997.
40) 佐々木裕光：恐慌性障害における人格障害の特徴. 研究助成報告集. 6 : 103-108, 1993.
41) Schneider, F. R., Johnson, J., Hornig, C. D. et al. : Social phobia : comorbidity and morbidity in an epidemiologic sample. Arch. Gen. Psychiat. 49 : 282-288, 1992.
42) Schwalberg, M. D. & Barlow, D. H. : Comparison of bulimics, obese binge eaters, social phobics, and individuals with panic disorder on comorbidity across DSM-III-R anxiety disorders. J. Abnorm. Psychol. 101 : 675-681, 1992.
43) Sheehan, D. V. & Sheehan, k. h. : The classification of anxiety and hysterical states. 1. Histrical review and empirical delineation. J. Clin. Psychopharmacol. 2 : 235-244, 1982.
44) Silove, D., Harris, M., Morgan, P. et al. : Is early separation anxiety a specific precursor of panic disorder-agoraphobia? A community study. Psycolog. Med. 25 : 405-411, 1995.
45) 塩入俊樹, 染矢俊幸, 高橋三郎：DSM-IV, と Comorbidity—多軸診断・重複診断の観点を含めて—. 精神科治療学12：761-767, 1997. 5.
46) Starcevic, V., Uhlenhuth, E. H., Kellner, R. et al. : Patterns of comorbidity in panic disorder and agoraphbia. Psychiatry Research, 42 : 171-183, 1992.
47) Stavrakaki, C., & Vargo, B. : The relationship between anxiety and depression. British Journal of Psychiatry, 149 : 7-16, 1986.
48) Stewart, W., Breslau, N. and Keck, Jr., P. E. : Comorbidity of migraine and panic disorder. Neurology 44 (Suppl 7) : 23-27, 1994.
49) Svensson, T. H. : Peripheral autonomic regulation of locus coeruleus and psychopharmacology. Psychopharmacology 92:1-7, 1987.
50) Tomasson, K. Kent, D. & Coryyell, W. : Comparison of four diagnostic systems for the diagnosis of somatization disorder. Acta Psychiatr. Scand. 88 : 311-315, 1993.
51) Uhde, T. W., Boulenger, J. P., Roy-Byrne, P. P. et al. : Longitudinal cource of panic disorder : Clijnicland biological considerations. Progress in Neuropsychopharmacology and Psychiatry 9 : 39-51, 1985.
52) Van Ameringen, M., Mancini, C., Styan, G. et al. : Relationship of social phobia

with other psychiatric illness. J Affect Disord 21 : 93-99, 1991.
53) Van Valkenburg, C., Akiskal, H. S., Puzantian, V. et al. : Anxious depression : Clinical, family history, and naturalistic outcome-comparisons with panic and major depressive disorders. J Affective Disorders 6 : 67-82, 1984.
54) Weissman, M. M., Klerman, G. L., Markowitz, J. et al. : Suicidal ideation and attempts in panic disorder. New Eng J Med 321 : 1209-1214, 1989.
55) Weissman, M. M., Klerman, G. L., Markowitz, J. S. et al. : Panic disorder and cardiovascular/cerebrovascular problems : results from a community servy. Am. J. Psychiatry 147 : 1504-1508, 1990.
56) Weisman, M. M., Wickramaratne, P., Adams, P. B. et al. : The relationship between panic disorder and major depression : a new family study. Arch. Gen. Psychiatry 50 : 767-780, 1993.
57) Westphal, C. : Die Agoraphobie : Eine neuropathische Erscheinung. Arch. Psychiatr. Nervenkr. 3 : 138-171, 1871.
58) Wittchen, H. U. : Critical issues in the evaluation of comorbidity of psychiatric disorders. Br. J. Psychiatry, 168 (suppl. 30) ; 9-16, 1996.
59) 吉松和哉 : Comorbidity とは何か. 精神科治療学12 : 739-749, 1997.

6. 病　　因

A. 遺伝的要因

I　パニック障害の家族研究

　パニック障害の家族歴研究（表1）において，第1度親族にパニック障害を持っている割合は，24〜67％（平均38％）で，これは対照の12〜18％（平均15％）に比べ高い。すなわち，パニック障害患者の3人に1人以上はその家族に同病を持っているといえる。そして，患者の第1度親族の中でこの病気をもつ割合を調べてみると，患者親族では6〜35％（平均17％）であり，対照群の家族では1〜12％（平均5％）で，患者の親族ではパニック障害の発病危険率は明らかに高い。また，これら親族を直接診察しパニック障害の有無を確かめた

表1　パニック障害の家族歴研究のまとめ（文献40) 改訂）

研究者	発端者	第1度親族中に患者のある割合(%)		第1度親族中の患者数(%)	
		不安患者	対照	不安患者	対照
McInnes (1937)	不安神経症	28	18	14	12
Wood (1941)	不安神経症	25-42	−	−	−
Brown (1942)	不安神経症	−	−	15	5
Cohen ら (1951)	不安神経症	67	12	35	1
Noyes ら (1978)	不安神経症	−	−	18	3
Cloninger ら (1981)	不安神経症	−	−	6	2
Hopper ら (1987)	パニック障害	−	−	12	−
Battaglia ら (1995)[2]	パニック障害	24	−	−	−
平　　均		38	15	17	5

表2 パニック障害の家族研究まとめ (文献40) 改訂)

研究者	発端者	親族中の患者数(%) 患者	対照
Wheeler ら (1948)	不安神経症	49	6
Crowe ら (1983)	パニック障害	25	2
Noyes ら (1986)	パニック障害	16	7
	広場恐怖	17	7
Mendelwicz ら (1993)	パニック障害	13	1
Weissman ら (1993)[38]	パニック障害	19	-
Maier ら (1993)[16]	純粋パニック障害*)	8	2
Wickramaratne ら (1994)[39]	パニック障害	15	疫学研究地域**)
		14	不安クリニック***)
Fyer ら (1995)[8]	広場恐怖を伴うパニック障害	10	3
Battaglia ら (1995)[2]	パニック障害 (女性)	6	1
平　均		18	4

*) パニック障害以外の精神障害の合併がない発端者
**) サンプリングが一般人口中でされた
***) サンプリングが医療施設でされた

信頼性のより高い家族研究(表2)によれば,パニック障害患者の親族中の患者の割合は6〜49%(平均18%)であり,対照の1〜7%(平均4%)や疫学調査[1,6,27]から得られた一般人口中の生涯発症率1〜3%(平均1.5%)と比べると明らかに高い。これら第1度親族中の発病危険率は精神分裂病の8.5%[10]と比べるとパニック障害では2倍以上高い。

II　パニック障害の双生児研究

パニック障害の双生児研究は少ないが,表3に双生児研究の結果をまとめて示した。Kendler らの研究[15]のサンプリング法は一般人口から抽出された双生児を調査する方法であるので,医療施設から得るサンプリング法の結果よりも軽症例が多く,遺伝歴も低いと説明されている。しかし,このような考え方には反論もなされている[39]。

パニック障害の双生児研究をまとめてみると,一卵性双生児(MZ)の一致率は24〜42%(平均34%),二卵性双生児(DZ)では0〜17%(平均8%)で

表3 パニック障害の双生児研究

研究者	診断名	一致率	
		1卵性双生児	2卵性双生児
Slater&Shields (1969)[33]	不安神経症	7/17 (40%)	1/28 (4%)
Torgersen (1983)[34]	パニック障害	4/13 (31%)	0/16 (0%)
Kendler ら (1993)[15]	パニック障害*)	(24%)	(11%)
Skre ら (1993)[31]	パニック障害	5/12 (42%)	3/18 (17%)
平均		34%	8%

*) 女性に限る

あり，MZ/DZ は4.2である。これを精神分裂病と比較すると[10]，MZ 平均一致率46%，DZ では14%，MZ/DZ は3.3であり，パニック障害の遺伝性は精神分裂病とほぼ同等と考えることが出来る。しかし，パニック障害の MZ の一致率が50%にも達しないことは，発症には遺伝性もさることながら環境的因子もそれ以上に大きく影響していることを示している。

III パニック障害の家系研究——遺伝様式——

パニック障害が，もし単一遺伝子遺伝をするならば，患者は父方かまたは母方のどちらか一方に偏ってみられるし，多遺伝子遺伝であれば両家系に散らばっているはずである[20]。

家族研究のデータ分析の結果，患者はどちらか一方の家系に偏っており，単一遺伝子遺伝の可能性が強い[23]。単一遺伝子劣性であれば，親の発症率が同胞の発症率よりも低いはずであるが[20]，実際には，現在までに報告された親の発症危険率は同胞の発症危険率よりもそれほど低くない（表4）ので，単一遺伝子劣性遺伝には否定的な結果である。このようなことから，パニック障害の遺伝様式は単一遺伝子優性の可能性が強くなる。この場合，浸透率が高ければ，3代にわたり高率に発病者が見つかるはずであるが，そのようなケースはまれであるので[20]，パニック障害が単一遺伝子優性遺伝をするならば，その浸透率は高くないと考えられる。

単一遺伝子性遺伝モデルに当てはめた研究を表5にまとめて示す。Vieland

表4 パニック障害の家族内発病危険率（%）

研究者		母	父	同胞(女)	同胞(男)	子供
Noyes ら (1978)[22]	患者	27	12	24	15	14
Crowe ら (1983)[5]	患者	18	20	40	16	18
Haris ら (1983)[11]	患者	42	20	46	20	30
（対照）		(15)	(10)	(24)	(8)	(22)
Moran ら (1985)[20]	患者	15(両親)		10(男女)		
Hopper ら (1987)[13]	患者	14	12	13	5	
Brown (1994)[4]	患者	64	35	48	35	-
（対照）		(17)	(7)	(16)	(7)	-
平　均	患者	33	20	37	19	24
（対照）		(16)	(9)	(20)	(8)	(22)

表5 パニック障害の単一遺伝子遺伝モデル（文献40) より）

研究者	遺伝モデル	疾患遺伝子頻度	一般人口	
			浸透率	罹病率
Pauls ら (1980)	優性	0.014	0.70	2.1
Crowe ら (1983)	優性	0.05	0.36	3.5
Vieland ら (1993)	優性	0.01	0.50	2.0
Vieland ら (1993)	劣性	0.20	0.70	4.0

ら[37]は2～3代にわたる30家系の分離比分析を行った結果，優性遺伝でも劣性遺伝でも説明可能であった。優性遺伝モデルで，疾患遺伝子頻度を1%，浸透率は50%とすると一般人口の罹病率は2%となった。劣性遺伝モデルでは，遺伝子頻度20%，浸透率70%にすると一般人口の罹病率は4%となった。

このように分離比分析により検討すると単一遺伝子モデルがパニック障害の遺伝様式としてよく適合する。しかし，多遺伝子モデルも完全に除外することは出来ない。すなわち，パニック障害では，発症年齢が思春期以後であり，一般人口中の発症頻度が高く，発症に性差があるから，多因子性遺伝を考える必要がある[19]。パニック障害では男性よりも女性の患者が多いし，表6で示すように親族の発病危険率も女性のほうが2倍以上高い。多因子遺伝の場合，複数の遺伝子が素因として関与するとともに環境因子の関与も考慮しなければならない[32]。

表6 パニック障害第1度親族における発症危険率の性差 (文献40) 改訂)

著者	罹患親族(%) 女性	男性	女/男
Cohen ら (1951)	20	12	1.7
Noyes ら (1978)	24	13	1.8
Pauls ら (1979)	14	5	2.8
Cloninger ら (1981)	13	2	6.5
Crowe ら (1983)	33	17	1.9
Haris ら (1983)	46	18	2.6
Noyes ら (1986)	24	13	1.9
Hopper ら (1987)	15	9	1.7
Skre ら (1993)[32]	20	6	3.3
平均	24%	10%	2.4

IV 重複罹患 (comorbidity) の遺伝性

　パニック障害の家系には，感情障害[18,21]，アルコール中毒[18,17]，社会恐怖[9]，精神分裂病[12]，トゥレット障害[25]，身体表現性障害[2]の好発が報告されている。また，発端者自身がこのような障害を併発することもまれならず経験される。このような場合病因的には次のような仮説がたてられる[38]。

　① 2つの障害はそれぞれ異なった病因を持ち偶然の合併
　② 同じ病因を持ち，異なった発現の仕方をする
　③ 合併例は第三の別の障害である

　これらの問題を扱った最近のより洗練された研究を紹介する。

　Weissman ら[38]は，大うつ病のないパニック障害30例，大うつ病のあるパニック障害77例，30歳以前に発病したパニック発作のない大うつ病（純粋早期発症うつ病）41例の発端者の第1度親族を直接インタビュー調査をして次のような結果を得た。発端者がパニック障害の親族には，うつ病を伴うものも伴わないものも含めパニック障害が多く，パニック障害のない純粋早期発症うつ病は多くない。純粋早期発症うつ病の親族には，純粋早期発症うつ病とパニック発作のあるうつ病が多いが，晩期発症うつ病とパニック障害は多くない。うつ

病を伴うパニック障害の親族にはパニック障害とパニック発作を伴ううつ病，早期発症純粋うつ病が有意に多かった。この結果より，

①パニック障害の遺伝性は高いが，うつ病とは関係ない。

②早期発症純粋うつ病家族には同病が多く，晩期発症うつ病もパニック障害も多くない。

③うつ病を伴うパニック障害は異質性であり，遺伝学的に独立したものではない。

Schukit ら[29]はアルコール中毒の第1度親族を直接面接し，パニック障害の発症危険率4％，感情障害の発症危険率13.5％を提出し，アルコール中毒とパニック障害の遺伝子型は同じではないという結論に達した。

これら2つの研究がこれまでの研究結果と異なる理由とし，うつ病をさらに細かく分類していること，親族を直接インタビューして構成的診断をしていること，精神障害者は配偶者に精神障害者を選ぶ確率が高いというバイアスを考慮した研究方法をとっているためである。

V 障害の遺伝か素質の遺伝か？

我々は1家系4代にわたってアルコール中毒3例，適応障害2例，うつ病3例，パニック障害とうつ病1例，パニック障害と特定恐怖1例を観察した[35]。このような観察は不安と関係した遺伝子型が根底に存在し，それに対し種々な表現型をとるという考えが可能になる。このような考えに沿った研究がある。

成人期のパニック障害に罹患する脆弱性と関係するといわれている幼小児期の分離不安は，200組の双生児の病後歴的研究によって女性においては遺伝性が認められた[30]。

遺伝的素質である低電圧α波は不安との関係が強いことは以前からわかっていた。この形質は染色体 20q に連鎖しており，同じ染色体に最近パニック障害が連鎖していることが報告され，パニック障害における低電圧α波の出現頻度が調べられた[7]。その結果，低電圧α波はパニック障害の80％以上にみられ，パニック障害の遺伝に関与していることが示唆されている。

VI まとめ

　パニック障害の家族研究でも双生児研究でもこの障害の遺伝性は確かに強いことが示された。家系研究による遺伝形式の検討では，単一遺伝子優性遺伝の可能性があることが示されたが，多因子遺伝の可能性も否定することが出来ず，環境因子の役割も無視できない。最近，感情障害やアルコール中毒との重複罹患（comorbidity）の遺伝性が精緻な研究方法で検討された結果，遺伝性は共有しないことが示された。しかし，最終的な結論を得るにはなお検討が必要であろう。重複罹患の遺伝を考えるときに，遺伝子型と現象型の違いの問題が生じ，病気そのものではなく傾病性が遺伝するという考え方もある。

　また，パニック障害の遺伝研究で問題となるのは診断方法とこの病気の異種性である。この異種性を考えるとき，遺伝性の強いパニック障害の特徴は，乳酸にではなく[28]，炭酸ガスに対する過敏性[26]，カフェイン過敏性[14]，予期不安が強く，広場恐怖とうつ病を伴う[36]，発症年齢が若い[3]，などがあげられる。

　紙面の都合でここには取り上げなかったが，分子遺伝学的研究が盛んになされている。現在までに10近くの研究があるが，遺伝子座位を確定した研究はまだ提出されていない。　　（貝谷久宣・宮前義和・吉田栄治・石田展弥・山中学）

文献

1) Aoki Y, Fujihara S, Kitamura T : Panic attacks and panic disorder in a Japanese non-patient population : epidemiology and psychosocial correlates. J Affective Dis 32 : 51-59, 1994.
2) Battaglia M, Bernardeschi L, Politi E, Bertella S, Bellodi L : Comorbidity of panic and somatization disorder : A genetic-epidemiological approach. Compreh Psychiatry 36 : 411-420, 1995.
3) Battaglia M, Bertella S, Politi E, Bernardeschi L, Perna G, Gabriele A, Bellodi L : Age at onset of panic disorder : Influence of familial liability to the disease and of childhood separation anxiety disorder. Am J Psychiatry 152 : 1362-1364, 1995.
4) Brown TA : Familial aggregation of panic in nonclinical panickers. Behav Res Ther 32 : 233-235, 1994.
5) Crowe RR, Noyes R. Pauls DL, Sylmen D : A family study of panic disordr.

Arch Gen Psychiatry 40 : 1065-1069, 1983.
6) Eaton WW, Kessler RC, Wittchen HU, Magee WJ : Panic and panic disorder in the united states.Am J Psychiatry 151 : 413-420, 1994.
7) Enoch M-A, Rohrbaugh JW, Davis EZ, Harris CR, Ellingson RJ, Andreason P. Moore V, Varner JL, Brown GL, Eckardt MJ : Relationship of genetically transmitted alpha EEG traits to anxiety disorders and alcoholisim. Am J Med Genetics 60 : 400-408, 1995.
8) Fyer AJ, Mannuzza S, Chapman TF, Martin LY, Klein DF : Specificity in familial aggregation of phobic disorders. Arch Gen Psychiatry 52 : 564-573, 1995.
9) Goldstein RB, Weissman MM, Adams PB, Horwath E, Lish JD, Charney D, Woods SW, Sobin C, Wickramaratne PJ : Psychiatric disorders in relatives of probands with panic disorder and / or major depression. Arch Gen Psychiatry 51 : 383-394, 1994.
10) Gootesman II, Shields J : Schizophrenia. The epigenetic puzzle. Cambridge University Press 1982.（南光進一郎訳：分裂病の遺伝と環境．東京大学出版会，1985.）
11) Haris EL, Noyes R Jr, Crowe RR, Chaundhry DR : Family study of agoraphobia. Arch Gen Psychiatry 40 : 1061-l064, 1983.
12) Heun R, Maier W : Relation of schizophrenia and panic disorder : Evidence from a controlled family study. Am J Med Genetics (Neuropsychiatric Genstics) 60 : 127-132, 1995.
13) Hopper Jl, Judd FK, Derrick PL, Burrow GD : A family study of panic disorder. Genetic Epidemiol 4 : 33-41, 1987.
14) 貝谷久宣：パニック障害の臨床的研究II遺伝歴について．第17回日本生物学的精神医学会（山形）抄録集，140，1995.
15) Kendler KS, Neale MC. Kessler RC, Heath AC, Eaves LJ : Panic disorder in women : a population-based twin study. Psychological Medicine 23 : 397-406, 1993.
16) Maier W, Lichtermann D, Minges J, Oehrlein A, Franke P : A controlled family study in panic disorder. J Psychiat Res 27 (suppl 1) : 79-87, 1993.
17) Maier W, Minges J, Lichtermann D : Alcoholism and panic disorder : co occurrence and co-transmission. Eur Arch Psychiatry Cli Neurosci 243 : 205-211, 1993.
18) 松田一郎：多因子が関与する遺伝子病の分子病理．（高久，松田，本庶，榊編：遺伝子病入門．南江堂，東京：187，1993）
19) Moran C, Andrew G : The familial occurence of agoraphobia. Brit J Psychiatry 146 : 262-267, 1985.
20) Munjack DJ, Moss HB : Affective disorder and alcoholism in families of agoraphobics. Arch Gen Psychiatry 38 : 869-871, 1981.
21) Noyes R Jr, Clancy J, Crowe R, Hoenk PR, Slymen DJ : The familial prevalence of anxiety neurosis. Arch Gen Psychiatry 35 : 1057-1059, 1978.
22) Pauls DL, Crowe RR, Noyes R Jr : Distribution of ancestral secondary cases in anxiety neurosis (panic disorder). J Affect Dis 1 : 287-290, 1979.
23) Pauls DL, Leckman JF, Cohen DJ : Evidence against a genetic relationship bet-

ween Tourette's syndrome and anxiety, depression, panic and phobic disorders. Brit J Psychiatry 164 : 215-221, 1994.
24) Perna G, Cocchi S, Bertani A, Arancio C, Bellodi L : Sensitivity to 35% CO_2 in healthy first-degree relatives of patients with panic disorder. Am J Psychiatry 152 : 623-625, 1995.
25) Reich J : The epidemiology of anxiety. J Nerv Mental Dis 174 : 129-136, 1986.
26) Reschke AH, Mannuzza S, Chapman TF, Lipsitz JD, Liebowitz MR, Gorman JM, Klein DF, Fyer AJ : Sodium lactate response and familial risk for panic disorder. Am J Psychiatry 152 : 277-279, 1995.
27) Schuckit MA, Hesselbrock VM, Tipp J, Nurnberger JI Jr, Anthenell RM, Crowe RR : The prevalence of major anxiety disorders in relatives of alcohol dependent men and women. J. Stud Alcohol 56 : 309-317, 1995.
28) Silove D, Manicavasagar V, O'Connell D, Morris-Yates A : Genetic factors in early separation anxiety : implications for the genesis of adult anxiety disorders. Acta Psychiatr Scand 92 : 17-24, 1995.
29) Skre I, Onstad S, Torgersen S, Lygren S, Kringlen E : A twin study of DSM-III-R anxiety disorders. Acta Psychiatr Scand 88 : 85-92, 1993.
30) Skre I, Onstad S, Edvardsen J, Torgersen S, Kringlen E : A family study of anxiety disorders : familial transmission and relationship to mood disorder and psychoactive substance use disorder. Acta Psychiatr Scand 90 : 366-374, 1994.
31) Slater E, Shields J : Genetical aspects of anxiety. Brit J Psychiatry 3 : 62-71, 1969.
32) Torgersen S : Genetic factors in anxiety disorders. Arch Gen Psychiatry 40 : 1085-1089, 1983.
33) 上松正幸, 貝谷久宣, 高井昭裕, 江口研, 林秀子, 井上真人, 大藤昌宏：恐慌性障害, うつ病およびアルコール依存が多発した家系. 精神科診断学2, 423-435, 1992.
34) 上松正幸, 貝谷久宣, 高井昭裕：恐慌性障害の臨床的検討—家族歴と薬物治療反応—. 精神科治療学8, 951-957, 1993.
35) Vieland JE, Hodge SE, Lish LD, Adams P, Weissman MM : Segregation analysis of panic disorder. Psychiat Genetics 3 : 63-71, 1993.
36) Weissman MM, Wickramaratne P, Adams PB, Lish JD, Horwath E, Charney D, Woods SW, Leeman E, Frosch E : The relationship between panic disorder and major depression. Arch Gen Psychiatry 50 : 767-780, 1993.
37) Wickramaratne PJ, Weissman MM, Horwath E, Adams P : The familial aggregation of panic disorder by source of proband ascertainment.Psychiat Genetics 4 : 125-133, 1994.
38) Woodman CL, Crowe RR : The genetics of panic disorder. In ; Panic Disorder. Clinical, Biological and Treatment Aspects. ed. by Asnis GM, Van Praag HM, John Wiley & Sons, New York, 1995. pp 66-79.

B. 心理—社会的要因

I 心理—社会的な見方

a. 心理—社会的要因の重要性

 panic disorder の疾患概念が確立されるに伴い多角的な検討が行われ，心理—社会的側面も注目されている。心理—社会的要因の意義が見直されている一つの理由として panic disorder が臨床的多様性を持つこと挙げられる。panic disorder は慢性化や他の疾息の併有などが知られ，予後も panic disorder のみで寛快してしまうものから，日常生活上の広範囲な制限が問題になるものまで様々である。

 最近では panic disorder には quality of life を指標とした予後が芳しくない例が意外に多いことも知られるようになり[11]，このような場合二次的に心理—社会的問題が浮上しやすい。つまり病像の違いにより心理—社会的要因の重要性も異なってくる。平[19]の病型分類によると panic attack のみ，もしくは panic attack に空間恐怖のみを伴う group では心理—社会的状況と結びついた発作は少なく，空間恐怖以外の症候も加わったものや他の疾患の経過中に panic attack が出現した group では心理—社会的要因の関与が高率にみられている（表1）。

 つまり，心理—社会的背景を把握することは病型を診断し，予後を推測する上での役割を持っている。

 次に病因論とはパラダイムを別にする問題としての心理—社会的要因の重要性がある。panic disorder の主症状には予期不安や回避行動があり，強い予期不安が生じると職業上の差し障りや対人関係の問題が生じることも少なくない。また買い物に行けなかったり，一人でいられないために家族のなかの役割

表1 病型分類とDSM-III-R診断

病　型	DSM-III-R 診断	症例数	ストレス有
A群 panic attack のみ		6	0
	panic disorder without agoraphobia	6	0
B群 panic attack に引き続く空間恐怖症を伴う		30	6
	panic disorder with agoraphobia	30	6
C群 panic attack 後に空間恐怖以外の症候が加わる		22	10
	somatoform disorder, undifferentiated (B-1 type)	7	3
	hypochondriasis	6	3
	depressive disorder, N.O.S.	5	2
	social phobia	4	2
D群 他の疾患の経過中に panic attack を伴った群		41	26
	generalized anxiety disorder	13	6
	somatoform disorder, undifferentiated (B-1 type)	11	5
	conversion disorder	7	7
	social phobia	3	3
	depressive disorder, N.O.S.	3	1
	hypochondriasis	2	2
	borderline personality disorder	2	2
E群 器質的疾患に神経症状が重畳した群		4	4
	somatoform disorder, undifferentiated (B-2 type)	4	4

が変化する。本来 panic disorder は不安の障害であり，不安はそれ自体が心理的な，認知行動的な状態を伴っている。また回避行動は社会的な行動であるので社会的側面からのアプローチも重要であろう。社会機能の低下，対人関係の機能の低下は重要な訴えであるが，それぞれ別の次元での取り扱いが必要となる。このような問題に対するパラダイムとして生物―心理―社会モデルがある。

b．生物―心理―社会モデル

疾患中心でなく患者に起こっている問題を包括的に評価していく見方の基礎となるのが生物―心理―社会モデル（bio-psycho-social model）である[12]。Engel[6]は身体的問題と心理―社会的問題を患者個人というシステムレベルで

連続させる多階層モデルを提唱して，各々に関連し合う次元の異なる問題を捉えた。患者の問題は身体的のみならず心理的問題，社会的問題など各次元ごとに評価される。取り上げられた各問題はそれぞれの関連性が検討され，問題ごとにアプローチの方略が立てられる。このような多角的アプローチを，問題指向型 (problem oriented) と呼び疾患指向型のアプローチと区別される。panic disorder においても慢性化，重症化した場合，他の疾患の併存例などでは，心理—社会的要因の取り扱いには疾患中心のアプローチだけでなく問題志向型のアプローチが重要になる。

II panic disorder における心理—社会的要因に関する諸知見
  (ストレス，認知，精神力動の客立場から)

panic disorder と心理—社会的要因に関して，panic disorder の発症に対する関与，経過に与える影響，panic attack に状況因がどのような役割を持つのか，など多方面から検討されている。本稿ではストレス研究の立場，認知行動的見地，精神力動の各方面からのアプローチを参考に整理し，panic disorder と心理—社会的要因に関しての現時点での知見を紹介することとする。

a．ストレス研究の見地

ストレスの観点からは panic disorder の発症に先立つ特別な生活史上の出来事や環境の問題を状況因として抽出しようとする研究方法と，ストレスを環境と個人の間に生じている現象全体として把握しようとする試みがある。そこで1) 外的出来事としてのストレスと panic disorder の発症，2) 個体側の要因を重視した心理的な過程としてのストレスと panic disorder, に分け紹介する。

1) 外的出来事としてのストレス

生活史上の出来事 (ライフイベント) の panic disorder の発症，経過に果たす役割について調査が行われており，いくつかの報告で最初の attack に先立つライフイベントが対照より高頻度に認められている[14, 15]。Uhde[22] は大き

なライフイベントが生物的な脆弱性を背景に発症の trigger となっている可能性を推測しており，Pollard ら[13]は panic attack を有する空間恐怖症の患者では，発症の時期に集中してライフイベントが高頻度（78％）にみられることを認めている。

一方，本邦におけるおける調査では，塩入[17]らが panic disorder 201例について発症の一年前までのライフイベントの頻度，重症度等を調べており57.7％で発症に先立つライフイベントを認めている。しかしこれは健常者と同程度であり，さらに大うつ病，全般性不安障害と比べ頻度において低く，また Paykel のスコアを用いた重症度の検討でも panic disorder の患者群が最も軽度であった。

客観的出来事としてのライフイベントの存在が panic disorder の発症時期に増加しているのかどうかははっきりしていない。panic disorder の発症にライフイベントは必要条件ではないが，いくつかの報告はストレスフルな出来事の後に panic disorder が発症することが少なくないことを示唆している。

2）心理的過程としてのストレス

職場や家庭を巻き込んだ環境調節などを行う際には，ある患者にとって問題となっているストレスがどのような影響を持っているのかが評価される必要が生じる。

これは個別性を持つことがらであり一般化は難しいが，panic disorder 患者のストレスの感じ方，処理の仕方に特徴が報告されている。Eaton[5]らは一般住民を対象とした規模の大きな prospective な調査を行ったところ，1年以内の panic disorder の発症を予測する因子として「神経質かどうか」という質問項目が最も高い統計的相関関係を示したことを報告し，panic disorder においては，病前から物事に対しての敏感さがあり，それが発症に関与していることを認めた。また，panic disorder ではストレスを最小限にとどめ受け入れやすくするための心理的プロセスである対処（coping）の方略にも特徴が報告されている。Vitaliano[23]らは34例の panic disorder と30例の simple panic，78例のコントロールで coping の様式を調査し比較したところ，panic disorder では他の群に比べ問題中心型 (problem-focused) の対処が少なく，不安や抑うつの程度は問題中心型対処とは負の相関が認められた。また恐怖症の症状を持つものは社会的サポートの探索 (seeking of social support) が少なく panic disorder で恐怖症を随伴するかどうかは，coping の様式が良いマーカーとなると報告している。

　Lazalus[10]らはストレスの解明において個人の特質と環境との'関係'を重要視している。この関係を媒介するのは「認知的評価」と「対処」の過程である。彼によるとストレスとは相互に作用しあう二つの過程そのものであり，出来事より心理的過程に焦点が当てられる。panic disorder の患者においても医療者側がストレスを評価する場合に「認知的評価」，「対処」といった心理過程に視点を移すことにより，個別性を持ったストレスの理解と日常的で些細な出来事の評価が可能となる。panic disorder における慢性的なストレスの影響を重要視する報告があるので引用すると Wade[24]らは慢性的持続的なストレスと空間恐怖症の治療経過の関係を詳細な interview で調べ，結果として慢性持続的ストレスが，経過の思わしくない患者群に多くみられる事を認めている。さらに空間恐怖症において慢性ライフイベントの存在は経過を予測する因子であると推測している。以上から panic disorder では，日常的で些細なストレスが経過に影響を与える可能性があることが示されている。また，こうした日常的なストレスは coping などの患者側の心理的要因として捉えられ，空間恐怖症の合併をはじめ panic disorder の病像に関わる要素であることが指摘されている。

b．認知行動的見地

　panic disorder では認知のあり方に特徴が見いだされている。慢性的な不安が出現すると，生活上の変化は普通に経験する以上に負担の大きなものとして感じられ，些細な出来事の negative な意味合いが強調される。一般化して言えば，長期経過の panic disorder では現在やこれから起こる事柄への悲観的な予測をたてやすく，過去の環境が自分にとって辛いものであり，それに対して自分は無力であったとの感想を持ちやすい。また，事件を自分と関係づけ

て大きく捉えるため，易刺激性といった状態がみられることもある。例えば悲惨なニュース映像や誰かの訃報が panic attack の引き金になることはよく経験される。これらは併存する抑うつ状態と'不安'の認知的側面からの特徴として考えることができる。不安は単に情動であるだけでなく認知や行動としての側面を含んでいる[12]。

　不安の表現は行動を通じてなされたり，認知の歪みであったりする。例えば，患者が不安を訴えるとき，自分の情緒内容を語るとは限らない。それは往々にして過緊張を伴う身体症状であり，そのことに対しての過剰な解釈や死んでしまうのではないかといった悲観的な経過の予測が，不安の大きさを物語っている。このような場合，不安は身体症状と'認知のゆがみ'として表出している。

　不安にみられる認知のあり方は，特徴であるだけでなく否定的フィードバックサイクルが形成されることを介して経過に影響を与える。Barrow[1]によれば panic disorder では否定的な感情や外的内的出来事が制御できないものであるという気持ちから，注意が今ある課題からそれて，内的な自己評価に向かってしまうことでさらに不安を高め不安と認知の悪循環に陥る。Barrowは自己制御感を経過を増悪させる認知の要因として重視しているが，認知行動的立場では panic attack の形成や panic disorder の病像の発展と関わっている心理要因を抽出しており，以下に紹介する。

1）不安と恐怖

　'恐怖'は不安と比べるとはっきりした目の前にある危険に応じた反応だが，panic attack では対象がなくても恐怖は起こる。この点について Beck[2] は不安と恐怖の関係を連鎖反応として記している。コントロールできていない不安は不快なものであり，それ自体非常にこわい体験である。患者は不安の始まりを感じとることによってさらに不安を引き起こす考えを持ち，自分を不安に陥れるこの状況は本当に危険に違いないと錯覚する。このように panic disorder の患者は発作に危険を感じ恐怖する。そして恐怖反応におびえるという特徴は，自律神経系の自発的な発作である panic attack が臨床的に問題となる panic disorder へと発展するための道筋の一つと考えられる。

2) panic attack と認知

　panic disorder では乳酸，CO_2 の負荷により発作が誘発されることが知られている。Clark[3] らは過呼吸による誘発で，発作が誘発されるかどうかは，身体的感覚から過去の記憶の呼び起こし，その後についての予測という認知の因子により左右されることを見いだした。すなわち身体的感覚 (body sensations) に対しての解釈の仕方が破局的であること (interpretation of sensation as catastrophic) が panic を引き起こしているとしている。内的，外的な引き金が身体的な感覚を介して attack の悪循環を形成するが，ある場合には特定の状況（電車の中など）と結びつき，またある場合にはごく些細な体の変調であるために自発的な予期できない発作と感じられる。

　しかし一方，Klein[9] は呼吸状態の感知，警報システムの誤作動 (False Suffocation Alarm) という仮説を提唱し，生物学的調節障害を病因としている。さらに夜間睡眠中にも panic attack が出現することも知られており，破局的認知がどの程度，どのように発作が形成されるプロセスに関わっているのかは今後さらに検討を要す。

3) 不安の強化と空間恐怖症への発展

　認知―行動的アプローチでは，不安や恐怖が学習されることを述べている。panic attack にみまわれた人々のうち，ある人たちは発作を恐れるようになり，特定の状況に不安を覚える。しかし，ただ発作のみがあり不安や恐怖に悩まされない人たちも存在する。この差異が生じるのは，内的，外的な刺激に対しての恐怖反応が学習されることにより説明されている。通常，一定レベルでの内的，外的な嫌悪刺激には慣れが生じるので適応していく事が可能となるが，病的な経過をたどる時には，繰り返される刺激により反応は学習され強められる。

　当初なんらかのきっかけによって生起した panic attack は身体的，外的な状況と認知的に結びつき学習されたものとなり状況に対する不安が高まる。その過程で心理―社会的因子が作用する。例えば，重要な会議中など抜け出すこ

とができない場面や誰にも助けを求めることのできない状況で発作が起こった場合と安心できる状況，支持的なメッセージを送ってくれる他者のいる状況で起こった場合では学習効果には格差がある。空間恐怖症の発展について状況因子の役割を検討した報告によると，Shulman ら[18]は広範囲の回避行動をとるものは最初の発作が公的交通機関などの，いわゆる空間恐怖場面で起こりやすいとし，小さな範囲の回避行動の群でも最初の発作状況を避けていることを認めた。また彼らは回避状況の少ない群に比べ救急で病院に行くという援助を求める行動をしない傾向があるとしている。Craske[4] らは panic disorder のうち広範囲な回避行動を伴ったグループは最初の発作が起こった状況を「逃げ出すことが困難だ」と判断している傾向を認め，回避行動をとりやすい行動特性によるものとしている。これらの報告では空間恐怖症の発展には認知行動の傾向と状況因子が相互作用的に関与していることが示唆されている。

c．力動的見地からの心理的要因

精神力動的立場からは精神内界の理解，panic disorder 患者の内界に内在化した対象関係などが報告されている。また同時に生物学的な知見との統合も試みられている。この項では panic disorder に対する力動的捉え方，臨床場面での力動的理解について簡単に紹介する。

1）力動的捉え方

元来 Freud は不安神経症にはいわゆる心因を認めないとしており，転換性（conversion）のメカニズムとはっきり区別している。彼は不安を危険を知らせるための信号として捉え，外的な危機のみならず内的（inner）な危険が不安を喚起し不安神経症を形成するとした。内的危険は欲動の高まりにより引き起こされるが，欲動は生来備わっているものであり，無意識のうちに沸き上がってくるものであるという。これは自発的に起こる発作の特徴と符号するものとなっている。最近では，生物学的背景を考慮に入れた Psychodynamic Model の構築が試みられている。Shear[16] は文献的考察と自験例への面接調査より以下に示すような panic disorder の特徴を抽出した。すなわち，panic disorder 患者は自分を恐がりで神経質と感じており,自己評価が低下している。両親については怒りっぽく,厳しく,自分をコントロールしようとしたと記憶されている。患者の配偶者は受け身でやさしい性格である,等。これらから panic disorder 患者は幼いうちから弱い自己表象と強い他者表象を内在化しており,依存と自立に関する葛藤を抱えている。このために怒りや恥ずかしさなどの陰性感情が幼少期より生じやすく,これが長期間続くことにより最終的に神経心理的な変化を引き起こすのではないかと推論している。

　panic disorder において早期から素因が形成されているかは実証の困難な問題であるが,panic disorder と分離不安との関係が取りざたされている背景もあり両親との離別と発症の関係が調査されている。Tweed[21]らは約3,800人を対象とした ECA（epidemiologic catchment area）study で panic disorder 及び空間恐怖症の発症が離別と正の相関を持つことを認め,Kendler[8]は1,018組の女性の双子を対象として,panic disorder の発症と早期の離別は大うつ病,全般性不安障害,摂食障害など他の疾患と比べ強い相関があったと報告している。しかし Kendler は強い相関が見られたことについて,離別後の長期の慢性的要因を重要視し,例えば不安定な結婚生活を送りやすい傾向などの世代間の文化的伝達が仲介しているのではないかと推測しており,離別体験を持つことを病因として一元的に結論づけてはいない。

　これらの報告は離別に特異的ではないにしても,早期の環境要因が panic disorder の発症の素地を作っている可能性を示唆している。

2）臨床場面での力動

　実際に臨床上,薬理学的知識などと共に力動的見地が有用であることはしばしば経験される。竹内[20]は panic disorder が症状発展していく過程で'神経症的'特徴を呈するようになり,治療もそれに準じた枠組みを必要とすることを述べている。患者は予期できない発作に曝され不安感を強めていく過程で,回避など非適応的な防衛様式を固定させる。慢性化した閉じこもりから二次的な疾病利得が生じ,本来自発的であった panic attack と葛藤反応型の発作が混在する病像を呈す場合もある。このようなケースではその力動を評価するこ

とは重要であるように思われる。Gabberd[7]は，以下のような列記を挙げ，生物学的であると同時に対象関係を介して心理的影響を受けやすい panic disorder の臨床像を述べている。すなわち，①panic disorder 患者はプラシボ効果が生じやすく，これは医療提供者との陽性転移が仲介している。②Milrod と Shear は精神分析的治療を行った DSM-Ⅲ-R の基準を満たす21例の panic disorder のケースレポートを調べ，成功した治療例では治療の第一段階において治療者－患者関係を確立する過程を通じて，患者教育，患者が症状を取り扱えるようになることへの援助が行われていることを見いだしている。

以上の指摘から Gabberd は治療者－患者関係が発作発現に影響を及ぼす因子であることを強調している。

Ⅲ　まとめ

総括すると panic disorder 患者では対人関係や日常の些細な出来事など環境要因に心理的に過敏な反応をしやすく，この傾向は panic disorder の経過，病態により異なる。つまり，心理－社会的要因を理解することは病像の把握や経過の予測の一助となる。また対人関係や社会的な適応と'不安'は相互に作用するため，社会的領域に不安が波及するだけでなく，社会的要因の不安障害に与える影響も少なくない。環境要因との相互作用には認知などの心理的要因が介在し，それらの因子は経過に影響を与える要因としての重要性が指摘されている。さらに受療行動，医師患者関係も心理的要因として位置づけることでき経過に影響を持つことが示されている。　　　　　（今崎牧生・中野弘一）

文献

1) Barlow, DH et al : Psychological Treatment of PANIC. Guilford Press, 1990.（上里一郎訳：恐慌性障害，金剛出版，東京，1992.）
2) Beck, AT : Cognitive Therapy and the Emctional Disorder, International Universities Press, New York, 1976.
3) Clark, DC : A Cognitive approach to panic.Behav. Res. Ther. 24 : 461-470, 1986.
4) Craske, MC et al : A descriptive report of features of initial unexpected panic attacks in minimal and extensive avoiders.Behav. Res. Ther. 28 : 395-400, 1990.

5) Eaton, WW : Prodromes and precursors : Epidemiologic data for primary prevention of disorders with slow onset. Am. J. Psychiatry 152 ; 967-972, 1995.
6) Engel, GL : The clinical application of he biopsychososial model. Am. J Psychiatry 137 ; 535, 1980.
7) Gabbard, GO : Psychodynanrics of panic disorder and sociaj phobia. Bull. Menninger. Clin. 56 : 3-13, 1992.
8) Kendler, KS et al : Childhood parental loss and adult psychopathology in women. Arch. Gen. Psychiatry. 49 : 109-116, 1992.
9) Klein, DF : False suffocation alarms, spontaneous panics, and related conditions. An integrative hypothesis. Archi. Gen. Psychiatry 50 : 306-317, 1993.
10) Lazarus, RS et al : Stress, Appraisal, and Coping.（本明寛他訳：ストレスの心理学，実務教育出版，東京，1994.）
11) Massion, AO et al : Quality of life and psychiatric morbidity in panic disorder and generalized anxiety disorder. Am. J. Psychiatry 150 ; 600-607, 1993.
12) 中野弘一：全人的医療モデルの実際．日本医師会誌 109 ; 1039-1041, 1993.
13) Polland, CA : Panic onset and major events in the lives of agoraphobics : a test of contiguity. J. abnorm. Phycol 98 : 318-321, 1989.
14) Raskin, M et al : Panic and generalized anixiety disorders. Arch. Gen. Psychiaty 39 ; 687-689, 1982.
15) Roy-Byrne, PP : Life Events and Onset of Panic Disoder. Am. J. Psychiatry 143 : 1424-1427, 1986.
16) Shear, MK et al : Psychodynamic model of panic disorder. Am. J. Psychiatry 150 : 859-866, 1993.
17) 塩入俊樹：ライフイベントについての検討．臨精医 24 ; 1319-1327, 1994.
18) Shulman, ID et al : Precipitating events, locations and reactions associated with initial unexpected panic. Behav. Res. Ther. 32 : 17-20, 1994.
19) 平陽一：panic attack を有する病態に関する研究．ストレス科学 10 ; 86-100, 1995.
20) 竹内龍雄，他：パニック障害の病像，経過および転帰について—210例の症例検討から．精神医学 95 ; 855-861, 1993.
21) Tweed, JL et al : The effect of chidfood parental death and divorce on six-month history of anxiety disorders. Br. J. Psychiatry. 154 : 823-828, 1993.
22) Unde, TW : Longitudinal course of panic disoder : Clinical and biological considerations. Prog NeuroPsychophannacol. Biol. Psychiatry 9 ; 39-51, 1985.
23) Vitaliano, PP et al : Coping as index of illness behavior in panic disorder. J. Nerv. Ment. Dis 175 ; 78-84, 1987.
24) Wade, SL et al : Chronic life stress and treatment outcome in agoraphobia with panic attacks. Am. J. Psychiatry 150 ; 1491-1495, 1993.

7. 病　　　態

A. 誘発試験

はじめに

　パニック・ディスオーダー（Panic Disorder 以下, PD と略す）の誘発因子としては従来から不安と激しい運動の2つが臨床的に指摘されていた。また, Freud は百年も前に不安障害を慢性不安と急性不安に分けていた。そして, 急性不安発作にパニック・アタックという用語を使用していた。

　また, 最近のアメリカの研究者の一部は Panicogenic factor という造語を使用している。本項では乳酸による Panicogenic factor を主とするが, その他にもイソプロテレノール, コレシストキニン（CCK）, フルマゼニールが指摘されている。そして, すでに青斑核の活動性の亢進およびノルアドレナリン分泌が関与していることが明らかになっているが, その他にもセロトニン系や GABA 系も関与しているといわれている。

　Pitts らは1967年に乳酸注入より, panic attack が誘発されることを実証し, その後の研究において多くのことが解明された。例えば, 乳酸によって誘発される panic attack は自然に起こる panic attack と同様のものであること, attack は PD 患者において70～100％に誘発され, 一部の健常者にも0～20％に attack が誘発されること, 乳酸注入の途中で Ca を追加すると panic attack の質の変化と程度の減弱をみること, しかし, テタニーが起こるほどの用量の EDTA を投与しても attack が誘発されないこと, などである。さらに, 乳酸注入によりアルカリ血症を呈し, 血管収縮や酸素解離曲線の左方移動などにより, 細胞内のアシドーシスが起こり, 中枢性化学受容器は

アルカリ血症にもかかわらず，細胞内アシドーシスのために刺激され悪循環を呈す可能性が指摘されている。乳酸は中枢の CO_2 濃度を高めることによって，panic attack を引き起こしている。

さて，過呼吸（Hyperventilation）によって中枢の CO_2 濃度がさがり，そのために panic attack が誘発されるという考えに対して，Gorman らは5％という高濃度の二酸化炭素呼入によってPD患者に attack を誘発したのである。CO_2 は中枢でノルアドレナリンの discharge を増すことによって attack を誘発するのではないかといわれているが，その他に，PD 患者は CO_2 に対する過敏性が末梢の carotid body や aortic body などの receptor に存在するという説も出ている。

さて，ここでは PD における乳酸負荷を7例，そして健常者7例に施行したのでその詳細について述べる。しかし，このテストを実施しての感想であるが，乳酸負荷は PD の診断のために利用するのは問題があると考えている。

表1 対象

	Panic Disorder 群 (DSM-III-R)	コントロール群 (健常者)
性別 男	5例	7例
性別 女	2例	0例
合計	7例	7例
年齢	18歳—42歳 (平均29歳)	21歳—37歳 (平均27歳)

I 対象

対象は DSM-III-R の Panic Disorder の診断基準を満たす患者7例（男性5例，女性2例，平均年齢29歳），コントロール（健常者）7例（男性7例，平均年齢27歳）である（表1）。なお PD 患者の罹病期間は10ヵ月から7年で，空間恐怖を伴うものは5例であった。また，PD 患者については入院による検査とし，原則的に検査前最低1週間はすべての薬剤を中止した。

II 方法

図1に乳酸負荷の方法を示す。これは panic attack 誘発の標準的な方法[1]として用いられているものである。

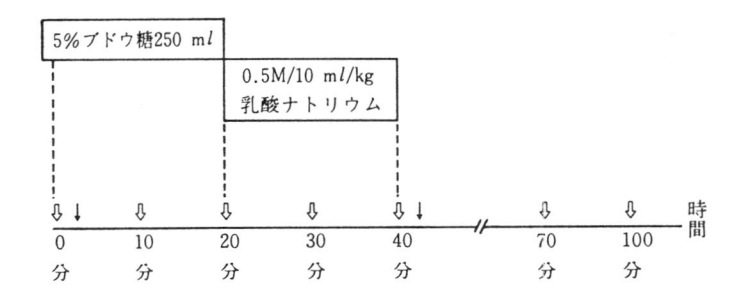

```
    ┌─────────────┐
    │5%ブドウ糖250 ml│
    └─────────────┘┌──────────────┐
                   │0.5M/10 ml/kg │
                   │乳酸ナトリウム │
                   └──────────────┘
     ↓↓    ↓    ↓    ↓↓         ↓    ↓   時
    ─┼────┼────┼────┼────┼──//──┼────┼── 間
     0   10   20   30   40     70   100
     分   分   分   分   分      分   分
```

　　　　　　　　↓自己評価スケール
　　　　　　　　　血圧, 脈拍数, 呼吸数測定
　　　　　　　　↓動脈血液ガス測定

図1　乳酸ナトリウム負荷試験（乳酸負荷）

　まず被験者には「疲れた時などに体内にたまる乳酸という物質を点滴します。これを点滴すると発作に似たような症状が出る人と出ない人がいるんですが, その出るか出ないかを調べる検査です。もし症状が出ても点滴をやめればおさまります」と告げて検査を開始する。

　点滴は安静仰臥位で行い, 最初の15分は5％ブドウ糖液をゆっくり, 次の5分は急速に滴下し250ml全量を滴下する。そこで0.5M乳酸ナトリウム溶液10 ml／（体重）に被験者に気づかれないように切り換え, 20分で全量を滴下する。なお発作が起きた時や被験者の中止の要請があればその時点で中止する。

　ブドウ糖点滴直前から10分間隔で, また乳酸点滴終了後は30分後, 60分後に自己評価スケールでの質問, および血圧, 脈拍数, 呼吸数などの測定を計7回行う。また, ブドウ糖点滴開始時と乳酸点滴終了時に動脈血圧ガス測定のための採血を行う。

　PD患者に対しては点滴終了時の症状を panic attack との類似性について5段階評価により答えてもらう。5段階評価の内容は（1. 全然違う　2. 少し似ている　3. 似ている　4. ほとんど同じ　5. 同じ）であり, このうち3以上を検査陽性（発作誘発）とした。自己評価スケール（表2）は当科の熊野が作成したもので, 不安感に関するもの1項目, 自覚症状に関するもの13項

表2 自己評価スケール

○不安感自己評価スケール
「今，不安感をどの程度感じるか答えて下さい」
0. 感じない　1. 軽く感じる　2. やや強く感じる　3. 強く感じる　4. とても強く感じる

```
  0   1   2   3   4
  ├───┼───┼───┼───┤
```

○自覚症状自己評価スケール
「次の項目について，どの程度感じるか答えて下さい」
0. 感じない　1. 軽く感じる　2. やや強く感じる　3. 強く感じる　4. とても強く感じる

	0	1	2	3	4
(1)呼吸困難，息苦しい感じ					
(2)めまい感，ふらつき感					
(3)動悸					
(4)ふるえ					
(5)発汗					
(6)窒息感					
(7)吐き気，お腹の調子が悪い感じ					
(8)自分じゃない感じ，非現実感					
(9)しびれ感，うずき感					
(10)突然の熱感，冷感					
(11)胸痛，胸部不安感					
(12)死んでしまうんじゃないかという恐怖					
(13)気が狂ったり，とんでもないことをしてしまうんじゃないかという恐怖					

　目から成り立っている。なおこの13項目はDSM-III-R Panic Disorderの症状項目に準じた。

　不安感自己評価スケールは「今，不安感をどの程度感じるか答えて下さい」と尋ね，0の「感じない」から4の「とても強く感じる」までの数字で答えてもらう。また自覚症状自己評価スケールも同様に尋ね，13項目をやはり0から4までの数字で答えてもらい，その数字をスコア化した。

表3 Panic Attack との類似性（PD 群のみ）

ケース	年齢	性	結　果		評価
1.	25	男	4	ほとんど同じ	＋
2.	42	男	4	ほとんど同じ	＋
3.	18	女	3	似ている	＋
4.	20	男	3	似ている	＋
5.	33	女	2	少し似ている	－
6.	28	男	2	少し似ている	－
7.	39	男	2	少し似ている	－

III 結　果

まず PD 患者の乳酸負荷による症状と過去に起こった実際の発作との類似性（表3）では「ほとんど同じ」と答えたものは2例，「似ている」と答えたものは2例で，7例中4例（57％）が panic attack 類似の症状を訴え，検査陽性（発作誘発）となった。一方コントロールでは全例陰性であった。

次に自己評価スケールの結果について述べる。項目別平均スコア（図2）で乳酸負荷前後の変化をみると，PD 群ではどの項目でも上昇しており，特に（4）ふるえ，（9）しびれ感，うすき感，（1）呼吸困難，息苦しい感じ，などで症状の増強がめだった。一方コントロール群でも同様の項目で症状が認められたが，その変化は PD 群に比べ小さいものとなった。

各ケースで乳酸負荷前後の変化をみると（図3），PD 群はコントロール群に比べ症状が増強する傾向がみられた。また PD 群では発作誘発の有無と症状スコアには関連がみられなかった。

なお乳酸負荷により PD 群はコントロール群に比べ，速やかに症状が出現し，症状消失に時間がかかる傾向があった。また，乳酸に切り換える以前の，ブドウ糖点滴中は PD 群，コントロール群とも症状の変化がほとんどなかった。さらに自己評価スケールの項目にない症状としては PD 群，コントロール群の中に気分不快，口唇のしびれ，背中の振動感を訴えるものがあった。

乳酸負荷前後の動脈血液ガスの変化（表4）は，pH については PD 群，コントロール群とも全員上昇した。pH 上昇幅の平均値は，PD 発作誘発群（以下，発作群と略す）＞ＰＤ発作非誘発群（以下，非発作群と略す）＞コントロール群となった。$PaCO_2$ については各群とも低下傾向となり，$PaCO_2$ の低下幅の平均値は，発作群＞非発作群＞コントロール群となった。なお HCO_3^-

図2 乳酸負荷前後の自己評価スケール（各群の項目別平均スコア）

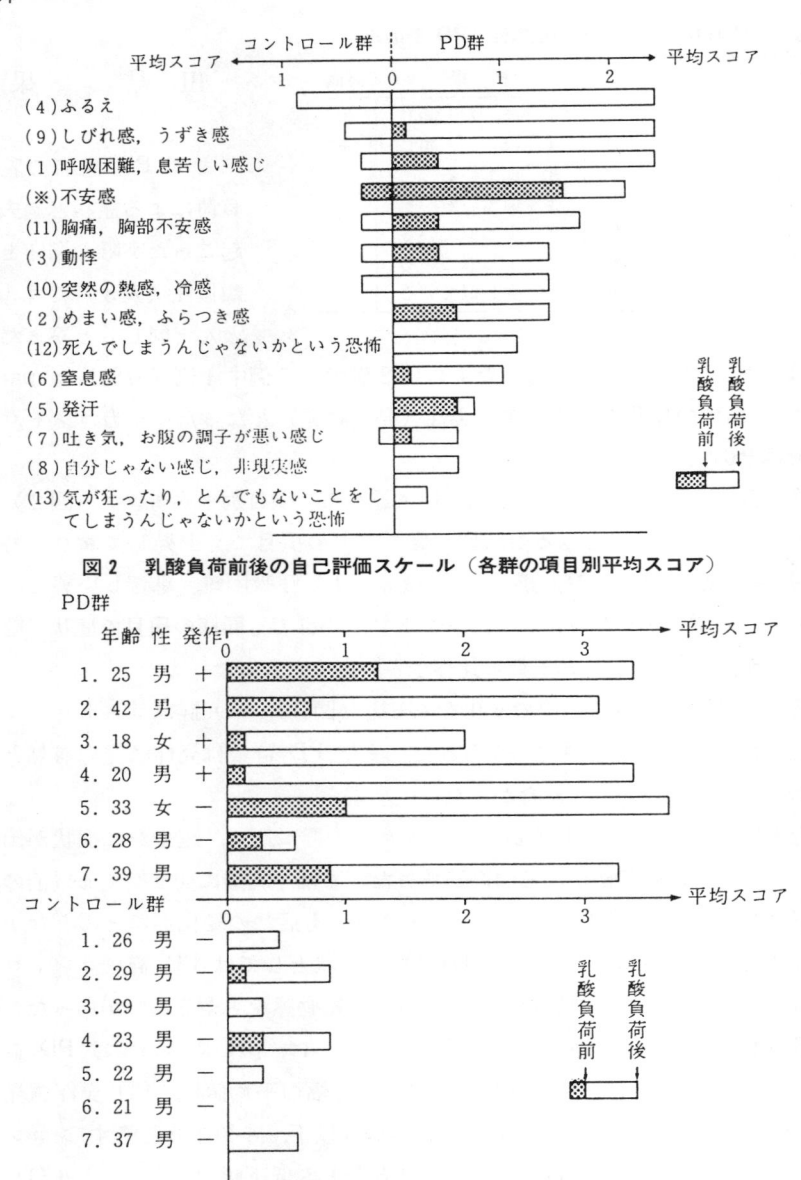

図3 乳酸負荷前後の自己評価スケール（各例の平均スコア）

表4 乳酸負荷前後の動脈血液ガス

Panic Disorder 群

ケース	年齢	性	発作	pH 前	pH 後	pH (比較)	$PaCO_2$ (mmHg) 前	$PaCO_2$ 後	$PaCO_2$ (比較)	HCO_3^- (meq/l) 前	HCO_3^- 後	HCO_3^- (比較)
1.	25	男	+	7.38	7.56	+0.18	47.4	35.2	−12.2	27.3	31.5	+4.2
2.	42	男	+	7.39	7.52	+0.13	46.8	43.2	−3.6	27.8	35.2	+7.4
3.	18	女	+	7.40	7.60	+0.20	44.5	31.7	−12.8	26.9	31.1	+4.2
4.	20	男	+	7.41	7.65	+0.24	44.2	28.3	−15.9	27.3	31.6	+4.3
5.	33	女	−	7.42	7.57	+0.15	37.6	30.3	−7.3	24.2	28.0	+3.8
6.	28	男	−	7.40	7.47	+0.07	39.6	38.6	−1.0	24.1	28.1	+4.0
7.	39	男	−	7.41	7.53	+0.12	41.2	38.1	−3.1	25.7	31.6	+5.9
(平均)				7.40	7.56	+0.16	43.0	35.1	−7.9	26.2	31.0	+4.8

コントロール群

ケース	年齢	性	発作	pH 前	pH 後	pH (比較)	$PaCO_2$ (mmHg) 前	$PaCO_2$ 後	$PaCO_2$ (比較)	HCO_3^- (meq/l) 前	HCO_3^- 後	HCO_3^- (比較)
1.	26	男	−	7.39	7.45	+0.06	41.0	42.4	+1.4	24.4	29.4	+5.0
2.	29	男	−	7.33	7.45	+0.12	49.5	47.0	−2.5	25.7	32.2	+6.5
3.	29	男	−	7.40	7.49	+0.09	41.6	40.5	−1.1	25.3	30.8	+5.5
4.	23	男	−	7.40	7.50	+0.10	44.3	39.3	−5.0	26.7	30.6	+3.9
5.	22	男	−	7.37	7.45	+0.08	44.3	43.6	−0.7	25.2	29.6	+4.4
6.	21	男	−	7.40	7.47	+0.07	40.7	38.8	−1.9	24.8	27.7	+2.9
7.	37	男	−	7.36	7.47	+0.11	40.9	38.1	−2.8	22.7	27.8	+5.1
(平均)				7.38	7.47	+0.09	43.2	41.4	−1.8	25.0	29.7	+4.7

については全員上昇したが,群間での明らかな差異はなかった.また PaO_2 の変化については各群とも一定の傾向がみられなかった.

 血圧,呼吸数,脈拍数の変化(表5)についてはほぼ全例で収縮期血圧の上昇,脈拍数の増加がみられた.呼吸数については発作群を含め変化が少なかったが,PD群に乳酸負荷によって深大性の呼吸に変化する例が観察された.

IV 考 察

 乳酸が発作を誘発するという考えは,不安神経症の患者はしばしば労作により不安発作が起き,その際,患者の血液中の乳酸濃度が高値となることに由来

表5 乳酸負荷前後の血圧,脈拍数,呼吸数

Panic Disorder 群

ケース	年齢	性	発作	血圧 前	血圧 後	脈拍数 前	脈拍数 後	呼吸数 前	呼吸数 後
1.	25	男	+	108/60	120/60	72	88	22	23
2.	42	男	+	126/82	150/88	56	78	16	18
3.	18	女	+	105/64	118/60	70	102	15	14
4.	20	男	+	126/60	130/48	72	126	24	16
5.	33	女	−	124/90	124/70	88	108	12	15
6.	28	男	−	122/80	128/78	80	104	16	24
7.	39	男	−	138/80	150/60	60	104	14	14
(平均)				121/74	131/66	71	101	17	18

コントロール群

ケース	年齢	性	発作	血圧 前	血圧 後	脈拍数 前	脈拍数 後	呼吸数 前	呼吸数 後
1.	26	男	−	114/82	122/60	48	68	6	8
2.	29	男	−	118/72	140/80	64	86	21	20
3.	29	男	−	128/90	140/90	60	80	18	16
4.	23	男	−	110/78	118/68	69	78	18	10
5.	22	男	−	106/68	122/68	56	72	18	18
6.	21	男	−	118/60	118/46	64	88	20	18
7.	37	男	−	122/60	130/60	70	96	14	16
(平均)				117/73	127/67	62	81	16	15

している。1967年,Pitts ら[14] は14名の不安発作を伴う不安神経症患者に乳酸を静注し,13名(93%)に不安発作が誘発されたと報告した。それ以来,不安神経症(1980年以降は DSM-Ⅲの概念である PD として報告されることが多い)において,コントロールに比べ際立って発作が誘発されやすいことについては多くの報告[11,13]がある。自験例でも PD は7例中4例に panic attack 類似の症状が誘発され,コントロール群とは異なる結果となった。

a. 乳酸負荷の発作と実際の発作との類似性

ところで,乳酸負荷によって誘発された発作と PD 患者の実際の panic attack との類似性に疑問を投げかける見解[13]がある。乳酸負荷には実際の

発作に伴い，尿意や攣縮などの症状を伴うという報告[11]もある。自験例からも，乳酸負荷により PD 患者が引き起こされた症状と，当科の井出ら[8]が行った PD 患者43例の実際の発作時の症状調査の間に明白な一致がみられず，また，結果で述べたように口唇のしびれ感など実際の発作とは異なる訴えも報告された。このため乳酸負荷によって誘発された発作の，実際の発作との相違点の存在は今後の検討課題となろう。一方，すでに述べた実際の発作との自覚的な類似性に加え，DSM-III-R の症状項目をほぼ満たすこと，および脈拍数の増加等の客観的な変化など，実際の発作との類似点も少なくない。また MAO 阻害剤やイミプラミンなど PD に有効とされる薬物を投与することで，PD の乳酸負荷による発作誘発が阻止されるという報告[10]もあり，実際の発作との類似性を支持する根拠となっている。

b．乳酸負荷による非験者の変化

自験例の項目別の自己評価スケール（図2）において，乳酸負荷前後で症状項目およびその強さを示すスコアを比べると，乳酸負荷により負荷前の症状の単なる増強ではない，異質な症状の出現がみられた。一方，PD 群とコントロール群の乳酸負荷後の比較からはスコアされるものに共通性があり，また個々のケースの検討からも同様の傾向がみられた。このことから乳酸負荷によって被験者が受ける身体感覚は PD 群とコントロール群で大きな質的な違いはないという印象を持った。

ところで自覚症状で高スコアとなった PD 患者は必ずしも，実際の発作と類似していると報告していない（表3，図3）。このことについて個々のケースで考えると，ケース5は元来細かい点を気にする性格であり，発作との類似性についても「少し似ている」が違いもある，と答え，またケース7は実際の発作よりも強いため「少し似ている」が違う，と答えており，発作との異同を考える際，質問方法の検討が今後必要と思われた。またこのことは PD の認知の問題を考える上でも興味深い。

次に動脈血液ガスの変化について述べる。

pH は，乳酸負荷により，発作群＞非発作群＞コントロール群の順で上昇幅

が大きく，一方 $PaCO_2$ は，発作群＞非発作群＞コントロール群の順で低下幅が大きく，また HCO_3^- はどの群も上昇するが，群間に差異がないという傾向がみられた。これらのことから呼吸性アルカローシス主体の変化が PD 群，とりわけ発作群でより強く起きていると推測される。

もっとも乳酸負荷後の pH は発作群と非発作群で差がないとする報告[12]など血液ガスのデータを含め，異なる結果の報告[12,14]もあり，結論を導くためには今後症例数を増やす必要がある。

c. 何故，発作が誘発されるか

乳酸負荷により発作が誘発される原因については現在のところ，確定的なものはなく，特に単一のメカニズムで説明できる十分な報告はないと考えられる。

ここでは現在有力とされる説から，自験例の結果から推測された，PD 群で呼吸性アルカローシス主体の変化がより強く起きる機序を中心に述べるにとどめる。まず乳酸ナトリウム自体は中性であるが，静注後，代謝されて急速に重炭酸ナトリウムに変わり pH は上昇する（代謝性アルカローシス）[7]。しかしヘモグロビン酸素解離曲線左方移動などのため，細胞内では低酸素の状態となり，末梢性化学受容器を刺激し，呼吸を促進する。

一方，乳酸由来の重炭素はさらに $HCO_3^- + H^+ \rightarrow\leftarrow CO_2 + H_2O$ の形で脳脊髄関門を通過し中枢性化学受容器を刺激し，呼吸を促進する。ところがPD患者は中枢性化学受容器の被刺激性に問題があり，CO_2 の変化が正常者以上に化学受容器の興奮を引き起こし，二次的に青斑核（橋の背側部にあり，ノルエピネフリン作動性ニューロンの細胞体が豊富に集積している）をも刺激し[1]，このため呼吸性アルカローシスがより強くなると考えられる。このことに関連して PD 患者の青斑核の脆弱性を指摘する説もある。先に述べた PD の治療に有効とされる薬剤が青斑核の活動性を低下させ，ノルエピネフリンの代謝産物である MHPG の血中濃度を下げることもこの説を支持する根拠となっている。また青斑核と中枢性化学受容器との関連性を指摘する説[5,9]もあり興味深い。

d．乳酸負荷の意義

以上のような議論をふまえ，改めて，乳酸負荷の意義について考察したい。

欧米で施行された乳酸負荷では，乳酸静注が被験者の中止要請で終了となり，発作誘発陽性とされる例が多いが，自験例では中断例がない。この理由が PD 患者の刺激に対する耐性の違いなのか，検査環境の違いなのか，あるいはそれ以外の理由によるのか不明であるがこのことを含め，乳酸負荷は本邦と欧米の PD とされる患者の異同の検証としても有用と思われる。また今後，全般性不安障害，過呼吸症候群[3]，心臓神経症など，近縁疾患との類別化の検討のための補助的診断としてや，感受性を検討することによる PD のサブグループ分類の可能性[4]を探るためにも有用と思われる。また panic attack の本態を調べる際の発作誘発法としてや，先程ふれた Panic Disorder における認知面での関与について考えを進める上で，さらには他の生物学的マーカーとの関連において，身体的特性や臨床的特徴の差異などの検討に有効と思われる。これらのことを今後の課題とするつもりである。

V　まとめ

PD 7例，コントロール7例に乳酸負荷を施行した。その結果，PD 4例に panic attack 類似の症状が誘発された。また自己評価スケールから，乳酸負荷により PD はコントロールよりも不安感，自覚症状が増強する傾向があった。さらに動脈血液ガスの結果から PD はコントロールに比べ，pH の上昇幅が大きく，$PaCO_2$ の低下幅が大きい傾向がみられた。

（久保木富房）

文献

1) Carr, DB & Sheehan, DV : Panic Anxiety ; A New Biological Model. J. Clin. Psychiatry 45（8）; 323-330, 1984.
2) Cowley, DS, Hyde, TS et al : Lactate Infusion ; The Role of Baseline Anxiety. Psychiatry reseach 21 ; 169-179, 1986.

3) Cowley, DS & Roy-Byrne, PP : Hyperventilation and Panic Disorder. Am. J. Medicine 83 ; 929-937, 1987.
4) George, DT, Nutt, DJ et al : Panic Response to Lactate Administration in Alcoholic and Nonalcoholic Patients with Panic Disorder. Am. J. Psychiatry 146 (9); 1161-1165, 1989.
5) Gorman, JM, Liebowitz, MR et al : A Neuroanatomical Hypothesis for Panic Disorder. Am. J. Psychiatry 146 (2); 148-161, 1989.
6) Gorman, JM, Cohen, BS et al : Blood Gas changes and Hypophosphatemia in Lactate-Induced Panic. Arch. Gen. Psychiatry 43 : 1067-1071, 1986.
7) Grosz, HJ & Farmer, BB : Pitts'and McClure's Lactate-Anxlety Study Revisited. Br. J. Psychiatry 120 : 415-418, 1972.
8) 井出雅弘, 久保木富房, 熊野宏昭, 野村忍, 末松弘行：Panic Disorder の臨床研究. 心身医療 1 (8); 1180-1185, 1989.
9) 井上敦四：恐慌発作の薬理学的誘発. 神経精神薬理 10 (10); 695-702, 1988.
10) Kelly Dsmond, et al : Anxiety and the Effects of Sodium Lactate Assessed Clinically and Physiolosically. Br. J. Psychiatry 119 ; 129-141, 1971.
11) Liebowitz, MR, Fyer, AJ et al : Lactate Provocation of Panic Attacks. Arch. Gen. Psychiatry 41 ; 764-770, 1984.
12) Liebowitz, MR, Gorman, JM et al : Lactate Provocation of Panic Attacks. Arch. Gen. Psychiatry 42 ; 709-719, 1985.
13) Margraf, J, Ehlers, A et al : Sodium Lactate Infusions and Panic Attacks ; A Review and Critique. Psychosomatic Medicine 48 ; 23-51, 1986.
14) Pitts, FN & McClure, JN : Lactate metabolism in anxiety neurosis. N. Engl. J. Med. 277 (25); 1329-1336, 1967.

B. 神経生理

突発性の自律神経発作が症状の中心であるパニック障害は, 心理学的よりも生物学的側面の関与を示唆する報告も少なくなく, 1980年の DSM-Ⅲ以後神経症から分離独立した疾患単位とされている。近年, Judd[19)] はパニック障害の病態について,「ベンゾジアゼピン (BZP) 受容体の機能障害によりγアミノ酪酸 (GABA) の抑制効果が減少する結果, 青斑核内のノルアドレナリン (NA), 縫線核内のセロトニン (5-HT) が賦活され, それに伴う海馬, 海馬傍回, 中隔領域の自発的な賦活が, 遠心性経路を介して前頭前野を含む皮質, 視床, 視床下部, 下垂体前葉へ発射されパニック発作を発現する」と言う統合

仮説を提唱している。この項では，パニック障害の中枢における脳機能病態を神経生理学的な方法を用いて検討した研究を中心に展望する。

I 脳　　波

a．脳波異常率

　パニック障害では，一般に脳波に異常がないことが診断の要件とされるが，Williams[60]は健常者では安静時の脳波異常率が5-10%に対し，神経症では148例中26例（17.6%），Knottら[20]は23例中5例（21.7%），Roth[43]は不安障害患者60例中17例（28.3%）が徐波性異常を示したとしている。Greenblatt[14]は，健常群の脳波異常率が10%（24／240例中）であるのに対し，分裂病23%（107／465），うつ病31%（45／145），神経症では34%（74／218）と高率であったとしている。一方，パニック障害が独立した疾患単位とされてからの報告は少ない。Steinら[48]は健常群と差はないが，パニック障害では35例中，1例の側頭葉棘波を含む5例（14%）が脳波異常を示したとし，Lepolaら[25]は，54例中13例（24%）に脳波異常を認め，7例が突発性θ波を示したとしている。このように視察的脳波では，特異的異常はないが，徐波を中心とした非特異的な脳波異常を高率に認めるとした報告が多い。著者ら[34]は，1,505例の外来初診患者の脳波施行例を調査し，Greenblatt[14]らと同様，分裂病圏の障害では79例中27例（34.2%），気分障害45例中13例（28.9%），神経症圏の障害89例中31例（34.8%）と高い異常率を認めている。パニック障害では脳波異常率が高く，その背景に脳機能異常が示唆されるが，脳波異常の有無の検討には，記録方法（睡眠，過呼吸賦活などの有無），記録時間の長短や対象の選択，記録技術（基準電極の工夫）や判定規準などの問題もあり今後詳細な検討が望まれる。

b．パニック障害の脳波基礎活動の特徴

　パニック障害では視察的脳波で特異的異常を認めないことから，背景脳波を

分析することにより正常範囲内での量的異常の検討がなされている。Brazier ら[2]は，神経症者100例と正常者500例の後頭部脳波の各周波数占有時間を測定し，健常者では最大占有率を示す周波数が 10Hz 波を中心とした二等辺三角形を示すのに対し，神経症では 10.5Hz 波が最も多く，次いで 9，9.5，13.5-17.5Hz 波の順であったとしている。Strauss[49]は，α波の時間占有率，持続時間，14-20Hz β 波の混入の度合いを検討し，神経症では健常者に比しα波の占有率が低く，持続時間が短く，β波の混入が多いとしている。岡嶋[37]は，神経症患者（24例）をヒストグラム法で脳波分析し，健常群（14例）に比しθ，β波の出現率が高く，α波の出現率が低く，周波数分布では神経症は 8Hz 波，正常者は10，11Hz 波が多かったとしている。また岡嶋[37]は自律神経症状や不安状態とα波の周波数分布の間に平行関係がみられ，症状の増悪期にはα波の出現率は減少し，改善に従いα波が増加することを認めている。Ulett ら[55]は，不安尺度から不安のない健常群（73例），不安傾向を示す健常群（32例），不安患者（33例）の 3 群を周波数分析し，α波（特に 11Hz）は不安のない群で最も多く，次いで不安傾向を示す群，不安患者の順で，θ，β波は逆に不安患者で最も多かったとしている。斉藤ら[44]は，パニック障害19例，心気症16例，健常者43例を脳波分析し，パニック障害，心気症では健常者に比し，徐波，低域α波（7.5-9.5Hz），低中域速波（14.0-26.6Hz）のパワーが大きく，心気症では低域速波（14.0-20.0Hz），パニック障害では高域α波（10.5-13.0Hz）のパワーが大きかったとしている。また健常者では徐波，α波，速波のパワーが左側で有意に多いが，パニック障害，心気症では左右差を認めないことから，両障害における左右大脳半球の機能分化の減退を指摘している。宮内ら[33]は，未治療のパニック障害 8 例と年齢，性を一致させた健常者15例に FFT (fast fourier transformation) による脳波解析を行い，パニック障害では，健常者に比しα波のパワーが少ないが，パニック障害，健常者とも各周波数帯に左右差を認めていない。

　パニック障害では，徐波，速波が多く，α波が少なく，特にα波の徐波化が特徴と言えよう。この脳波基礎活動の量的偏位が，パニック障害それ自体の原因に関連する脳の機能的未熟性を反映するのか，あるいは臨床上の心的葛藤や

不安，緊張に由来する精神生理学的状態を示すのかは現在のところ不明である。また斉藤らの左右大脳半球の機能分化減退説については，健常者の脳波の左右差は右側で多いとする報告[38]もあり，さらに検討の余地があると思われる。

c．不安状態時の脳波

脳波の α 波は開眼をはじめ注意，不安，緊張などの精神活動でも抑制されることはよく知られている。Cohn[4] と本川[35]は，不安状態の脳波を α 波が減衰して低振幅 β 波が出現するものと α 波や θ 波に重畳した比較的高振幅の β 波が前頭部，頭頂部に出現する二つの型に分類し，前者では刺激の除去や深呼吸により α 波が出現し，正常化することが多いが，後者では感情の高まりや自律神経系の緊張が強く，深呼吸によっても変化を受けないとしている。Walter[57]は，感情的緊張状態の脳波特徴として α 波の出現率が低下し低振幅速波が増加する場合と α 波の周期が延長し θ 波が増加する場合があり，その種類や程度は感情的緊張の度合いや持続により異なるとしている。武村[53]は，不安神経症者21例の治療過程において，α 波の出現率は不安症状の消長に密接に関連して変動し，不安症状の増強により α 波の出現率が低下し，不安の減少により α 波の出現率が増加するとしている。

乳酸ナトリウムやカフェインがパニック発作類似症状を誘発することから，これらの薬剤投与による不安状態時の脳波変化を検討した報告がある。Finkら[10]は，乳酸投与による不安患者に β 波の増加，α 波の減少を認め，Knottら[22]もパニック障害の6例に乳酸ナトリウムを投与し，α 波の減少，δ 波の増加を認めている。Pallanti ら[39]は，広場恐怖をもつパニック障害5例の乳酸ナトリウム投与前後の脳波を比較し，投与後に β_1（13-20Hz），β_2（21-30Hz）波が左右の前側頭，左後側頭部で有意に増加することを認め，パニック障害における側頭葉異常を示唆している。乳酸ナトリウムは，中枢特に青斑核周辺に代謝性アルカローシスを起こしパニック類似発作を賦活するが，NA代謝産物であるMHPGは増加しないなどの点でパニック発作とは異なり今後さらに検討が必要である。カフェインは青斑核のNAニューロンの発火を増加するなどの作用によりパニック類似発作を賦活する。Etevenon[9] や Bruce[3]

は，正常人にカフェインを投与し，平均α周波数の増加とα波パワーの減少を認めているが，Newman ら[36]は，パニック障害7例と正常対照群7例にカフェインを投与した結果，パニック障害では不安スコア（Zung score）が有意に高く，不安を惹起するカフェインに敏感であるが，対照群，パニック障害ともに後頭部のピークα周波数の増加，遅いα波の振幅の減少，δ波の増加と中心部のβ波の振幅の減少を示し，両者の間に差を認めないことから，過敏性を裏付ける脳波変化はなかったとしている。このようにパニック発作誘発物質による研究は，まだ報告も少なく，脳波変化が不安状態の反映なのか，物質そのものによる変化なのかを含め十分検討されていない。

不安状態と脳波の閃光刺激との関係について，Ulett[55]は，不安状態になりやすい人や不安患者では，健常者に比し 2-7Hz，20-30Hz の刺激で光駆動が起こりやすく，8-18Hz で起こりにくく，また 10-15Hz では2倍，5-7Hz では4倍の同調性光駆動を示すものが多く，刺激中にめまい，不安，嘔気，不快感，錯覚や幻覚のような体験を述べることが多いとしている。矢幅[61]は，閃光刺激に対する基本同調反応の強さを検討し，不安状態では強迫状態，神経衰弱状態に比しα帯域における反応が小さく，反応ピークをみると，出現頻度の高い周波数は，7Hz，10-11Hz，14Hz，18Hz，22Hz であったとしている。閃光刺激下における脳波研究の最近の報告は乏しく，不安状態にどの程度まで特異的かについては十分解明されていない。

Shagass[45]はアモバルビタールによる鎮静閾値（前頭部の速波が最大振幅を示す量）を検討し，不安状態では5.27mg／kgと正常群（3.09mg／kg），強迫状態（4.42mg／kg），神経症性うつ病（4.78mg／kg）に比し高いとしているが，個人差が大きいため追跡研究はされていない。

d．てんかん性脳波異常との関連

側頭葉てんかんが示す自律神経発作や恐怖発作とパニック発作は，多くの類似する精神知覚症状を示し，ともに何の警告もなく突然襲来する自律神経系の異常興奮（発作）である点で酷似し最も鑑別を要する発作である。Harper ら[15]は，両発作は症状学的には類似するが，パニック発作では，脳波上正常

か，異常があっても軽度の非特異的異常でストレス状況下にあることが多く，数分から数時間持続するが，てんかん発作は非常に短く数秒から数分以内であることが大きな相違であるとしている。しかしながらパニック障害では，Wallら[56]が右前側頭葉動静脈奇形の切除後に，Ghadirianら[13]が右側頭葉の血管腫の症例でパニック発作を認めたことに始まり，近年の PET 研究による海馬領域の機能異常[42]，MRI 研究による右側頭葉の異常[11]，薬物療法から抗不安薬，抗うつ薬以外に抗てんかん薬が奏効する[8,30,33]などの報告からてんかん発作，特に側頭葉てんかんとの異同が改めて問われている。

Steinら[48]は，35例のパニック障害のうち，側頭葉棘波1例を含む5例（14%）が脳波異常を示したことから，パニック発作の側頭葉や辺縁系構造の関与を示唆している。Edlundら[8]は，パニック患者6例に側頭葉を中心としたてんかん性異常を認め，抗てんかん薬が奏効したことから同部位のてんかん性機能異常を指摘している。McNamaraら[30]は，再発性のパニック発作を伴う5例の患者に側頭葉の脳波異常を認め，抗てんかん薬が奏効したことから，局所性発作発射がパニック発作の引き金ではないかと推測している。Weilburgら[59]は，パニック障害15例をポータブル脳波で鼻咽頭導出した結果，発作中に部分てんかん発作と一致する突発性脳波変化を通常脳波で正常である2例を含む5例（33%）に認め，パニック発作とてんかん性脳波変化の関連を明らかにするには，パニック発作中の脳波モニターが必要であるとしている。これらはいずれもパニック障害とてんかんに共通する生物学的基盤の存在を示唆した報告である。近年，Beauclairら[1]はてんかん異常波出現率について，正常者では3%であるのに対し，不安障害では10%，パニック障害では27%と高率であるとし，著者ら[34]も神経症圏の障害では89例中31例（34.8%）が脳波異常を示し，うち22例（24.7%）と高率にてんかん性異常波を認めている。

一方てんかん患者にみるパニック発作について，Spitz[47]は，てんかん患者1,086例中8例がパニック障害を示したにすぎなく，てんかんとパニック障害は単なる合併であるとしているが，Gentonら[12]は，てんかんの再発と誤診された4例のパニック発作を報告し，てんかん患者のパニック発作の併発は稀でなく，その治療には抗てんかん薬の増量では効果がなく，抗うつ剤や抗不安

薬が有効であるとしている。Straussら[50]は，部分てんかん患者73例のうち，16例（22％）が発作時に恐怖感を経験したとし，Parienteら[40]は，てんかん患者の一生涯中，21％がパニック発作を示すとしている。Weilburgら[58]は，パニック発作自体がてんかん発作であった症例，発作間欠期の精神症状であった症例，パニック発作に対する投与薬剤である phenelzine によりてんかん発作が誘発された3症例を報告し，個々の症例の詳細な検討の必要性を指摘している。宮内ら[33]は，てんかんにパニック障害を合併した4例（I群），パニック障害にてんかん性異常波を伴う6例（II群），脳波異常を認めない8例（III群）について検討し，I群では神経症性性格が多く，パニック発作はてんかんの発作間欠期（交代性）に出現するものが多く，抗てんかん薬の増量では効果がない。II群の脳波異常は側頭葉棘波が3例，棘徐波結合が1例，徐波群発1例，14Hz の陽性棘波が1例であるが，いずれも抗てんかん薬が奏効し，III群では脳波解析から α 帯のパワーが少なく，中側頭部，後側頭部で左右差を示したとしている。

　パニック障害と側頭葉てんかんを一元的に結びつけることは困難であるが，パニック障害にてんかん特に側頭葉てんかんと共通した脳機能障害を基盤を持つ一群が存在するのではないかと考えられる。

e．睡眠脳波

　パニック障害では，二次性うつ病の合併（comorbidity）が多いことや抗うつ薬が治療に有効なことから内因性うつ病に近縁の疾患でないかと注目されている。Lauerら[24]は，22例のパニック障害（10例はうつ病を合併），12例のうつ病，12例の健常人を比較検討し，うつ病では入眠潜時の遅延，REM 睡眠潜時の短縮，最初の REM 持続時間が延長，REM 密度の増加，また徐波睡眠が有意に減少，徐波睡眠潜時も延長し中途覚醒が多いが，パニック障害ではうつ病と同様に入眠潜時の遅延，REM 潜時の短縮を認めるが，うつ病と異なり他の睡眠指標に差を認めていない。またうつ病を合併したパニック障害では，中途覚醒が多く，うつ病と同様に REM 持続時間が延長する傾向を認めている。Lydiardら[26]は，18例のパニック障害と14例の健常者を比較し，入眠潜

7. 病態

時の遅延，睡眠率の減少，睡眠第2段階の減少と，REM 潜時の短縮傾向を認め，Uhde ら[54]も8人のパニック障害と対照群を比較し，パニック障害ではREM 潜時が短縮，REM 密度は減少し，体動が多かったとしている。一方，Mellman ら[31]はパニック患者13例を検討し，全睡眠時間の短縮，睡眠潜時の延長，REM 密度の減少を示したが，REM 潜時に差を認めないとしている。Dubé ら[6]は，19例のパニック障害，52例のうつ病，40例の両疾患の合併例と23例の健常者を比較検討し，パニック障害では健常者と全く差がなく，うつ病を合併するパニック障害でも，睡眠潜時は遅延したが，REM 睡眠に差を認めないとし，Pecknold ら[41]も44例のパニック障害において，REM 睡眠に異常は認めないとしている。また Hauri ら[17]も，24例のパニック障害では睡眠潜時が遅延，睡眠率が減少し体動が多いが REM 睡眠に関連はないとしている。このようにうつ病では REM 潜時の短縮，最初の REM 持続時間が延長，REM 密度の増加などが指摘されているが，パニック障害では REM 関連の異常がないとした報告が多い。うつ病における REM の異常は，徐波睡眠の減少による二次的なものとする考えもあるが，うつ病者の一夜の後半が正常者の睡眠像に類似していることから REM 睡眠を駆動する機構の先進性（生体リズムの先進仮説）が指摘されている。臨床的にうつ病で断眠療法が効果が認められることは，断眠によって歪んだ生体リズムを是正すると言う生体リズム先進仮説から説明されるが，パニック障害では生体リズムの先進性がなく悪化するとされている。また Dubé ら[7]は，REM 睡眠発現に重要な役割を果たすコリン作動性薬剤を投与した結果，うつ病では急激な REM 誘発を生じ，これは脳内のコリン作動性神経伝達物質が REM 促進に作用することから REM 出現機構におけるコリン系の過感受性を示唆しているが，パニック障害や健常人では REM 誘発は顕著でなかったとしている。

睡眠脳波からみると，パニック障害では，REM 睡眠に関連した異常はなく，また入眠困難や中途覚醒と言う臨床的症状の反映である睡眠潜時の短縮，睡眠効率の低下，体動や覚醒が多いと言う非特異的所見しか得られていないなど，うつ病における睡眠生理とはかなりの隔たりがある。

パニック障害患者が不眠を訴えることや心理的要因の少ない睡眠中にも発作

を認めることから，睡眠時パニック発作の研究は生物学的要因を研究する上に重要な武器である。Mellman ら[31]は，パニック障害13例のうち睡眠中にパニック発作を認めた6例と認めなかった7例に分けて検討し，睡眠中に認めた例では，睡眠第II，III段階からより深い睡眠段階への移行期に生じたとし，睡眠深度が引き金になるとしている。また睡眠中の発作を認めた例では，認めない例に比し有意に REM 潜時が遅延し，再入眠が困難であったとし，その相違を指摘している。Hauri ら[17]もパニック患者24例のうち睡眠時パニック発作を8例に認め，うち6例の典型例では，発作時に100／分を超える頻脈と呼吸促進を示し，睡眠第II，III段階で出現したとしている。パニック発作が睡眠第II段階から徐波睡眠への移行期に出現する事実は，徐波睡眠が青斑核における NA との関係が深いことから，NA との関連を強く示唆するが，その詳細な機序については解明されていない。

　睡眠時パニックと睡眠時異常行動（パラソムニア）は，鑑別を要する疾患であるが，睡眠中のポリグラフや覚醒状態における臨床症状から鑑別が可能とされている。夜驚症（sleep terror）は，主として睡眠一夜の前1／3の睡眠第III，IV段階で生じ，夜驚前では脳波上徐波は高振幅化し，夜驚時には α 活動を示すが，エピソード中のことは想起できない。夢中遊行（sleep walking）も睡眠III，IV段階で生じ，行動は覚醒に近いが，脳波は深い眠りを示しており，異常行動の記憶がない。両者は同様の発症機序で生じたもので，夜驚は情動，夢中遊行は行動に関係した脳の興奮過程によるとされ，また徐波睡眠を抑制する BZP が効果がある。悪夢（dream anxiety attacks）は，REM 段階で生じ，一夜の後半特に早朝に顕著で，不安や恐怖時の自律神経症状を自覚することが多い。REM 睡眠を抑制する三環系の抗うつ剤が有効である。睡眠時無呼吸症候群は，しばしば不安や恐怖発作を示すが，典型的には睡眠第III，IV段階および REM 段階で出現することから区別される。

II　事象関連電位

　McCallum ら[28]は，慢性の不安神経症者（40例）と正常対照群（40例）に

ついて検討し，不安傾向が高まるにつれ distraction（注意散乱）が起こり，随伴陰性変動（contingent negative variation, CNV）の振幅が減少するとしている。CNV の振幅には，注意力，意欲，適応性，判断，次動作への準備などさまざまな心理過程が反映しており，不安傾向が強くなると注意力が低下し，心理過程での一連の流れがうまく機能しなくなり，その結果 CNV の振幅低下を引き起こすと考えられている[52]が，CNV の振幅減少を認めないとする報告もある。Knott ら[21]は，パニック障害12例と健常人10例の聴覚誘発電位を測定し，P2 に差を認めないが，N1 の振幅がどの刺激強度でも全ての領域で有意に高値であったとし，聴覚誘発電位が側頭葉の聴覚領野から発生していることからパニック障害の側頭葉機能障害仮説を支持している。Knott ら[23]は，パニック障害28例と正常対照群18例を対象に脳幹誘発電位を記録し，潜時には差を認めないが，ⅢとⅤ波の振幅が有意に高く，これは橋部下部，上部におけるセロトニン作動性機能の反映でないかとしている。三田ら[32]は不安を主症状とする神経症患者（恐慌性障害，全般性不安障害）22例について検討し，P300潜時では，健常群に比し有意に短縮するが，振幅では高い傾向を示すものの，有意差は認めないとしている。平ら[52]に，恐慌性障害患者20例と健常対照群40例をオドボール課題を用いてP300成分を測定・検討した結果，恐慌性障害では対照群に比し，P300潜時は有意に短縮，振幅は増大することを認め，生体内の微少な変化をも過大な変化として認知する認知過程での過敏性によるとしている。一方，Drake ら[5]は，不安障害患者に12例と健常対照群12例に事象関連電位を施行し，N1, N2, P2, P3 のいずれの振幅，潜時にも健常者との間に差を認めていない。事象関連電位では，その報告例も少なくまだ十分検討されていない。

Ⅲ 身体生理

末梢における生理学的知見も少なからず中枢の機能障害を反映している。例えば塩酸プロプラノロールなどの β 遮断剤が末梢におけるアドレナリン作用を遮断して，不安に伴う自律神経性の身体症状に有効である。ここでは皮膚電気

反射，心電図，筋電図に関するこれまでの報告について述べる。

a．皮膚電気反射

皮膚電気反射（galvanic skin reflex, GSR）は自律神経性の反射であり，精神的発汗を営む汗腺細胞の活動として出現し，操作的刺激を何も与えないで現れる自発反射，反復刺激による刺激反射の慣れ，条件反射形成づけの際にみられる初期反射などに大別される。白藤[46]は，神経症では自発反射が早く，刺激反射の慣れが遅く，条件反射の形成が速いなど症状の中核をなす情動不安を反映する所見を呈するが，条件反射の示す諸現象の中では，分化に制止傾向がみられるだけで他の現象は正常であるとしている。

b．心電図

パニック障害では心拍数が多く，拡張期血圧が上昇するとの報告をみるが，対象者の喫煙の有無を考慮すると関連がないとされ，また乳酸ソーダ誘発による睡眠時パニック発作でも心拍数，O_2 濃度の上昇，呼吸数の増加の指摘をみるが，乳酸ソーダによる過敏性反応と解されている。パニック障害では心電図が正常であることが一つ要件であるが，T波やST波の低下の指摘もみる。しかし精神療法により正常化することから不安で生じた可逆的なものとされている[51]。これ以外にもパニック障害では，病態生理学的に VPC や APC などの不整脈，特発性心筋症や冠動脈の微小変化などがみられるとの指摘もある。また脈拍数の増加，アドレナリン作用の昂進により僧帽弁の肥厚をきたし，二次的な僧帽弁逸脱症を認めるとの注目すべき報告もみるが，健常者と差がないとする報告もあり，いまひとつ決め手にかけるのが現状である。

近年，洞調律である心拍動にも"ゆらぎ"と言われる細かい呼吸性洞性不整脈がみられ，自律神経機能が障害された状態で変化することから，この現象（心電図 R-R 間隔）を計測，解析する生理学的検討がなされている。Yeragani ら[62]は，パニック障害における心電図 R-R 間隔を測定し，仰臥位では有意に低下し，起立時にも正常人より低いことを認め，これは迷走神経離脱徴候によるもので，R-R 間隔の測定は末梢での指標になるとしている。また井

上ら[18]もパニック障害にR-R間隔を測定した結果，心拍変動が高値を示すとともにR-R間隔変動パワースペクトルの低周波数成分も高周波数成分も健常者より高値を示し，特に低周波数成分が発作頻度と正の相関を示したことから，発作準備性との関連を推測すると同時に，パニック障害ではβ-アドレナリン系活動の上昇と，それに伴うコリン系活動の上昇を指摘している。逆にうつ病では双方が低値であったことから，いずれも低活動状態にあるとしている。心電図R-R間隔は，簡便で末梢での自律神経機能の測定に有用な方法と考えるが，年齢，精神的緊張，睡眠，施行時間に影響を受けやすく，その測定には注意が必要である。

c．筋電図

不安や情動興奮によって骨格筋の緊張を生ずるが，Malmoら[27]は，これは中枢の過興奮状態により生じ，不安により筋の固有受容器から発する求心性インパルスの異常な増加が，中枢においてさらに不安を惹起するといった悪循環を作ると想定している。近年長谷川ら[16]は，上腕駆血後過呼吸負荷による多重筋放電発射を検討し，パニック障害64例中44例（69％）が陽性を示したのに対し，健常者では20例中4例（20％）にすぎないことから，パニック障害の神経筋の過興奮性を指摘し，従来パニック発作が中枢の過興奮性に基づくとされていたが，末梢でも神経筋の興奮閾値が下がり，発作を起こしやすい状態を呈するとしている。しかし，神経症の中では，筋緊張を伴う身体表出があるの

表1　パニック障害の精神生理学的特徴

1．特異的異常はないが，脳波異常率が高い。（14-34％）。
2．α波の出現率が少なく徐波化が特徴。不安症状との関連，脳の機能的未熟性を示唆。
3．てんかん性異常波が多く，てんかんと共通の病態生理をもつ一群の存在の可能性。
4．てんかん性異常波のうち側頭葉棘波が多い傾向がある。
5．睡眠脳波では，うつ病と異なりREM関連の異常を認めない報告が多い。
6．睡眠時パニック発作は，睡眠第II・III段階から深い睡眠段階への移行時に多い。
7．事象関連電位では，P300潜時の短縮，振幅の増大を認め，認知の過敏性がある。
8．GSRでは自発反射，条件反射の形成が速く，刺激反射の馴れが遅く情動不安を反映。
9．心電図ではR-R間隔変動が高値で，アドレナリン系もコリン系も過活動を示す。

とないものがあり，今後さらに検討を要するものと思われる。

以上，パニック障害に関する神経生理学的な報告を表1にまとめた。これらは，パニック障害の病態生理を探る上に貴重な報告であるが，現在のところ強力な確証に満ちたものはないのが現状である。

（宮内利郎）

文献

1) Beaulair L, Fontaine R : Epileptiform abnormalities in panic disorder. Presented at the Society of Biological Psychiatry, 41st Annual Convention and Scientific Program, No. 96, pp. 148, 1986.
2) Brazier MAB, Ginesinger JF, Cobb S : A contrast between the electroencephalograms of 100 psychoneurotic patients and those of 500 normal adults. Am J Psychiatry 101 ; 443-448, 1945.
3) Bruce M, Scott N, Lader M, Marks V : The psychopharmacological and and electrophysiological effects of single doses of caffeine in healthy human subjects. Brit J Clin Pharmacol 22 ; 81-87, 1986.
4) Cohn R : The influence of emotion on the human electroencephalogram. J Nerv Ment Dis 104 ; 351-357, 1946.
5) Drake ME Jr, Pakalnis A, Phillips B, Padamadan H, Hietter SA : Auditory evoked potentials in anxiety disorder. Clin Electroencephalogr 22 ; 97-101, 1991.
6) Dube S, Jones DA, Bell J, Davies A, Ross E, Sitaram N : Interface of panic and depression ; clinical and sleep EEG correlates. Psychiat Res 13 ; 119-133, 1986.
7) Dube S, Kumar N, Ettedgui E, Pohl R, Jones DA, Sitaram N : Cholinergic REM induction response:separation of anxiety and depression. Biol Psychiat 20 : 408-418, 1985.
8) Edlund MJ, Swann AC, Clothier J : Patients with panic attacks and abnormal EEG results. Am J Psychiatry 144 ; 508-509, 1987.
9) Etevenon P, Peron-Magnan P, Guillou S, Toussaint M, Guegen B, Deniker P, Loo H, Zarifian, E : A pharmacological model of cerebral local activation : EEG cartography of caffeine effects in normals. In : Pfurtscheller G, Lopes da Silva FH eds. Functional Brain Imaging. Bern : Hans Huber, 1988.
10) Fink M, Taylor M, Volavka J : Anxiety precipitated by lactate. N Engl J Med 281 ; 1429, 1967.
11) Fontaine R, Breton G, Dery R, Fontaine S, Elie R : Temporal lobe abnormalities in panic disorder : an MRI study. Biol Psychiatry 27 ; 304-310, 1990.
12) Genton P, Bartolomei F, Guerrini R : Panic attacks mistaken for relapse of epilepsy. Epilepsia 36 ; 48-51, 1995.
13) Ghadirian AM : Anxiety attacks in a patient with a right temporal lobe meningioma. J Clin Psychiatry 47 ; 270-271, 1986.

14) Greenblatt M : Age and electroencephalographic abnormality in neuro-psychiatric patients. Am J Psychiatry 101 : 82-90, 1944.
15) Harper M, Roth M : Temporal lobe epilepsy and the phobic anxiety-depersonalization syndrome. Part I : a comparative study. Comprehensive Psychiatry 3 ; 129-151, 1962.
16) 長谷川修, 長友秀樹, 鈴木ゆめ, 渋谷克彦：不安恐慌障害における multiplet の誘発についての検討. 神経内科；55−60, 1991.
17) Hauri PJ, Friedman M, Ravaris CL : Sleep in patients with spontaneous panic attacks. Sleep 12 ; 323-337, 1989.
18) 井上雄一, 狭間秀文：心拍変動パワースペクトルを用いた恐慌障害患者の神経機能. 臨床脳波 37 ; 86-91, 1995.
19) Judd LL : The future : Our understanding of panic disorder. 145th APA symposium "panic disoredr" consensus for the "90s". pp. 28-33, 1992.
20) Knott JR, Gottlieb JS : The electroencephalogram in psychopathic personality Psychosom Med 5 ; 139-142, 1943.
21) Knott V, Lapierre YD, Fraser G, Johnson N : Auditory evoked potential in panic disorder. J Psychiatry Neurosci 16 ; 215-220, 1991.
22) Knott V, Chaudhry R, Lapierre YD : Panic induced by sodium lactate : electrophysiological correlates. Prog Neuropsychopharmacol 5 ; 511-514, 1981.
23) Knott VJ, Bakish D, Barkley J : Brainstem evoked potentials in panic disorder. J Psychiatry Neurosci 19 ; 301-306, 1994.
24) Lauer CJ, Krieg JC, Garcia-Borreguero D, Ozdaglar A, Holsboer F : Panic disorder and major depression : a comparative electroencephalographic sleep study. Psychiatry Res 44 ; 41-54, 1992.
25) Lepola U, Nousiainen U, Puranen M, Riekkinen P, Rimon R : EEG and CT findinds in patients with panic disorder. Biol Psychiatry 28 ; 721-727, 1990.
26) Lydiard RB, Zealberg J, Laraia MT, Fossey M, Prockow V, Gross J, Ballenger JC : Elecroencephalography during sleep of patients with panic disorder. J Neuropsychiatry Clin Neurosci 1 ; 372-376, 1989.
27) Malmo RB, Smith AA : Forehead tension and motor irregularities in psychoneurotic patients under stress. J Pers 23 ; 391-406, 1955.
28) McCallum WC, Walter WG : The effects of attention and distraction on the contingent negative variation in normal and neurotic subjects. EEG Clin Neurophysiol 25 ; 319-329, 1968.
29) McLachlan RS, Blume WT : Isolated fear in complex partial status epilepticus. Ann Neurol 8 ; 639-641, 1980.
30) McNamara ME, Fogel BS : Anticonvulsant-responsive panic attacks with temporal lobe EEG abnormalities. J Neuropsychiatry Clin Neurosci 2 ; 193-196, 1990.
31) Mellman TA, Uhde TW : Electroencephalographic sleep in panic disorder. A focus on sleep-related panic attacks. Arch Gen Psychiatry 46 ; 178-184, 1989.
32) 三田俊夫, 橋本光彦, 切替辰哉, Lehman D：精神疾患における事象関連電位のP300

について. 臨床脳波 27:157-175, 1985.
33) 宮内利郎, 遠藤青磁, 梶原智, 萩元浩:脳波異常を伴う恐慌性障害. 精神医学 38: 387-392, 1996.
34) 宮内利郎, 遠藤青磁, 山沢浩, 萩元浩, 梶原智, 阿瀬川孝治, 小澤篤嗣, 石井みゆき:精神障害における脳波の有用性. 臨床脳波 40:100-107, 1998.
35) 本川弘一:脳波, 心理学講座, 第2巻, 中山書店, 東京, 1954年.
36) Newman F, Stein MB, Trettau JR, Coppola R, Uhde TW : Quantitative electroencephalographic effects of caffeine in panic disorder. Psychiat Res 45 : 105-113, 1992.
37) 岡嶋喜代子:精神神経症の脳波―経過からみたα波の変動を中心として―. 精神経誌 63:516-526, 1961.
38) 大熊輝雄:臨床脳波学, 医学書院, 東京, 1991年.
39) Pallanti S, Rossi L, De Palma G, Checchi M, Muscas C, Faravelli C : Electroencephalogram mapping in sodium lactate-induced panic attacks : preliminary results. In : Maurer K ed. Imaging of the brain in psychiatry and related fields. pp. 281-284, Springer-Verlag Berlin Heidelberg, 1993.
40) Pariente PD, Lepine JP, Lellouch J : Lifetime history of panic attacks and epilepsy : an association from a general population survey. J Clin Pschiatry 52 ; 88-89, 1991.
41) Pecknold JC, Luthe L : Sleep studies and neurochemical correlates in panic disorder and agoraphobia.Prog Neuropsychopharmacol Biol Psychiatry 14 ; 753-758, 1990.
42) Reiman EM, Raichle ME, Robins E, Mintun MA, Fusselman MJ, Fox PT, Price JL, Hackman KA : Neuroanatomical correlates of a lactate-induced anxiety attack. Arch Gen Psychiatry 46 ; 493-500, 1989.
43) Roth M : The phobic anxiety-depersonalization syndrome. Proc R Soc Med 52 ; 587-595, 1959.
44) 斉藤正己, 磯谷俊明:恐慌性障害と心気症の臨床脳波―定量脳波学的解析の試み―. 臨床脳波 37:75-79, 1995.
45) Shagass C : A measurable neurophysiological factorsof psychiatric significance. EEG Clin Neurophysiol 9 : 101-108, 1957.
46) 白藤美隆:皮膚電気反射. 神経生理学, 臨床精神医学大系, 20C, pp. 19-32, 中山書店, 東京, 1978.
47) Spitz MC : Panic disorder in seizure patients : a diagnostic pitfall. Epilepsia 32 ; 33-38, 1991.
48) Stein MB, Uhde TW : Infrequent occurrence of EEG abnormalities in panic disorder. Am J Psychiatry 146 ; 517-520, 1989.
49) Strauss H : Clinical and electroencephalographic studies. The electroencephalogram in psychoneurotics. J Nerv Ment Dis 101 : 19-27, 1945.
50) Strauss E, Risser A, Jones MW : Fear responses in patients with epilepsy. Arch Neurol 39 : 626-630, 1982.

51) 杉町庄蔵：心臓神経に関する研究．福岡医誌　47：763-784, 1956.
52) 平陽一，高田裕志，中野弘一，筒井末春：恐慌性障害の事象関連電位 P 300 成分．心身医療　3：699-703, 1991.
53) 武村信男：神経症治癒過程の脳波的研究—とくに不安を主症状とする神経症者について—．日大医誌　20：1-26, 1961.
54) Uhde TW, Roy-Byrne P, Gillin JC, Mendelson WB, Boulenger JP, Vittone BJ, Post RM : The sleep of patients with panic disorder : a preliminary report. Psychiat Res 12 : 251-259, 1985.
55) Ulett GA, Gleser G, Winokur G, Lawler A : The EEG and reaction to photic stimulation as an index of anxiety-proneness. EEG Clin Neurophysiol 5 ; 23-32, 1953.
56) Wall M, Tuchman M, Mielke D : Panic attacks and temporal lobe seizures associated with a right temporal lobe arteriovenous malformation : case report. J Clin Psychiatry 46 ; 143-145, 1985.
57) Walter WG : The Living Brain. Gerald Duckworth and Co. 1953.（内薗，懸田訳：生きている脳，岩波書店，東京, 1959）
58) Weilburg JB, Bear DM, Sachs G : Three patients with concomitant panic attacks and seizure disorder : possible clues to neurology of anxiety. Am J Psychiatry 144 ; 1053-1056, 1987.
59) Weilburg JB, Schachter S, Worth J, Pollack MH, Sachs GS, Ives JR, Schomer DL. : EEG abnormalities in patients with atypical panic attacks. J Clin Psychiatry 56 ; 358-362, 1995.
60) Williams D : The significance of an abnormal electroencephalogram. J. Neurol. Psychiatry 4 ; 257-268, 1941.
61) 矢幅義男：神経症者における光駆動脳波の周波数分析に関する研究．特に基本同調反応の強さと臨床特性との相関について．精神経誌　69：814-827, 1967.
62) Yeragani VK, Balon R, Pohl R, Ramesh C, Glitz D, Weinberg P, Merlos B : Decreased R-R variance in panic disorder patients. Acta psychiatr Scand 81 ; 554-559, 1990.

C. 機能画像

はじめに

これからパニック障害（Panic Disorder：以下 PD と略す）の脳機能画像

上の病態について，これまで報告されている研究を中心にして述べます。ご存じのように脳機能画像研究の特徴は，安全に，かつ，さほど侵襲をかけずに，in vivo で，患者さんの脳からの様々な情報を直接得ることができるということです。これらの中には，今では当たり前のように行われている検査もありますが，20年ほど前には考えもつかなかった夢のような検査なのです。ただし，検知能力や信頼性など多くの面でまだ発展途上にあることも事実で，これらの検査によって精神疾患の生物学的変化の全てがわかるというものではもちろんありません。従って，これらの検査の現時点での欠点や限界については，別項を設けています。

またここでは紙面の都合もあり，内容を Neuroimaging という立場から，以下の4つの項目としましたことを，あらかじめお断りします。

a．CT（Computed Tomography）及び磁気共鳴画像（Magnetic Resonance Imaging：以下 MRI と略す）
b．ポジトロン CT（Positron Emission Tomography：以下 PET と略す）
c．単光子放射型 CT（Single Poton Emission Computed Tomography：以下 SPECT と略す）
d．磁気共鳴スペクトロスコピー（Magnetic Resonance Spectroscopy：以下 MRS と略す）

また，表1にこれらの主な研究について，それぞれ年代順にまとめました。ただし，この表に挙げた研究は，対象群を PD 患者のみに限定しているものだけにしました。

これをみると，PD の脳機能画像研究は，1984年の Reiman らの PET 研究に始まったことがわかります。従って，全てがここ最近10年余りの新しい研究ということです。そしてそれぞれの研究を年代順にみていくと，各々の研究がいつ頃に盛んに行われていたのかがわかります。すなわち，PET 研究や CT 及び MRI 研究の大部分は1990年までの報告なのに対し，SPECT 研究は1980年代後半から現在に至るまで比較的息が長く行われており，また MRS 研究は1990年代に入ってからと，この中では最新の手技です。

では，これからそれぞれについて具体的に述べていきます。尚，PD 以外の

7. 病態　117

表1　パニック障害の脳機能画像研究について

年代	検査法 CT及びMRI研究	PET研究	SPECT研究	MRS研究
1980〜1984		**1984年　Reiman ら** ^{15}O-H_2O を用いて、10名のPD患者と6名のNCの脳血流を測定し、乳酸投与によってパニック発作が誘発された7名（反応群）では、非反応群3名及びNC群ではみられない、右側海馬傍回での血流増加を認めた。		
1985〜1989	**1987年　Uhde & Keller** CTを用いて、25名のPD患者のVBR（脳室・脳比）を測定し、以前に報告されている正常被検者の値と比較したが、差はなかった。またベンゾジアゼピンの投与期間とVBRとは正の相関があった。 **1989年　Ontiveros ら** MRIを用いて、30名のPD患者と性別／年齢をほぼ一致させた正常対照者（NC）20名の神経解剖学的異常を検討した。PD群では、43％に右側頭葉の異常があり（NC群では10％）、異常のあった群では、なかった群に比し発症年齢が若く、症状も重症であった。	**1986年　Reiman ら** ^{15}O-H_2O を用いて、16名のPD患者と年齢のえはぼマッチさせた25名のNCの脳血流・血流量・酸素代謝率を測定した。乳酸・酸素代謝率を測定した。乳酸に反応した群8名では、海馬傍回での血流・血流量・酸素代謝に有意な左右差（右＞左）があった。 **1989年　Reiman ら** ^{15}O-H_2O を用いて、24名のPD患者と25名のNCの乳酸誘発させたパニック発作中の脳血流を測定した発作時には、側頭葉極、島皮質、前障、外側被殻の各部位での両側性に血流が増加していた。また、乳酸投与によるNC群では、乳酸投与による脳血流の変化は認められなかった。	**1988年　Woods ら** ^{99m}Tc-HMPAOを用いて、6名のPD患者と年齢・性別をマッチさせた6名のNCに対して、α_2拮抗薬であるYohimbineとplaceboを投与し、脳血流を測定した。PD群では、Yohimbine投与によってplaceboに比し前頭葉の血流が低下したが、NC群では変化がなかった。また、患者群ではヨヒンビンにより視床の血流が左右対称になった。 **1988年　Stewart ら** ^{133}Xeを用いて、10名の未投薬PD患者と5名のNCに対して、乳酸と生食を投与し、左右半球及び各脳部位別の血流を測定した。NC群及びパニック発作を生じなかった群（4名）では、乳酸の投与によって全脳血流の変化は認めなかった	

年代			
1990～1998	1990年 Fontaine ら MRI を用いて、31名の PD 患者と性別/年齢/利き手をほぼ一致させた NC 20名の特に側頭葉の神経解剖学的異常を検討した。PD 群では、40％に側頭葉の異常があるとし、特に右側で著明であった。 1992年 Lauer & Krieg EEG と CT を用いて、15名の未投薬不安障害（PD 患者11名）と性別/年齢/利き手をほぼ一致させた NC 12名の脳波と VBR を測定した。患者群では、27％に脳室拡大を認め、3分の1の患者で VBR が増大していた。	1990年 Nordahl ら FDG を用いて、12名の PD 者と年齢のみはほぼマッチさせた30名の NC の脳グルコース代謝率を測定した。患者群では、海馬での代謝に左右差があると、更に左下頭頂小葉と帯状回前部での代謝率の減少、眼窩前頭部での代謝率の増加を認めた。 1990年 Lepola ら EEG と CT を用いて、30名の PD 患者の脳波と神経解剖学的異常を検討した。CT の結果、PD 群では、20%に CT 上何らかの異常があるというものであったが、これらの異常所見は PD との関連は薄いと思われた。	1993年 De Cristofaro ら 99mTc-HMPAO を用いて、7名の乳酸誘発性パニック発作を呈する未治療の PD 患者と年齢・利き手をよく一致させた5名の NC において、脳血流を測定した。PD 群では、前頭葉下部において、左右差があり、更に左後頭葉の有意な血流増加と両側海馬領域の有意な血流減少を認めた。 1994年 Schlegel ら [¹²³I]-Iomazenil を用いて、10名の未投薬の PD 患者と性別の一致させた10名のてんかん患者に対して、Benzodiazepine 受容体 (BZr) 結合を調べた。PD 群では、前頭葉、側頭葉、後頭葉の全ての大脳皮質領域で、90～110分後の BZr 結合が低下し、特に両側側頭葉の低下が著しかった。 1995年 Kaschka ら [¹²³I]-Iomazenil を用いて、9名の軽うつ合併うつ PD 患者と年齢・性別一致させた9名のてんかん患者・三環	流が20～23％増加し、特に左半球の血流増加が著明であったが、反応群（6名）では2.2％の増加に過ぎなかった。また、反応群では、発作によって右後頭葉の血流の増加が認められた。 1994年 Dager ら ¹H-MRS を用い、7名の PD 患者と8名の NC の乳酸静注後の脳内乳酸の変化を経時的に測定した。測定部位は、左側頭－頭頂葉領域 (27ml) とした。全対象者で乳酸静注により脳静脈乳酸濃度は上昇したが、乳酸静注によりパニック発作を起こした群（3名）では、脳内乳酸レベルが非反応群（4名）及び NC 群に比し有意に高く、この上昇は静注後に血中乳酸濃度が低下しても持続していた。 1995年 Dager ら ¹H-MRS を用い、7名の PD 患者と7名の NC の過呼吸による脳内乳酸の変化を経時的に測定した。測定部位は、左側頭－頭頂葉領域 (27ml) とした。両群とも過呼吸による呼気終末 CO_2 分圧や過呼吸前の脳内乳酸濃度に違いはなかったが、過呼吸によって PD 群の脳内乳酸濃度は NC 群に比し有意に上昇した。
		1998年 Malizia ら [¹¹C] flumazenil を用いて、6ヵ月間無投薬の PD 7名と NC 8名の BDZr 結合を調べた。PD 患者では健常者に比し、全脳で BDZr 結合が有意に減少しており、特に右眼窩前頭葉及び島で著しく低下していた。	軽うつを伴う PD 患者と年齢・性別・うつ状態の重症度・三環	

7. 病態　119

1990〜1998	**1996年 Dantendorfer ら** EEG を用いて、120名の PD 患者をスクリーニングし、非てんかん性の異常所見を呈した28名及び正常所見であった PD 患者28名、さらに正常コントロール28名の MRI 画像について検討した。結果は、MRI 異常の頻度は EEG 異常のあった PD 群で60.7%、正常所見の PD 群及び正常コントロール群ではそれぞれ17.9%、3.6%で、その異常所見は中隔-海馬領域で特に頻度が高かった。
	系抗うつ剤の投与量を一致させた9名の気分変調症の患者を対象として、BDZr 結合の患者を調べた。結果は、PD 群では、左右前頭葉下部、左右外側及び左内側前頭葉下部において2時間後の BDZr 結合が低下していた。 **1995年 Kuikka ら** 123I-Iomazenil を用い、17名の未投薬の PD 患者と年齢・性別を一致させた17名の NC を対象として、BDZr 結合を調べた。90分後の BDZr 結合は、PD 群では NC 群に比し前頭前皮質で有意な左右差（右＞左）が存在し、特に65%の PD 患者で左右差が NC 群の標準偏差の2倍以上であった。 **1995年 則竹ら** 123I-Iomazenil を用い、2名の PD 患者の BDZr 結合を調べた。早期像（15分後）では左側前頭葉底部、後期像（180分後）では、左側頭葉底部、前頭葉上部及び小脳に BDZr 結合の低下を認めた。	**1996年 Shioiri ら** 31P-MRS を用い、18名の PD 患者と年齢・性別・利き手を一致させた18名の NC を対象として、前頭葉の高エネルギーリン酸代謝を調べた。前頭葉全体での高エネルギーリン酸代謝に違いはなかったが、PD 群では、前頭葉でのフォスフォクレアチンに左右差が認められた。また、測定中にパニック発作を生じた2名では、脳内 pH が滴値を示した。 **1997年 Dager ら** 1H-MRS を用いて、13名の PD 患者と10名の NC の島皮質領域での乳酸静注後の脳内乳酸を継時的に測定した。PD 患者では NC に比し脳内乳酸レベルが上昇し、その継続時間も長く、また治療前にみられた脳内乳酸にも治療後には fluoxetine による治療後の異常所見は正常化されなかった。

神経症領域の障害についても、比較検討の意味から最後の項に簡単に記述しました。

I PD の脳機能画像研究

a. CT 及び MRI 研究

まず CT による脳画像研究についてですが、Lader らは、1984年に20名のベンゾジアゼピン長期使用者の解剖学的構造異常を報告しています。しかし彼らの対象者の診断は20名中18名が不安状態を呈する患者であると記載されているだけで、これから述べる PD を対象群とした他の報告とは直接比較できないものと思われます。結果としては、ベンゾジアゼピン長期服用者では、VBR (Ventriculer Brain Ratio：脳室／脳比) が正常被検者 (以下 NC と略す) に比し有意に大きいということですが、この結果がベンゾジアゼピンの服用によるものか、あるいは不安障害によるものかは定かではありません。

PD について調べた初めての報告は Uhde と Keller (1987) です。彼らは、「CT を用いて25名の PD 患者の VBR を測定し、以前に報告されている NC の値と比較したが差はなかった」と報告しています。これは Lader ら (1984) と逆の結果ですが、Uhde と Keller の研究の対象群の均一性 (PD 患者25名) を考慮すると、PD の CT 所見としては、この結果の方が信頼性が高いと思われます。ただし、NC 群の値を直接測定していないなど、いろいろと不備な点はあります。更に Uhde と Keller (1987) は、ベンゾジアゼピンの投与期間とVBR との間には正の相関が認められたとしています。しかしこの結果と全く異なる報告を同じ年に報告した人もいます。

Schmauss と Krieg (1987) は、17名のベンゾジアゼピン離脱のために入院中の患者の CT スキャンを撮り、患者群の VBR は NC に比べ有意に大きかったが、この VBR の増加はベンゾジアゼピンの投与期間ではなく、むしろその投与量に関連しているとしました。しかしこの対象群の診断は、PD、全般性不安障害 (以下 GAD と略す)、抑うつ神経症、恐怖症と多種に及んで

おり，従って PD の CT 所見とは到底言えません。更に彼らは，このような CT 上の異常は神経性食欲不振症，アルコール症，ベンゾジアゼピン使用者等にも同様に認められるとしていますから，特異性は低いようです。

1990年に入ると，PD の CT 所見は脳波（EEG）異常との関連で報告されるようになります。Lepola ら（1990）は，EEG と CT を用いて，30名の PD 患者の脳波と神経解剖学的異常を検討しています。そして CT の結果では，右半球や左後頭葉の委縮，側脳室の拡大，更に微少（微細）脳梗塞（lacunar infarct）等の異常所見が PD 群の20％（6名）に認められたとしています。しかしこれらの異常所見は，部位や程度，異常の種類に統一性がなく，偶然に見つかったもので，PD との関連は薄いと Lepola ら自身が言及しています。

1992年には，前述の Lauer と Krieg が，同じく EEG と CT を用いて，15名の未投薬不安障害患者（うち PD 患者11名）と性別・年齢・利き手をほぼ一致させた NC 12名の睡眠脳波と VBR の関係をみています。結果は，患者群では脳室拡大（27％）や VBR の増大（33％）がみられたが，これらの CT所見と睡眠脳波との関係は認められなかったということです。

以上より，PD の CT 所見については，対象を PD のみに絞った研究が少ないものの，現時点では PD に特異的な所見はみられないというのが妥当なところと思われます。当然，微細な脳像異常がみれるほど CT の解像度は高くなく，PD の構造異常の研究におけるその主役の座は MRI に移って行きます。

次はその MRI 研究についてです。ご存じのように MRI は，非侵襲的で，CT より画像解像度が高く，また種々のパラメーターを変えることで様々な情報を与えてくれることから，より詳細な解剖学的構造異常だけでなく，これまで判定できなかったような病理学的な異常までも検出可能な装置です。そのため1980年代後半からいろいろな精神疾患に対して利用されてきました。

PD に対する MRI 研究の初めてのものは，Fontaine ら（1987）の報告と思われます。彼らは，13名のクロナゼパムで治療中の PD 患者と10名の NC に MRI 検査を施行し，5名の患者に T_1 強調画像で右側頭葉白質に低信号域があったこと，この異常は NC では全くみられなかったこと，更に50％の

患者で側頭葉や皮質下に委縮が存在すること（NC では20％）を報告しました。その後彼らは，特に側頭葉の神経解剖学的異常を検討するため，更に症例数を増やして31名の PD 患者と性別・年齢・利き手をほぼ一致させた NC 20名の MRI を撮り，第2報を出しています（Fontaine ら，1990）。結果としては，PD 群では，40％に側頭葉の異常（委縮や信号強度の異常）があり（NC 群では10％），特に右側で著明であったというものでした。

同じように1989年，Ontiveros らは MRI を用いて，30名の PD 患者と性別・年齢をほぼ一致させた NC 20名の神経解剖学的異常を検討しています。結果は，PD 群の43％に右側頭葉の委縮や異常信号域等の異常があり（NC 群では10％），異常のあった群では，なかった群に比し発症年齢が若く，症状も重症というものであり，Fontaine ら（1990）の結果とほぼ一致する所見と思われます。

最近，Dantendorfer ら（1996）は，EEG を基に120名の PD 患者をスクリーニングし，非てんかん性の異常所見を呈した28名及び正常所見であった PD 患者28名，さらに正常コントロール28名の MRI 画像を調べています。彼らの結果は，MRI 異常の頻度は EEG 異常のあった PD 群で60.7％，正常所見の PD 群及び正常コントロール群ではそれぞれ17.9％，3.6％で，さらにその異常所見は中隔-海馬領域で特に頻度が高かったということです（Dantendorfer ら，1996）。そして非常に興味深い点は，彼らの報告が EEG が示した機能的な異常と MRI による神経解剖学的異常との間の関連性を示唆していることです。この所見は前述の CT 及び EEG 研究では見い出せなかったことです。もちろん彼らの言うように，脳の機能的及び神経解剖学的異常をベースにしたサブタイプが PD 患者群に存在する可能性もあるでしょう。

以上により，PD では MRI で何らかの側頭葉異常を示すことが多く，特に右側頭葉に著明でした。更にその異常と重症度や EEG 所見とが関連していることから，PD の障害部位として側頭葉の可能性を示唆させるかもしれません。

b．PET 研究

PET で用いられる ^{11}C, ^{13}N, ^{15}O などのポジトロン核種は生態構成元素であり，さまざまな代謝物質を標識できます。そのため各種 PET 用トレーサーを用いることによって，脳内の生化学的あるいは生理学的な過程の画像化ないし定量的分析が行えるという利点があります。また脳代謝測定を行える手技としては，現時点では後述する MRS と ^{11}C や ^{18}F などの標識化合物をトレーサーに用いた PET だけです。従って開発当初より，様々な精神疾患の病態生理を明らかにするために用いられてきました。

最初の PD に対する PET 研究は，Reiman ら（1984）によって，^{15}O-H$_2$O を用いて行われました。そして，乳酸投与によってパニック発作が誘発される7名の PD 患者群（乳酸反応群）では，安静時に右海馬傍回での血流が増加していることがわかりました。更に彼らは，対象者を16名の PD 患者及び25名の NC と増やして再検討をし，乳酸反応群の海馬傍回では，安静時に血流・血流量・脳内酸素代謝に左右差（右＞左）が存在することを報告しました（Reiman ら，1986；Reiman，1987）。

その後，1990年には，Nordahl らが ^{19}F-FDG（フルオロデオキシグルコース）を用いて，安静時の12名の PD 患者と年齢のみほぼマッチさせた30名の NC の脳グルコース代謝率を測定しています。そして PD 群では，海馬での代謝に左右差があること，更に左下頭頂小葉と帯状回前部での代謝率の減少，眼窩内側前頭葉での代謝率の増加を認めたとしています。

以上の Reiman らと Nordahl らの行った安静時の PET 研究をまとめますと，PD 患者では安静時に右海馬傍回の血流増加が認められることになります。しかし，この所見が確かなものであるのか，またそうだとしても，その異常が機能的障害を反映しているのか，あるいは解剖学的な異常によるものなのかなどについては今後の課題です。

次に不安誘発時の PET 研究についてです。Reiman ら（1989a）は，パニック発作誘発時あるいは不安状態時の PET 測定を行い，発作中には側頭葉極をはじめとして，島皮質，前障，外側被殻等の各部位で，両側性に血流増加が認められると報告しました。もちろん乳酸非反応群や NC 群では乳酸投与による血流の変化はありませんでした。

更に彼らは，有痛性電気刺激を予期させるという不安課題を用い，8名のNCの予期不安時にPETを施行しています。結果は，NCでもPD患者と同様に，側頭極で血流の増加が認められ（Reimanら，1989b），従って人の不安状態においては，それが正常範囲内であれ病的であれ，側頭極が関与しているのではないかと彼らは指摘しています。

　また，Wiesel（1992）は，精神疾患と脳グルコース代謝研究を展望し，強迫性障害，PD及び不安の体験では，代謝率が増加すると述べていますが，これまでの研究では必ずしも方法論が一定ではなく，また結果も様々であり，やはり今後の知見の積み重ねが必要と思われます。

　ところが最近，Benkelfatら（1995）がPET研究で非常に興味深い報告をしています。彼らは，$^{15}O-H_2O$を用いて8名のNCに対してコレシストキニン（CCK_4）とプラセボを投与し，CCK_4によって誘発させた不安状態時の局所脳血流の変化を調べています。そしてCCK_4投与によって，浅在性の側頭葉動脈の支配領域付近の脳外（extracerebral）血流が両側性に増強され，帯状回前部，前障-島-扁桃核領域及び小脳虫部でも血流の増加を示したことから，以前に報告されていた不安状態誘発時の側頭極の脳血流増加所見は，血管性あるいは筋肉起源のものである可能性があると述べています。彼らのこのような見解は新しいものであり，今後，他施設からの同様の報告がなされるか否か，注目する必要がありそうです。

　またごく最近，ベンゾジアゼピン（BDZ）—r-アミノ酪酸A（$GABA_A$）受容体の測定がアンタゴニストの[^{11}C] flumazenilを用いてPETで可能となり，Maliziaら（1998）が6ヵ月間無投薬のPD 7名と健常者8名を対象者として測定を試みています。そして彼らは，PD患者では健常者に比し，全脳でBDZ受容体結合が有意に減少しており，特に著しかった部位は右眼窩前頭葉及び島と報告しています。

c. SPECT研究

　SPECTで用いられている化合物は^{99m}Tc，^{123}Iなど比較的重い元素に標識したもので，従って元の化合物の性質をPET用トレーサーに比し大きく変

えるわけですが，日常診療で行える利点があります。

当初の SPECT 研究は，カフェインやエピネフリン，マリファナ，CO_2 などの不安惹起物質により誘発された不安状態における脳血流の変化を中心に行われており（Mathew と Wilson, 1990），従って，対象は NC から GAD など他の不安障害患者まで様々であり，PD に限定されたものではありませんでした。また SPECT 研究は，大きく2つに分けることができます。つまり，^{133}Xe や ^{99m}Tc-HMPAO などをトレーサーとして用いて，脳血流を測定する場合と，^{123}I-iomazenil SPECT を用いて BDZ 受容体を直接イメージングし，BZ 受容体の結合を測定する場合です。そこで，まずは脳血流に関する研究について，次に BDZ 受容体（以下，BDZr）の研究について述べることにします。

1988年，Stewart らは，^{133}Xe を用い，10名の未投薬 PD 患者と5名の NC に対して，乳酸と生理的食塩水を投与し，左右半球及び各脳部位別の血流を測定しています。彼らは，「NC 群及び乳酸非反応群（4名）では，乳酸の投与によって全脳血流が20〜23％増加し，特に左半球の血流増加著明であったが，乳酸反応群（6名）では2.2％の増加に過ぎなく，また発作によって右後頭葉の血流が増加した」と報告しています。しかしながら，^{133}Xe は短時間の繰返しの検査が可能な反面，分解能が劣るため，この研究では細かい部位の識別などは困難であり，はっきりしたことは言えないというのが正直なところでしょう。

そのため Woods ら（1988）は，^{133}Xe よりも高分解能の画像を得ることが可能なトレーサーである ^{99m}Tc-HMPAO を用いて，6名の PD 患者と年齢・性別をマッチさせた6名の NC に対し，不安を惹起させるとされるノルアドレナリン神経系の $α_2$ 拮抗薬であるヨヒンビンとプラセボを投与し，脳血流を測定しました。結果は，PD 群ではヨヒンビン投与によって前頭葉の血流低下を認めたが，NC 群やプラセボ投与では特に血流の変化はみられないというものでした。また，PD 群ではヨヒンビンにより視床の血流が左右対称になったと述べています。そして彼らは，これらの結果から，PD では前頭葉や視床の機能や潅流（perfusion）のノルアドレナリン神経系による調節が変化しているのではないかと推察しています。

最近, De Cristofaro ら (1993) は, ^{99m}Tc-HMPAO を用い, 7名の乳酸誘発性パニック発作を呈する未治療の PD 患者と年齢・利き手を一致させた 5名の NC に対して, 安静時の脳血流を測定し, 脳血流潅流を画像化しています。結果は, PD 群では, 前頭葉下部において血流に著明な左右差があり, 更に左後頭葉の血流増加と両側海馬領域の血流減少を認めたということでした。そして彼女らは, これらの異常部位は薬物治療をまだ受けていない初期の PD においてみられたことから, 生物学的に重要で, 更に前述した Fontaine ら (1990) の MRI の結果 (側頭葉に異常がある) を引用し, 海馬の構造が病態生理学的に重要な役割を演じているとしています。しかし, この PD 患者の CT では形態学的に異常はないと記述されており, 果たしてどのような構造異常 (MRI でないと検出できないような微細なもの?) を想定しているのかわかりません。

以上3つの SPECT による脳血流の研究をまとめますと, PD の脳血流の異常部位としては, 安静時には前頭葉下部, 左後頭葉, 両側海馬領域が, 不安誘発時には全脳, 左半球, 前頭葉が考えられるようです。

しかし, これら3つの研究に共通している対象者の少なさは, タイプ I あるいはタイプ II エラーを生じさせる原因ともなるため, やはり多数のサンプルでの検討が必要であると思われます。

次に ^{123}I-iomazenil を用いた BDZr の SPECT 研究についてです。最初の研究は案外古く, 1988年に Feistel らによって行われました。しかし彼らの選んだ対象者は関係妄想を伴った反応性うつ病6名, 社会恐怖4名, PD 4名と様々であり, 全て不安障害患者であると記述されていますが, 不安尺度の値もばらばらで, 対象群の均一性といった点で問題があります。このような研究の曖昧さはあるものの, 彼らの結果の中には注目すべきものがあります。すなわち, PD 患者のみで右の海馬と左側頭葉での BDZr の密度が低く, かつ脳血流も低灌流状態にあるというものです。そして彼らは, PD のみでみられた大脳機能の左右差こそがパニック発作の発生に関わっている可能性があるとしています。しかし, 彼らの主張することが正しいとするには, 対象者の人数を増やしても同様の所見があることや, 誘発物質によるパニック発作時の所見

も提示する必要があるかも知れません。

　Schlegelら（1994）は，てんかん患者10名を対照として測定し，10名のPD群では前頭葉，側頭葉，後頭葉の全ての大脳皮質領域でBDZr結合が低下し，特に両側側頭葉の低下が著しかったと報告しています。

　更に，翌1995年，Kaschkaらは，9名の軽うつを伴うPD患者と年齢・性別・うつ状態の重症度・三環系抗うつ剤の投与量を一致させた9名の気分変調症（dysthymia）の患者を対象として，BDZr結合を調べています。結果は，PD群では，左右前頭葉下部，左右外側及び左内側側頭葉下部においてBDZr結合が低下していたとしています。しかし前述のSchlegelら（1994）の研究同様，対照群がNC群ではないことから，この2つの研究については注意深い結果の解釈が必要でしょう。

　NCとの比較をした研究は，1995年，Kuikkaらによって行われました。対象は，17名の未投薬のPD患者と年齢・性別を一致させた17名のNCです。結果は，PD群ではNC群に比し前頭前皮質で有意な左右差（右＞左）が存在し，特に65％のPD患者の左右差はNC群の標準偏差の2倍以上であったというものでした。彼らの研究は，17名の未投薬のPD患者群と同数の均一のコントロール群を対象としており，信頼性の高いものと思われます。残念なことに，この研究では対象者が多いためか，2つの解像度の異なる測定装置を用いており，厳密に言えば直接の比較はできないわけですが，にもかかわらず，現時点でのBDZrのSPECT研究の中では対象者の量や質といった面で一番優れたものです。

　また我が国においても則清ら（1995）が，preliminaryにPD 2症例にMRI，脳血流及びBDZrのSPECTをそれぞれ行い，MRIでは左側頭葉における軽度な委縮及び側頭葉の左右差，脳血流のSPECTでは左側頭葉の血流低下，そしてBDZrのSPECTでは左側頭葉，前頭葉上部及び小脳にBDZr結合の低下を認めたとしています。しかし，彼らの報告は特に症例数が2例と少なく，対照群も設定されていないことから，今後本格的な検討が待たれます。

　以上より，これまでに行われたBDZrのSPECT研究をまとめると，PD

のBDZrの結合に異常の認められた部位としては，大きく2つの領域であることがわかります。つまり，海馬を含む側頭葉と前頭葉です。動物実験ではありますが，これらの2つの部位間には相互情報交換に関するmonosynapticあるいはpolysynapticな接続が存在することが知られており，これらの部位がPDの発現あるいは不安を惹起させるメカニズムに重要な役割を演じているものと思われます。しかし，ここに挙げられたBDZrのSPECT研究には，臨床症状や投薬状態の違い，あるいは対照群や測定装置などの違いがあるわけで，これらの点を忘れないで個々の研究の結果を正しく評価すべきであると思います。また今後は薬物や刺激負荷に対するBDZrの変化過程を捕らえて行くような研究も必要ではないかと思います。

d．MRS研究

MRS研究は，前述したように，CT, MRI, PET, SPECTなどから比べると新しい測定法です。従って，MRSの精神疾患に対する研究は，1990年代に入ってからであり（加藤，1995），その中でもPDを対象とした研究は，ごく最近になって発表されるようになったばかりです。表1からもわかるように，現在ではDagerらと我々の研究だけです。ここでは，これら2つのグループからの報告について述べることにします。

MRSを用いた初めての研究は，1994年，Dagerらによってなされました。彼らは，^{1}H-MRSを用い，7名のPD患者と8名のNCの乳酸静注後の脳内乳酸の変化を，27mlの左側頭－頭頂葉領域で継時的に測定しています。そして，乳酸反応群（3名）では，非反応群（4名）及びNC群に比し，脳内乳酸レベルが有意に高く，その上昇は静注後に血中乳酸濃度が低下しても持続したとしています。

また彼らは，翌年に7名のPD患者と7名のNCの過呼吸による脳内乳酸の変化を，同じ部位で継時的に測定し，過呼吸による呼気終末CO_2分圧や過呼吸前の脳内乳酸濃度は両群間で違いがないのに，PD群ではNC群に比し，過呼吸によって脳内乳酸濃度が有意に上昇することを示しました（Dagerら，1995）。彼らは，これらの結果を踏まえて，PD患者の脳内乳酸濃度の上昇は，

低炭酸症（hypocapnia）による脳血流減少により生じる可能性もあるが，PD患者では中枢神経系の過活動が存在し，そのため脳内代謝活性も上昇しており，従って脳内乳酸産生が増加するのではないかと推論しています。

更に最近，Dager ら（1997）は，前述した彼らの所見の再現性を調べるために，^{1}H-MRS を用いて島皮質領域での乳酸静注後の脳内乳酸を継時的に測定しています。もちろん PD 患者では NC に比し脳内乳酸レベルが上昇し，その継続時間も長いという前回と同様の結果が得られています。さらに彼らは，数ヵ月間の fluoxetine による治療後に同様の測定を極く少数例に行っており，治療前にみられた脳内乳酸の異常所見は正常化されなかったと報告しています。

彼らの研究は，対象者は少ないものの，全測定時間は2時間以上と非常に長く，他の追随を許さないものであり，今後の研究の進展を期待したいと思います。

我々は，1991年より感情障害や精神分裂病を対象として，^{31}P-MRS，^{1}H-MRS，^{7}Li-MRS 等を用いて，各疾患の脳代謝やリチウム脳内濃度の測定を行ってきました（加藤，1995）。そして，PD についても ^{31}P-MRS を用い研究を進めており（Shioiri ら，1996），現在以下の結果を得ています。

つまり，前頭葉全体での高エネルギーリン酸代謝に違いはなかったが，PD群では，NC 群に比し前頭葉でのフォスフォクレアチン（PCr）に左右差（右＞左）が認められたというものでした。この PCr は高エネルギーリン酸で，アデノシン3リン酸（ATP）とクレアチン（Cr）から合成され，神経活動によって ATP が消費されると，すぐに PCr から ATP が合成され，ATP の量を一定に保つ，いわばバッファーとして働いているとされています。従ってこの結果は，PD 患者では安静時における右前頭葉の過活動が存在することを示唆する所見と思われ，更にこの右前頭葉の過活動は不安状態に起因するものではないかと我々は考えています。また，測定中パニック発作を生じた2名では，呼吸性アルカローシスのためと思われる脳内 pH の高値所見を示しており，これは発作中に脳内 pH を測定した最初の報告であり，この意味からも ^{31}P-MRS による脳内 pH の測定は，PD の生物学的病因を探求していくために今後有用な手技の1つになる可能性があると思われます。

II PD の障害部位は？

これまで各研究の結果を簡単にまとめて記述すると，PD あるいは乳酸投与によってパニック発作が誘発される PD 患者では以下のような異常が認められています。

つまり，MRI 研究では，側頭葉，特に右側頭葉の異常。PET 研究では，安静時の海馬傍回の血流・血流量・酸素代謝及びグルコース代謝の左右差（右＞左），更にパニック発作時の両側側頭葉極及び帯状回などの血流増加。また，全脳，特に右眼窩前頭葉及び島での BZ 受容体結合の減少。そして SPECT 研究では，前頭葉下部の血流に左右差と両側海馬領域の血流減少，発作誘発時の前頭葉の血流低下。更に BZ 受容体の前頭前皮質での左右差（右＞左）。最後に，MRS 研究では，エネルギー代謝の前頭葉での左右差（右＞左），更に乳酸負荷時の左側頭－頭頂葉及び島皮質領域での脳内乳酸濃度の上昇。

以上より，これまでの研究からは，「PD では海馬領域を含んだ側頭葉及び前頭葉，更に帯状回等の辺縁系にも障害がある。」ということになります。そしてその障害は，同部位のどのような形態的または機能的な異常，あるいはその両方に起因しているものなのかは，残念ながらまだはっきりしていません。ただし，Penfield によれば，辺縁系の帯状回部分は脳幹から前頭葉へ，そして前頭葉から海馬傍回へ走る線維を含んでいるとされていますので，上記の部位の解剖学的な連絡は存在していることは確かです。また，Gorman ら（1989）は PD の病態を脳の神経回路の機能異常との関連で捉え，神経解剖学的仮説を唱えています。それによると，PD の症状別に責任病巣を想定し，パニック発作は脳幹部，予期不安は辺縁系，恐怖回避は前頭前野としています。これまでの脳機能画像研究の結果は必ずしも彼らの仮説を支持するものとは限りませんが，今後の PD の脳機能画像研究はこのような仮説の是非を確かめて行く重要な手段の1つになるものと思われます。

III それぞれの研究についての問題点

以下にそれぞれの研究の測定方法に関する問題点及び注意点を述べます。ただし,詳細については,それぞれ成書を参考にしていただきたいと思います。

a. CT 及び MRI 研究

画像研究については,やはり解像度の問題が重要です。自ずからCT を用いた研究には disadvantage があるわけで,従って画像研究において,用いる手技が CT から MRI にとって変わられたのも当然のことです。しかし,MRI にはスライス軸を,例えば OM ラインに正確に合わせるといったことが測定時間の関係で実際には困難であるといった問題があります。従って,正確な部位の測定や volumetric な処理に関しては注意が必要です。また厳密言えば,パラメーターを一定にしなければならないことも各研究間の比較を困難にさせています。

b. PET 及び SPECT 研究

まずは,Hot を用いるために各々の対象者の測定時間を厳密に同じ時間帯にする必要があると思われます。また同じ時間帯に測定されたとしても,特に血流を測定するような SPECT では,被検者が喫煙者であるだけで血流が低下したり,また開閉眼の有無や測定の慣れなどで前頭葉の血流が変化してしまうことがあり,注意が必要です。更に,用いたリガンドの特性に応じて結果が変化する場合もあります。例えば,^{99m}Tc-HMPAO を用いた場合には,初回脳循環から脳組織への摂取率(EF)が低いことや,いったん脳組織に取り込まれたトレーサーの血液中への逆拡散のため,集積率と脳血流の間の直線性が劣ること,更に静注早期では血中放射能が比較的高いことなどによって,高血流領域における過小評価と低血流領域の過大評価をきたすことがあります。従って,臨床研究への使用にあたってはより一層の慎重なリガンド選択が必要です。

また，BDZrのSPECT研究では，結合－解離動態の速いリガンドでは，組織内遊離型リガンド濃度をできるだけ一定に保って正確なBDZr密度を測定するために，トレーサーの投与方法をコントロールする必要があります。

一方，PET特有の問題点としては，まず高価であることが挙げられます。従って，なかなか臨床的に用いることができなく，施行条件や機種及び解像度，画像処理などの様々な違いが存在し，これらのことが矛盾や不一致の原因と思われます。また，トレーサーが安定したものがないことや，検出力が弱いことも挙げられるかも知れません。最後に，PET及びSPECT研究に共通することとして，対象人数が少ないことを挙げたいと思います。しかしこの点に関しては，それぞれの研究者がきちんとした実験計画を立てることで解決される問題です。

c．MRSについて

前述したようにMRSはBrain imagingの分野では，一番新しい手技です。そのため，MRSのデーターをどのように評価するかといった重大な問題と共に，各研究間のデーターの相互性を高めていく必要があります。つまり，MRS研究の問題点は，そのデーターをお互いにdiscussすることが困難なことです。この原因は，使用した装置，静磁場強度（テスラ単位），測定周波数（MHz単位），プローブ（RFコイル）についての型式，形状，寸法，測定対象への配置，磁場の均一性の調整（シミング）などの測定機器条件から，局在化に用いた方法（例えば，DRESS, ISIS, 1D-CSI等），パルス系列のパラメーター（例えば，測定パルスの繰返し時間，エコー時間，フリップ角，FID測定データー数，積算回数など），関心領域等の測定条件，更にデーター処理等さまざまな違いがあるためと思われます。現実的には，これらの諸因子を全て統一することは不可能ですので，やはりこれらの因子が実験結果にどのように影響するのかを理解し，今後はなるべく同様の測定方法を用いて研究を進めて行くように，各研究者間あるいは施設間での協力が不可欠ではないかと思われます。

IV 他の神経症領域の研究

a. 全般性不安障害 (Generalized Anxiety Disorder: GAD)

Buchsbaum ら (1987) は, GAD 患者を対象として ^{18}F-FDG を標準化合物とした PET 研究を行い, ベンゾジアゼピン服用後には前頭葉及び特に後頭葉で脳グルコース代謝が減少し, その程度は特に右半球で強いという結果を報告しています。この結果は, ジアゼパム投与によって右半球の脳血流量右半球の脳血流量が減少するという Mathew ら (1990) の結果や, 未治療の PD 及び不安の高い NC の脳血流や脳グルコース代謝は右側で高いとする他の報告に一致しているように思われます。これらの結果は GAD では右半球の過活動が関連しており, それがベンゾジアゼピン投与によって改善されたことを示唆しています。

Wu ら (1991) は, GAD 患者では NC に比べて, 全脳代謝との比をとった相対代謝量では, 左後頭葉 (17野下部), 右後側頭葉, 右中心前回, 小脳で増加しており, 絶対代謝量では大脳基底核 (特に被殻, 淡蒼球) と白質で減少していると報告しています。ちなみに, PD 患者で報告がある, 海馬傍回の左右差は認められていません。また側頭極の代謝は, 有意に低下しており, 同じ側頭葉内でも PD とは障害部位に差があるように思われます。ベンゾジアゼピン投与により臨床症状の改善に伴って, 皮質, 辺縁系, 大脳基底核の代謝の減少もみられていますが, これは, 治療前にも低値を示したものが更に下がっているわけで, 正常化したわけではありません。一方, プラセボ群では, 辺縁系, 大脳基底核におけるグルコース代謝の変化が不安症状の改善と有意な相関を示すという結果でした。従って, これらの部位が GAD 及びベンゾジアゼピン治療の効果に関与していることは確かなようですが, それらの変化のどれが一次的でどれは二次的なのかなど, その様式については全くわかっていないというのが, 現状と思われます。

b. 恐怖症 (phobia)

Mountz ら (1989) は, 単一 (小動物) 恐怖の患者を対象として, 安静時及び小動物をみせた際の脳血流の変化を $^{15}O-H_2O$ を用い測定し, 有意な血流変化は認められなかったと報告しています。しかしながらこの結果は, NC でも予期不安の際には脳血流に変化が認められたとする Reiman らの (1989b) 報告や他の不安障害に関する研究結果と大きく異なっており, 疑問が残ります。

最近, Rauch ら (1995) が $^{15}O-H_2O$ を用い, 7名の単一恐怖の患者に対して Mountz らと同様の研究をしています。彼らの結果は, 恐怖症状出現時には傍辺縁系及び体性感覚野, 後内側眼窩前頭葉などの血流が増加し, 特に単一恐怖に関連した不安は傍辺縁系によって調節されているのではないかと報告しています。

また MRS を用いた研究もなされています。Davidson ら (1993) は, 20名の社会恐怖症 (social phobia) と年齢・性別をマッチさせた NC 群20名の ^1H-MRS を測定し, 患者群では皮質下, 視床, 及び被殻領域でコリン, クレアチンが, また皮質及び皮質下領域でNアセチルアスパラギン酸 (N-acetyl aspartate: NAA) が有意に減少していたと報告しています。更に視床と非皮質性灰白質での上記の3つの物質の量は, 社会恐怖の症状や恐怖症状と逆相関していることも示しています。しかし, 投薬の問題や他の同様の研究が報告されていないことから, 現在のところ彼らの所見は, preliminary な位置付けしかないものと思われます。

また, 最近, Davidson らと同じグループの Miner ら (1995) が, $^{19}F-MRS$ を用いてフルオキセチンにより治療されている8名の社会恐怖患者の脳内フルオキセチンを測定し, 投薬により症状が改善した反応群 (5名) では, 非反応群 (3名) に比し脳内の濃度が高いと報告しています。ただし, 今回の研究では, 脳内フルオキセチン濃度が定常状態 (steady-state) となるためにはどのくらいの期間が必要なのかについての検討がなされていないため, 彼らの結果は非反応群の脳内濃度が定常状態に達していなかった可能性も残されます。

c. 強迫性障害 (obsessive-compulsive disorder : OCD)

Baxter ら (1987) は, OCD では大脳半球, 尾状核, 眼窩回のグルコース代謝率, 及び眼窩回の代謝率を同側大脳半球の代謝率で割った代謝比が左右とも NC やうつ病患者に比べて有意に上昇していることを示しました。そして彼は, 更に異なった OCD 群を対象として, 薬物治療後の再検査では臨床症状が有意に改善したケースで左右尾状核の代謝比が非反応群に比べ有意に増加し, 健常者と比較しても有意に高いレベルまで増加していること, 眼窩回の代謝比には治療による有意な変化は認められなかったことを見い出しています (Baxter ら, 1988)。彼らは2つの異なる患者群を対象として同様の結果を得ていることから, このデータをもとに眼窩回-尾状核のアンバランスが OCD の症状発現に関与しているという仮説を提示しています。

一方, NIMH の2つのグループも PET を用いた OCD 研究を行い, Baxter らの結果を支持する所見を報告しています。Nordahl ら (1989) は, Baxter らと同様の所見に加えて, 痛覚刺激が眼窩回の活動を増加させることを報告しています。また彼らは, 動物実験で行動の抑制, 馴化に眼窩回が関与していることを指摘し, 不快な感覚・情動・思考を抑圧するのに眼窩回が関与している可能性があること, OCD 患者ではそれに関連した部位が障害されているために不快な内的刺激を処理するための機構がうまく働かず, そのために眼窩回の過活動を生じている可能性を推定しています。

Swedo ら (1989) は, 若年発症の OCD を対象とした研究で, OCD では左の眼窩回, 右の知覚運動野, 両側の前帯状回と外側前頭前野でグルコース代謝率が増加しており, 右前頭前野と左前帯状回では代謝率比が有意に増加していること, 右眼窩回の代謝率及び代謝率比と OCD 重症度のと間に有意な相関があること, クロミプラミン治療に反応しなかった患者は, 反応した者と比べて右前帯状回と右眼窩回の代謝がより高かったことを報告し, これらの結果から, OCD では前頭葉-前帯状回-大脳基底核のループに機能障害があるという仮説を示しています。

このように OCD における PET 所見は, 眼窩回を含む前頭葉辺縁系皮質

の過活動が重度であるほど臨床症状も重度で治療への反応性が悪く，治療により線条体も過活動となることで症状が改善されることを示しており，眼窩回前頭葉 - 線状体系の障害が OCD 症状の発現に関与しているという仮説を支持する方向にあります。この仮説を支持する他の所見として Baxter ら (1988) は，Meige Symptome, klazomania, Sydenham,s Chorea 等の大脳基底核に障害をもつ運動疾患に OCD 症状がみられることや，X 線 CT や MRI を用いた研究でOCD 患者の線状体の構造異常や眼窩回の T_1 値の異常が報告されていること，更に OCD 患者の眼窩回の P300 が減少していること等をあげています。

しかしながら，最近，Schwartz ら (1992) は，OCD で行動療法に反応した 8 名の分析結果から，反応群では右帯状回の代謝変化が症状改善に関連していること，更に行動療法及び薬物療法に反応した群では右尾状核の同側半球に対する代謝率比が減少することを述べており，前述した Bater らの報告とは反対の結果となっています。しかしこの程度の対象数では確定的なことはいえないものと思われます。

(塩入俊樹，染矢俊幸)

文献

1) Baxter LR, Phelps ME, Mazziotta JC, et al.: Local cerebral glucose metabolic rates in obsessive-compulsive disorder: a comparison with rates in unipolar depression and in normal cintrols. Arch Gen Psychiatry 44: 211-218, 1987.
2) Baxter LR, Schwartz LM, Mazziotta JC, et al.: Cerebral glucose metabolic rates in non-depressive patients with obsessive-compulsive disorder. Am J Psychiatry 145: 1560-1563, 1988.
3) Benkelfat C, Bradwejn J, Meyer E, et al.: Functional neuroanatomy of CCK4-induced anxiety in normal healthy volunteers. Am J Psychiatry 152: 1180-1184, 1995.
4) Buchsbaum MS, Wu J, Haier R, et al.: Positron emission tomography assessment of effects of benzodiazepines on regional glucose rate in patients with anxiety disorder. Life Science 40: 2392-2400, 1987.
5) Dager SR, Marro KI, Richards TL, et al.: Preliminary application of magnetic resonance SPECTroscopy to investigate lactate-induced panic. Am J Psychiatry 151: 57-63, 1994.
6) Dager SR, Strauss WL, Marro KI, et al.: Proton magnetic resonance spectros-

copy investigation of hyperventilation in subjects with panic disorder and comparison subjects. Am J Psychiatry 152 : 666-672, 1995.
7) Dager SR, Richards T, Strauss W, Artru A : Single-voxel 1H-MRS investigation of brain metabolic changes during lactate-induced panic. Psychiatry Res 76 : 89-99, 1997.
8) Dantendorfer K, Prayer D, Kramer J, Amering M, Bascher W. Berger P, Schoder M, Steinberger M, Windhaber J, Imhof H, Katschnig H : High frequency of EEG and MRI brain abnormalities in panic disorder. Psychiatry Res 68 : 41-53, 1996.
9) Davidson JRT, Krishnan KRR, Charles HC, et al. : Magnetic resonance spectroscopy in social phobia : preliminary findings. J Clin Psychiatry (suppl) 54 : 19-25, 1993.
10) De Cristofaro MTR, Sessarego A, Pupi A, et al. : Brain perfusion abnormalities in drug-naive, lavtate-sensitive panic patients : a SPECT study. Biol Psychiatry 33 : 505-512, 1993.
11) Feisteol H, Kashka WP, Ebert D, et al. : Assessment of cerebral benzodiazepine receptor ditribution in anxiety disorders : a study with I-123-Ionazenil. J Nucl Med 34 : 47, 1993.
12) Fontaine R, Breton G, Dery R, et al. : MRI in panic disorder : subcortical atrophy and decreased signal in T_1. Paper presented at the Biological Psychiatry Meeting, May, 1987.
13) Fontaine R, Breton G, Dery R, et al. : Temporal lobe abnormalities in panic disorder : an MRI study. Biol Psychiatry 27 : 304-310, 1990.
14) Gorman JM, Liebowitz MR, Fyer AJ, et al. : A neuroanatomical hypothesis for panic disorder. Am J Psychiatry 146 : 148-161, 1989.
15) Kaschka W, Feistel H, Ebert D : Reduced benzodiazepine receptor binding in panic disorders measured by iomazenil SPECT. J Psychiat Res 29 : 427-434, 1995.
16) 加藤忠史：MRS ; MR スペクトロスコピーによる脳代謝測定. 臨床精神医学 24 : 537-545, 1995.
17) Kuikka JT, Pitkanen A, Lepola U, et al. : Abnormal regional benzodiazepine receptor uptake in the prefrontal cortex in patients with panic disorder. Nuclear Medicine Communications 16 : 273-280, 1995.
18) Lader MH, Ron M, Petursson H : Computed axial brain tomography in long-term benzodiazepine users. Psychol Med 14 : 203-206, 1984.
19) Lauer CJ, Krieg JC : Sleep electroencephalographic patterns and cranial computed tomography in anxiety disorders. Compr Psychiatry 33 : 213-219, 1992.
20) Lepola U, Nousianen U, Puranen M, et al. : EEG and CT findings in patients with panic disorder. Biol Psychiatry 28 : 721-727, 1990.
21) Malizia AL, Cunningham VJ, Bell CJ, Liddle PF, Jones T, Nutt DJ : Decreased brain $GABA_A$-Benzodiazepine receptor binding in panic disorder. Arch Gen Psychiatry 55 : 715-720, 1998.

22) Mathew RJ, Wilson WH : Cerebral blood flow in anxiety and panic : In Ballenger JC (Ed) : Neurobiology of Panic Disorder, Frontiers of Clinical Neuroscience Vol. 8, Chapter 17. Wiley-Liss Press, New York, pp 281-309, 1990.
23) Miner CM, Davidson JRT, Potts NLS, et al. : Brain fluoxetine measurements using fluorine magnetic resonance spectroscopy in patients with social phobia. Biol Psychiatry 38 : 696-698, 1995.
24) Mountz J, Modell J, Wilson M, et al. : Positron emission tomographic evaluation of cerebral blood flow during state anxiety in simple phobia. Arch Gen PSychiatry 46 : 501-504, 1989.
25) Nordahl TE, Benkelfat C, Semple WE, et al. : Cerebral glucose metabolic rates in obsessive-compulsive disorder. Neuropsychopharmacology 2 : 23-28, 1989.
26) Nordahl TE, Semple WE, Gross M, et al. : Cerebral glucose metabolic differences in patients with panic disorder. Neuropsychopharmacology 3 : 261-272, 1990.
27) 則清泰造, 松本洋輔, 山田了士, 他 : Panic Disorder 2 症例の Benzodiazepine Receptor Imaging SPECT 及び局所脳血流 SPECT の検討―機能的画像による評価―. 第17回日本生物学的精神医学会抄録集：142, 1995.
28) Ontiveros AO, Fontaine R, Berton G, et al. : Correlation of severity of panic disorder and neuroanatomical changes on magnetic resonance imaging. J Neuropsychiat Clin Neurosci 1 : 404-408, 1989.
29) Rauch SL, Savage CR, Alpert NM, et al. : A positron emission tomographic study of simple phobic symptom provocation. Arch Gen Psychiatry 52 : 20-28, 1995.
30) Reiman EM, Raichle ME, Butler FK, et al. : A focal abnormality in panic disorder, a severe form of anxiety. Nature 310 : 683-685, 1984.
31) Reiman EM, Raichle ME, Robins E, et al. : The application of positron emission tomography to the study of panic disorder. Am J Psychiatry 143 : 469-477, 1986.
32) Reiman EM : The study of panic disorder using positron emission tomography. Psychiatric Developments 1 : 63-78, 1987.
33) Reiman EM, Raichle ME, Robins E, et al. : Neuroanatomical correlates of a lactate-induced anxiety attack. Arch Gen Psychiatry 46 : 493-500, 1989a.
34) Reiman EM, Fusselman M, Fox PT, et al. : Neuroanatomical correlates of anticipatory anxiety. Science 243 : 1071-1074, 1989b.
35) Schlegel S, Steinert H, Bockisch A, et al. : Decreased benzodiazepine receptor binding in panic disorder measured by Iomazenil-SPECT : a preliminary report. Eur Arch Psychiatry Clin Neurosci 244 : 49-51, 1994.
36) Schmauss C, Krieg JC : Enlargement of cerebrospinal fluid spances in long-term benzodiazepine abusers. Psychol Med 17 : 869-873, 1987.
37) Schwartz JM, Martin KM, Baxter LR : Anterior cingulate gynus metabolism correlates with response to behavioral treatment for OCD. Society of Neuroscience 18 (Abstract) : 1597, 1992.
38) Shioiri T, Kato T, Murashita J, et al. : High-energy phosphate metabolism in the frontal lobes of patients with panic disorder detected by phase-encoded ^{31}P-

MRS. Biol Psychiatry 40 : 785-793, 1996.
39) Stewart RS, Devous MD, Rush AJ, et al. : Cerebral blood flow changes during sodium-lactate-induced panic attacks. Am J Psychiatry 145 : 442-449, 1988.
40) Swedo SE, Schapiro MB, Grady CL, et al. : Cerebral glucose metabolism in Childhood-onset obsessive-compulsive disorder. Arch Gen Psychiatry 46 : 5118-523, 1989.
41) Uhde TW, Kellner CH : Cerebral ventricular size in panic disorder. J Affect Dis 12 : 175-178, 1987.
42) Wiesel FA : Clucose metabolism in psychiatric disorders : how can we facilitate comparisons among studies? J Neural Transm (Suppl) 37 : 1-18, 1992.
43) Woods SW, Koster K, Krystal JK, et al. : Yohimbine alters regional cerebral blood flow in panic disorder. Lancet 2 : 678, 1988.
44) Wu JC, Buchsbaum MS, Hershey TG, et al. : PET in generalized anxiety disorder. Biol Psychiatry 29 : 1181-1199, 1990.

D. 神経免疫

はじめに

　近年，精神神経免疫学（Psychoneuroimmunology）に関する研究が広く展開されてきている。一方，パニック障害と免疫に関する研究は，それほど多くはないのが現状である。
　以下に精神神経免疫学の流れと，パニック障害の神経免疫に関する研究について述べる。

I 精神神経免疫学 (psychoneuroimmunology) の流れ

　これまでに，多発性硬化症やギランバレー症候群，重症筋無力症などの神経疾患における免疫系異常の研究がなされてきた。これらの神経疾患では，高頻度にウィルス感染が併発することから，液性免疫および細胞性免疫についての研究がなされ神経免疫（neuroimmunology）という分野として発展してきた。

さらに，精神科領域でも免疫学的解析が導入されるようになり，精神分裂病や躁うつ病においても，神経免疫と同様にウィルス感染による神経細胞・神経刺激伝達系の変化がこれらに対する抗体産生を生じ，その抗体が直接・間接的に精神病発症に関与する可能性について研究されている。また，うつや不安などの情動と免疫機能について研究されており，このような研究分野は精神神経免疫学（psychoneuroimmunology）として展開されてきている。ヒトにおける精神状態と免疫機能との関連については，種々の心労や悲哀，抑うつ状態では感染症，アレルギー疾患，自己免疫性疾患さらに癌の発生率が増加すると報告されている[19])。また，ストレス負荷により風邪などにかかりやすくなることよりストレスの免疫系への関与について研究されている。ストレスの免疫機能への反応は，ストレスの強さや持続時間などのストレス要因とストレスを受け取る個人の性格などの心理的要因や身体的要因によっても異なってくる。

ところで，神経系からのシグナルは内分泌系の機能を調節し，一方，免疫系は抗原の刺激に応答し，いずれもそれぞれのネットワーク機構によって生体の恒常性を維持しており，神経－内分泌系と免疫系は，その機能的な役割は独立していると従来考えられてきた。しかし，最近では神経系－内分泌系－免疫系には相互に情報伝達の仕組みを共有して総合的に生体調節系として働いており[17)]，いずれかの系が応答すると他の系の機能にも影響することが明らかとなってきている。

神経・内分泌系による免疫調節系としては，視床下部－下垂体－副腎皮質系と，視床下部－交感神経－副腎髄質系を介した系が考えられている。その他にセロトニン，ヒスタミン，プロスタグランジン，サブスタンスＰ，エンケファリンやエンドルフィンなどの物質も免疫系に対する作用を有し，リンパ球をはじめとする免疫細胞表面にはこれらの神経伝達物質に対する受容体が存在する。

神経系と免疫系の二方向性の調節機構については，白血球膜表面抗原（CD抗原）と反応するモノクローナル抗体が神経細胞とも反応することが発見の糸口となった。免疫細胞と神経細胞の膜表面には共通抗原が存在することから，両者の間の情報伝達の存在が推測された。両者に共通な抗原としては，Thy-1, H-2 関連抗原，Ia 抗原，HLA 抗原，β_2-ミクログロブリン，asialoganglioside, Leu7 抗原などが知られている。さらに，活性化した免疫細胞から神経ペプチドが産生されることや，一方，活性化した神経細胞から免疫系の細胞相互作用の免疫調節物質であるインターロイキン（IL）が放出されることが発見されている。免疫調節物質のサイトカインのなかには，神経系細胞に作用して発熱・睡眠・食欲などの中枢神経系の生理作用を調節することも判明している。このような免疫調節物質としては，IL-1, IL-2, α-Interferon（α-IFN），γ-INF, Tumor necrosis factor（TNF）などが報告されている。以上のように精神神経免疫学の研究は展開されてきている。

II　パニック障害におけるアレルギー

Schmidt-Traub ら[31)]はパニック障害／広場恐怖患者においてアレルギー／アナフィラキシー（IgE 媒介性の I 型アレルギー反応）を高頻度に観察した。広場恐怖の有無に関わらずパニック障害とアナフィラキシーによる自律神経症状には高い相関が示され，パニック障害／広場恐怖患者のうちの74％に治療を必要とするアレルギー疾患があると報告している。これらのことからパニック障害／広場恐怖が単なる認知－情動性事象ではなく，遺伝・生態学・心理・社会的要素によっても決定されえるアレルギー疾患として見なすことが可能な精神免疫学的障害でありうるとしている。この不安－アレルギーの過程の関連性は，認知過程を媒介として発現する可能性がある[32)]。Schmidt-Traub は更に精神免疫学的関係を調査するためにコントロール・スタディ（アレルギー患者100名，パニック障害／広場恐怖患者79名，対照群66名）を行ない[33)]，アレルゲンに対するI型即時型反応はパニック障害患者群の70％（対照群では28％），合成ニッケルに対するIV型遅延皮膚反応はパニック障害患者の15％（対照群では7％）に認めている。逆に，アレルギー患者の10％はパニック障害に罹患し，45％はパニック発作を経験していたが，一方，対照群ではパニック障害の罹患は2％，パニック発作の報告は24％であった。このことより，パニック障害を発症するアレルギー患者の相対的危険度は，明らかに対照群の5倍以上であると報告している。

III パニック障害における免疫異常

a. パニック障害における液性免疫異常

Rameshら[25,26]は59名のパニック障害患者を30名の対照群と比較し,血漿IgA濃度は有意な高値を示し,IgG, IgM, IgEには有意差を認めなかったと報告している。

b. パニック障害における細胞性免疫

パニック障害における細胞性免疫に関する報告もいくつかみられる。Schleiferら[30]は治療前の末梢血リンパ球およびリンパ球サブセット(T, B, NK, T4, T8)の数はパニック障害患者群と対照群とで有意差がないと報告している。Rameshら[26]はパニック障害患者において白血球数の有意な増加とリンパ球数の有意な減少が認められるが,相対的な免疫機能障害は示唆されないと報告している。Marazzitiら[22]は抑うつ患者,パニック障害患者,健常対照者において免疫細胞サブセットを測定した。T4細胞に関してはパニック障害患者では健常者およびうつ病患者に比べて有意に低下し,その他の測定項目は健常対照群とほとんど有意差は認められなかったと報告している。Andreoliら[1]はうつ病に同時発症するパニック障害の有無の2群において免疫パラメータを調査し,パニック障害の存在の免疫能への影響を検討した。その結果,うつ病患者群全体と対照群との間に有意差は認められなかった。しかし,パニック障害を同時発症しているうつ病患者群では対照群に比較してT4細胞の高値が観察された。彼らはその後,パニック障害を伴ううつ病患者はパニック障害を伴わないうつ病患者と比較してT細胞数の増加を報告した[2]。これらのデータより,パニック障害の存在がうつ病における免疫学的パラメーターに影響していると考察している。またパニック障害を同時に伴ううつ病は精神生物学的には抑うつ性障害とは異なったカテゴリーに相当する可能性が指摘されている[11]。最近の研究では,免疫細胞数および機能の変化が高齢の重度抑う

つ入院患者に生じている可能性が示され,うつ病の精神免疫学的研究における恐慌性傾向と免疫の関係の詳細な検討が必要であると思われる。

mitogen 刺激によるリンパ球幼若化反応に関して Surman ら[11]はパニック障害患者ではさまざまな mitogen に対する幼若化反応は正常であると報告している。Brambilla ら[29]は,副腎皮質刺激ホルモン放出ホルモン(CRH)負荷試験前後に mitogen の phytohemagglutinin (PHA) に対するTリンパ球幼若化能を測定し,CRH 負荷前における PHA 刺激に対するTリンパ球幼若化反応は恐慌性患者では正常で,CRH 負荷後の幼若化反応も患者群と対照群とで有意差ないと報告した。一方,Schleifer ら[30]は PHA および concanavalin A (Con A) に対するリンパ球幼若化反応はパニック障害患者でより低いことを報告している。Andreoli ら[2]はパニック障害を伴ううつ病被験者では,対照群と比較して PHA や Con A などの幼若化反応が亢進しており,またパニック障害を伴わないうつ病患者と比較しても PHA 幼若化反応が亢進しているのを観察している。すなわち併発する恐慌性がうつ病の精神免疫学的関連において独立した因子として存在する可能性を示している。また Surman ら[35]は,パニック発作を有するパニック障害患者ではリンパ球幼若化能は障害されないと報告している。うつ病にパニック障害を併発した患者における免疫細胞の数・機能の亢進は,ノルアドレナリン放出亢進と関係している可能性がある。ストレスは視床下部-下垂体-副腎皮質軸および自律神経系を介する機序の両者により,免疫能増強と免疫抑制の両者として表現される可能性が示されている[13,14]。

パニック障害では基本的に免疫パラメータは正常である可能性が考えられるが,パニック障害とうつ病の同時併発は辺縁系-視床下部-下垂体-副腎皮質軸および自律神経系の関与を介して免疫学的パラメータの亢進をきたす可能性がある。うつ病の併発・既往といった対象の非均一性はパニック障害における免疫学的評価の解離を生ずるものと思われる。

我々はネコを用いて視床下部電気刺激により出現する情動行動と免疫機能との関連について検討した。10秒間の電気刺激を5分間隔で1時間にわたり,視床下部前核を刺激して出現する不穏行動は白血球数の有意な増加をもたらした。

白血球分類では好中球数の著明な上昇およびリンパ球数の減少があり，リンパ球のサブセットでは，T4, T8 陽性細胞の減少が観察された。一方，PHA および Con A に対するリンパ球幼若化能については統計的に有意な変化は認められなかった[18]。

IV パニック障害における免疫機能に影響しうる視床下部－下垂体－副腎皮質（HPA）系機能

パニック障害では視床下部－下垂体－副腎皮質（HPA）系ホルモンの静的・動的分泌機能はしばしば障害されている[7, 12, 24]。Cameron ら[7] は ACTH－コルチゾールの基礎血漿濃度の正常〜増加，デキサメサゾンによるコルチゾール抑制（DST）の反応低下を報告している。これまでの研究[24]より，パニック障害では CRH 刺激におけるコルチゾール上昇が正常にもかかわらず ACTH 反応の鈍化が認められ，CRH 分泌過剰の遷延・副腎機能亢進・フィードバック反応の維持が示されている。うつ病においては HPA 機能亢進と免疫機能の間に解離があることより，CRH／コルチゾールの分泌亢進が直接免疫能抑制として反映されるわけではない[8, 29]。パニック障害においても HPA－免疫系間の解離が存在する可能性，すなわち CRH 投与およびそれに引き続く ACTH－コルチゾール分泌過剰は PHA に対するリンパ球幼若化反応に影響しないことが推測されている[36]。

V パニック障害の免疫機能変化に関与しうる自律神経－ノルアドレナリン放出系（＝視床下部－交感神経－副腎髄質系）機能

パニック障害患者ではアドレナリンおよびノルアドレナリン系機能に変化が生じていることを示唆する証拠が多く報告されている[8, 16, 36]。パニック障害では安静時や実験的ストレスに続く心臓交感神経活動上昇や副腎髄質活動上昇はしばしば観察されており[7, 36]，免疫系の各組織（胸腺，骨髄，脾臓，リンパ節）が交感神経・副交感神経の支配を受けている[16] ことより免疫能に影響し

ていることが推測される。こうしたリンパ組織は自律神経の血管支配を介して微小循環調節を受けているだけでなく、リンパ球膜表面のコリン作動性受容体、α, β-アドレナリン受容体を介してリンパ球に直接作用していると考えられている。また自律神経末端から分泌されるソマトスタチンや血管作動性腸管ポリペプチド、カルシトニン遺伝子関連ペプチド、ニューロペプチドY、オピオイドなどの神経ペプチドがリンパ球を含む種々の免疫細胞の受容体に作用し、免疫能が修飾されることも知られている。さらに自律神経系は視床下部のCRH分泌を介して免疫能に影響していることも報告されている。孤束核は室傍核内側のCRH細胞に富んだ部位にノルアドレナリン系の神経線維を送り、青斑核は甲状腺刺激ホルモン放出ホルモンやソマトスタチン、またドーパミン含有細胞に富む脳室周囲核や大脳皮質・海馬に同様の線維を送っている。両神経核共に内臓神経刺激や体性感覚神経刺激とネットワークを形成しながら、室傍核からのCRH分泌を刺激し、先ほどの一連の反応を引き起こす[15]。

VI パニック障害におけるリンパ球細胞膜表面の神経伝達物質受容体

Craryら[10]は生理的な量のエピネフリンによりTリンパ球サブセットの比率が変化することを報告した。前述のように、アドレナリン・アセチルコリン、ヒスタミン、エンドルフィン、ACTH、いくつかの神経ペプチドといったストレス反応/不安関連物質の受容体がリンパ球膜上に存在し、またリンパ球からも種々のホルモンや神経ペプチドが分泌しうることが報告されている。

末梢循環リンパ球におけるβアドレナリン受容体の変化はヒト心筋を含む組織のβアドレナリン受容体の密度および機能的反応性の変化を反映している。そこで、ヒトの末梢性βアドレナリン受容体機能のモデルとしてリンパ球β_2アドレナリン受容体は有用であることが示されて以来[6]、末梢血リンパ球βアドレナリン受容体の評価が数多く行なわれるようになった。ところで、パニック障害においては末梢βアドレナリン受容体系の機能低下を示す研究がいくつか示されている。初期の研究[23]によりパニック障害では末梢性βアドレ

ナリン受容体の機能低下が示されているが，Brown ら[5] は，パニック障害患者ではリンパ球βアドレナリン受容体数の減少と結合親和性亢進を報告している。Maddock ら[20, 21] は，広場恐怖を伴うパニック障害におけるリンパ球β受容体機能の減少は密度減少および cAMP 応答性減少として表現され，空間恐怖の程度との相関は有意でないと報告している。

パニック障害におけるリンパ球細胞膜表面の神経伝達物質受容体の報告に関しては，β受容体に関するものが大半であるが，ベンゾジアゼピン受容体，グルココルチコイド受容体，コレシストキニン（CCK）濃度，βエンドルフィン（beta-EP）濃度などの報告もみられる。Rocca ら[27] は全般性不安障害・パニック障害・強迫性障害・他の精神障害・健常対照群におけるリンパ球膜末梢性ベンゾジアゼピン受容体を分析し，パニック障害における有意な変化は認めないとしている。また，パニック患者におけるリンパ球グルココルチコイド受容体数についても有意な変動は観察されておらず[38]，差を認めていない。Brambilla ら[4] は CCK がヒトではパニック発作を誘発することより，パニック障害患者および健常被験者でリンパ球 CCK-8 濃度を測定した結果，CCK-8 濃度は患者では対照被験者より有意に低く，30日間のアルプラゾラム療法後も変化を認めないことを報告している。

VII 免疫細胞と神経細胞のヒト組織適合抗原
Human Leukocyte Antigen (HLA)

HLA とパニック障害に関する論文はそれほど多く報告されていない。Surman ら[34] は，パニック発作をおこした2組の兄弟に同一の B14 抗原を見出だした。しかし，その後の研究では，B14 抗原とパニック発作との相関は支持されていない[9]。Ayuso-Gutzerrez ら[3] はパニック障害患者および罹患率の高い家族員に共有されている HLA ハプロタイプを検討した。パニック障害／広場恐怖に罹患した全例で HLA-A3, B18 が共通して見られ，非罹患家族員にはそうしたハプロタイプは見られないことを報告し，パニック障害の遺伝的要素を想定している。Vorob'eva ら[37] は HLA-Cw6 をパニック障

患者の53%に認め（対照群では10%），抗原 Cw6 を保有する個人のパニック発作の相対的危険度は10.3と報告し，パニック発作の潜在的遺伝指標として抗原 HLA-Cw6の可能性を指摘している。

おわりに

これまで，パニック障害と免疫に関して，アレルギー反応の頻度の増加，液性，細胞性免疫異常，それらに関与する HPA 系や視床下部・交感神経・副腎髄質系，リンパ球細胞膜表面の神経伝達物質受容体，HLA との関連などについて述べてきた。免疫系によるパニック障害の病態への関与について今後解明すべき点が多い。近年，情動と免疫についての研究が広くなされてきている。
今後これらの研究が進展することによって，パニック障害における免疫系の本質的な役割が明らかになっていくものと期待される。

（田中浩稔，久保千春）

文献

1) Andreoli, A., Keller, S. E., Taban, C., et al : Immune function in major depressive disorder:relation to panic disorder comorbidity., Biol. Psychiatry., 27 : suppl. 9A, p95A, 1990.
2) Andreoli, A., Keller, S. E., Rabaeus, M., et al. : Immunity, major depression, and panic disorder comorbidity., Biol. Psychiatry., 31 : 896-908, 1992.
3) Ayuso-Gutzerrez, J., Llorente, L. J., Ponce-de-Leon, C., et al : HLA and panic disorder., Am. J. Psychiatry., 150 : 838-839, 1993.
4) Brambilla, F., Bellodi, L., Perna, G., et al. : Lymphocyte cholecystokinin concentrations in panic disorder., Am. J. Psychiatry., 150 : 1111-1113, 1993.
5) Brown, S-L., Charney, D. S., Woods, S. W., et al. : Lymphocyte beta-adrenergic receptor binding in panic disorder., Psychopharmacology (Berl), 94 : 24-28, 1988.
6) Brodde, O-E., Kretsch, R., Ikezono, K., et al. : Human beta-adrenoceptors : relation of myocardial and lymphocyte beta-adrenoceptor density., Science., 231 : 1584-1585, 1986.
7) Cameron, O. G., Nesse, R. M. : Systemic hormonal and physiological abnormalities in anxiety disorders., Psychoneuroendocrinology., 13 : 287-307, 1988.
8) Charney, D. S., Redmond, D. E. Jr : Neurobiological mechanisms in human anxiety : evidence supporting central noradrenergic hyperactivity., Neuropharmacology., 22 : 1531-1536, 1983.

9) Cottraux, J., Gebuhrer, L., Bardi, R., et al. : HLA system and panic attacks., Biol. Psychiatry., 25 : 505-508, 1989.
10) Crary, B., Hauser, S., Borysenko, M., et al. : Epinephrine induced changes in the distribution of lymphocyte subsets in peripheral blood of humans., J. Immunol., 131 : 1178-1181, 1982.
11) Grunhaus, L. : Clinical and psychobiological characteristics of simultaneous panic disorder and major depression., Am. J. Psychiatry., 145 : 1214-1221, 1988.
12) Irwin, M., Daniels, M., Risch, S. C., et al : Plasma cortisol and natural killer activity during berehavement., Biol. Psychiatry., 24 : 173-178, 1988.
13) Irwin, M., Hauger, R. L., Brown, M., et al. : CRF activates the autonomic nervous system and reduces natural killer cytotoxicity., Am. J. Physiol., 225 : R 744-747, 1988.
14) Keller, S. E., Wiess, J. M., Schleifer, S. J., et al. : Suppression of immunity by stress : effect of a graded series of stressors on lymphocytes stimulation in rats., Science., 213 : 1397-1400, 1981.
15) Komaki, G., Gottschall, P. E., Somogyvari-Vigh, A., et al. : Rapid increase in plasma IL-6 after hemorrhage, and posthemorrhage reduction of the IL-6 response to LPS, in conscious rats : interrelation with plasma corticosterone levels., Neuroimmunomodulation., 1 : 127-134, 1994.
16) 小牧元, 久保千春：心身症における生物学的（生体）機構., 精神療法, 22 : 233-245, 1996.
17) 久保千春：ストレスと神経内分泌免疫., 心身医療, 6 : 10-13, 1994.
18) 久保千春, 溝部宏二, 森良信, 他：情動行動と免疫機能との関連について―ネコ視床下部電気刺激により出現する不穏行動と細胞性免疫能の変化の相関についての研究―., 平成7年度喫煙科学研究財団研究年報, 810-819, 1996.
19) 久保千春：ストレスと免疫., アレルギー科, 1 : 635-640, 1996.
20) Maddock, R. J., Carter, C. S., Magliozzi, J. R., et al. : Reduced lymphocyte beta-adrenoreceptor fucntion in panic disorder with agoraphobia and changes with treatment., Biol. Psychiatry., 31 : 67A, 1992.
21) Maddock, R. J., Gietzen, D. W., Goodman, T. A. : Decreased lymphocyte beta-adrenoreceptor function correlates with less agoraphobia and better outcome in panic disorder., J. Affect. Disord., 29 : 27-32, 1993.
22) Marazziti, D., Ambrogi,F., Vanacore, R., et al. : Immune cell imbalance in major depressive and panic disorders., Neuropsychobiology., 26 : 23-26, 1992.
23) Nesse, R. M., Cameron, O. G., Curtis, G. C., et al. : Adrenergic function in patients with panic anxiety., Arch. Gen. Psychiatry., 41 : 771-776, 1984.
24) Pedersen, C. A., Folds, J. D., Evans, D. L. : Dexamethasone effects on numbers of cells in lymphocyte subpopulations : changes associated with major depression and DST nonsuppression., Prog. Neuro-Psychopharmacol. Biol. Psychiatry., 13 : 895-906, 1989.
25) Ramesh, C., Yeragani, V. K., Balon, R., et al. : A comparative study of immune

status in panic disorder patients and controls., Acta. Psychiatr. Scand., 84 : 396-397, 1991.
26) Ramesh, C., Yeragani, V. K., Balan, R., et al. : Immunological function in panic disorder patients and controls., Biol. Psychiatry., 27 : suppl 9A, p65A, 1990.
27) Rocca, P., Ferrero, P., Gualerzi, A., et al. : Peripheral-type benzodiazepine receptors in anxiety disorders., Acta. Psychiatr. Scand., 84 : 537-544, 1991.
28) Roy-Byrne, P. R., Uhde, T. W., Post, R. M., et al. : The corticotropin-releasing hormone stimulation test in patients with panic disorder., Am. J. Pyschiatry., 143 : 896-899, 1986.
29) Schleifer, S. J., Keller, S. E., Bond, R. N., et al. : Major depressive disorder and immunity-role of age, sex, severity and hospitalization., Archs. Gen. Psychiat., 46 : 81-87, 1989.
30) Schleifer, S. J., Keller, S. E., Scott, B. J., et al. : Lymphocyte function in panic disorder., Biol. Psychiat., 27 : suppl. 9A, 66A, 1990.
31) Schmidt-Traub, S., Bamler, K. J. : Psychoimmunologic correlation between allergies, panic and agoraphobia., Z. Klin. Psychol. Psychopathol. Psychother., 40 : 325-345, 1992.
32) Schmidt-Traub, S. : Anxiety and immunologic disorder : phobia, generalized anxiety syndrome and panic attacks from the psychoimmunologic viewpoint with the intention of generating hypotheses., Z. Psychol. Z. Angew. Psychol., 199 : 19-34, 1991.
33) Schmidt-Traub, S. : The psychoimmunological network of panic disorders, agoraphobia and allergic reactions., Ther. Umsch., 52 : 123-128, 1995.
34) Surman, O. S., Sheehan, D. V., Fuller, T. C., et al. : Panic disorder in genotypic HLA identical sibling pairs., Am. J. Psychiatry., 140 : 237-238, 1983.
35) Surman, O., Williams, J., Sheeha, D., et al. : Immunological response to stress in agoraphobia and panic attack., Biol. Psychiatry., 21 : 768-774, 1986.
36) Veith, R. C. : Sympathetic nervous system fucntion in depression and panic disorder, in stress : neurobiology and neuroendocrinology., Edited by Brouwn, M. R., Koob, G. F., Rivier, C. New York, Marcel Dekker, 1991.
37) Vorob'eva, O. V., Tananov, A. T., Kurmyshkin, A. A. : The genetic aspects in the genesis of autonomic crises (panic attacks)., Zh. Nervopatol. Psikhiatr. Im. S. S. Korsakova., 92 : 57-58, 1992.
38) Yehuda, R., Boisoneau, D., Mason, J. W., et al. : Glucocorticoid receptor number and cortisol excretion in mood, anxiety, and psychotic disorders., Biol. Psychiatry., 34 : 18-25, 1993.

E. 神経薬理

I 不安をどうとらえるか

臨床的には，不安を基盤とする疾患は不安障害のなかに入れられ，パニック（恐慌性）障害，全般性不安障害，強迫性障害などに分類されている。

しかし，動物を対象としたときに，それぞれの病態が動物の不安モデルや抗不安薬の各種のスクリーニング・テストとどう対応するか，つまりそれぞれの動物実験において喚起される不安類似の情動が，ヒトにおけるどの不安状態と対応するかということについて検討することはなかなか困難な事が多い。

さらに，動物実験で設定されている不安類似の状態では不安と恐怖との区別も必ずしも定かではない。

この章では，従来から不安に近い負の情動を喚起すると考えられてきた状態のときの行動の変化や神経伝達物質の変化について述べ，それらの変化に対して，抗不安楽がどういう機序で作用するかを述べる。

II 抗不安薬の行動薬理学

ヒトの精神機能や情動に選択的に作用する薬物である向精神薬の作用を，動物を対象としてみていく上で有効な方法は動物の行動を指標とする方法で，このような接近法は行動薬理学と呼ばれる。

行動薬理学的には，抗精神病薬，抗うつ薬，抗不安薬をある程度区別することが可能である。ところで，現在もっとも汎用されている抗不安薬は基本的にbenzodiazepine (BDZ) 骨格を有するものであるので，ここでは BDZ 系抗不安薬について述べる。

図1は，従来から用いられて来た抗不安薬の主な行動薬理作用を示している。

7. 病態　151

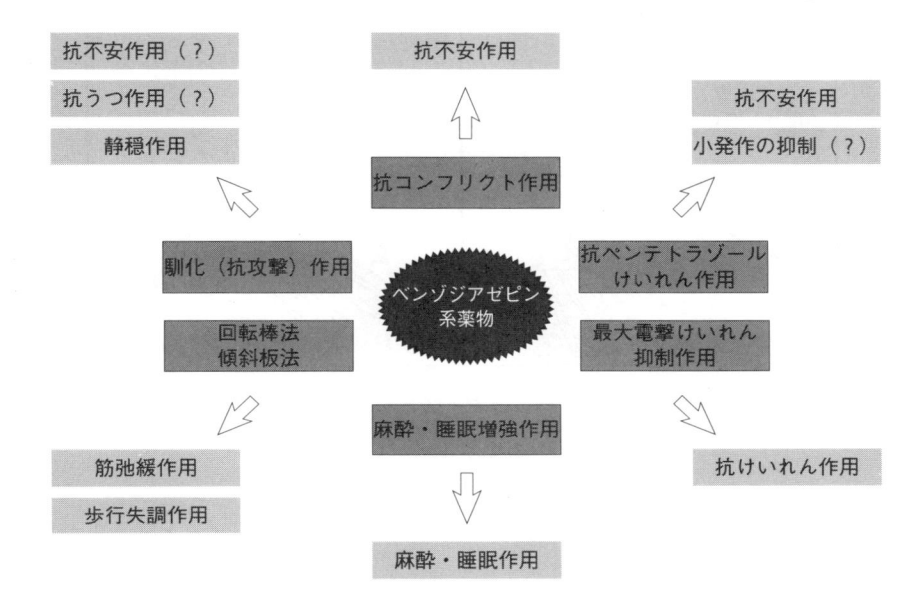

図1　ベンゾジアゼピン系薬物の主な行動薬理作用と予測される臨床効果

(図の内容)
- 抗不安作用（?）
- 抗うつ作用（?）
- 静穏作用
- 抗不安作用
- 抗不安作用
- 小発作の抑制（?）
- 抗コンフリクト作用
- 馴化（抗攻撃）作用
- 抗ペンテトラゾールけいれん作用
- 回転棒法　傾斜板法
- 最大電撃けいれん抑制作用
- 筋弛緩作用
- 歩行失調作用
- 麻酔・睡眠増強作用
- 抗けいれん作用
- 麻酔・睡眠作用

中央：ベンゾジアゼピン系薬物

これらの作用について簡単に説明を加える。

麻酔・睡眠増強作用や鎮静作用は意識水準への作用をみているともいえるもので，BDZ系薬物の投与により自発運動量が減少したり，眠ってしまったり，barbituratesによる麻酔や睡眠時間を延長させる作用である。

傾斜板法はキャンバスなどの上に動物を置き，次第にその角度を増していくときに動物がどのくらいで滑り落ちるかをみるものである。回転棒法は一定のスピードで回転する棒に動物を乗せ，転がり落ちるかどうかをみる方法である。いずれも筋弛緩作用や協調運動障害などをみていることになる。

また抗ペンテトラゾールけいれん作用は，中枢興奮薬であるペンテトラゾールによって生じるけいれんを抗不安薬がどの程度抑えるかということで，臨床的には抗けいれん作用や抗不安作用などと関連すると考えられる。同じけいれんでも，電撃によって引き起こされるけいれんを抑える作用は，臨床的には強直性けいれんなどに有効な可能性がある。

動物の攻撃行動を抑える作用が馴化作用で，臨床的には抗不安作用や抗うつ

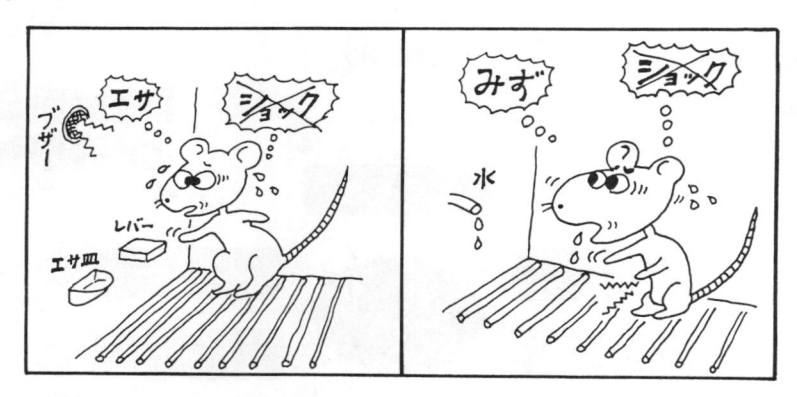

図2 Geller と Seifter タイプのコンフリクト状況（左）と Vogel タイプのコンフリクト状況

作用と関連すると考えられている。

これらの作用の中で，臨床的な抗不安作用ともっとも関連すると考えられているのは，抗コンフリクト作用（コンフリクト緩解作用）である。図2に示したように，ラットやマウスにレバーを押せば餌をもらえることを学習させ，その後ブザーがなっている間にレバーを押すと床から電撃が加えられる。通常ブザーがなっている間はレバーを押さなくなるが，この状態がコンフリクト状態と考えられている（Geller と Seifter 型)[2]。あらかじめ BDZ 系抗不安薬で前処置しておくと，ブザーがなっている間でもレバーを押すようになる。もっと簡単な方法は，一定の時間絶水状態におき，その後ノズルから飲水できるようにするが，動物が飲水しようとすると電撃が与えられるというもので（Vogel 型)[21]，この際も抗不安薬で前処置しておくと電撃がきても水を飲むようになる。

図3に BDZ 系薬物の主な行動薬理作用と臨床応用を示す。基本的に強弱は別にしても BDZ 系薬物はこれらの作用のすべてを有すると考えられるが，それぞれの作用の相対的な強さが薬物によって異なっており，どれが特に強いかで，抗不安薬，抗てんかん薬，睡眠薬などとして臨床応用されることになる。

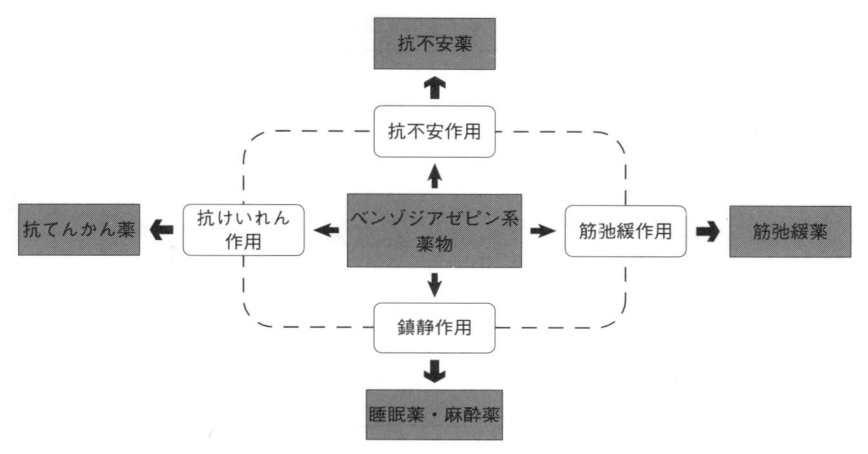

図3 ベンゾジアゼピン系薬物の主な薬理効果と臨床応用

III 抗不安薬に比較的特異性の高い行動薬理学的方法

　表1に比較的抗不安薬に特異性の高い行動薬理学的方法を示す。基本的には条件づけを利用するものと，動物の生態学的特性を利用するものとに分けられる。この中でよく用いられるのは，高架式プラス迷路テストで，図4に示すように，ラットやマウスを一定の高さに置かれた十字（プラス）型の迷路に置く。この迷路の2本のアームは壁で遮蔽されたクローズド・アームであるが，他の2本のアームはオープンのはままのオープン・アームである。通常はオープン・アームにいる時間は短いが，抗不安薬を投与するとオープン・アームに滞在する時間が延長する。

　条件性防御覆い隠し行動とストロー懸垂による強制遊泳法は，著者らが用いてきた方法である。前者はラットを箱に入れ壁から突き出た電極棒にラットが触れると1回電撃が加えられる。すると通常はラットは床の木屑をすくってこの棒を覆い隠そうとするが，この行動が抗不安薬で抑えられ，不安惹起薬では逆に増強される[20]。後者は，ラットを一定の水が入れられたシリンダーに入れ上からストローを懸垂する方法である。ラットはストローに登攀しようとす

表1　動物における不安の行動薬理学的テスト

オペラント型条件行動によるコンフリクト・テスト
Geller-Seifter 型コンフリクト・テスト
Vogal 型コンフリクト・テスト
古典的条件行動によるテスト
条件情動反応
驚愕増強反応
生態学的動機を基本にしたテスト
探索行動を基本にするもの
高架式プラス迷路テスト
黒―白移動
社会的行動を基本にするもの
ソーシャル・インターラクション・テスト
生態学的制約を受けた条件行動
条件性防御覆い隠し行動パラダイム
ストロー懸垂による強制遊泳法

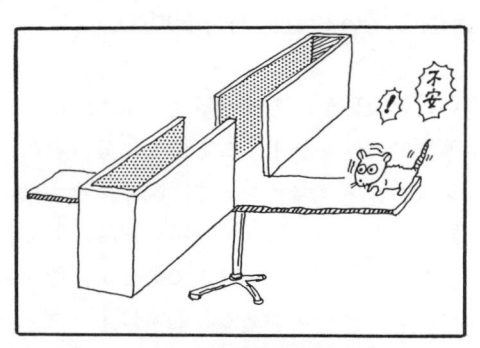

図4　高架式プラス迷路

るが，この登攀回数が抗不安薬で抑えられ，不安惹起薬で増強される[9,10]。

IV　抗不安薬の作用機序

1977年，Möhler と Okada[8]，Squires と Braestrup[12] によって，ラットの脳に ^{3}H-diazepam と特異的に結合する部位が存在することが報告された。この結合は，高親和性の特異的結合であり，高濃度になると飽和され，しかも可逆的であり，BDZ系薬物の結合親和性と薬理学的活性のひとつである筋弛緩作用の強さとの間に高い相関性があることなどから，この結合部位が BDZ受容体であると考えられた。つまり，BDZ 系薬物は BDZ 受容体を介してその作用を現していると考えられた。BDZ 受容体は，大脳皮質，小脳に多く，次いで扁桃核，海馬，視床下部に多く，橋や延髄などでは比較的少ない。

さらに，BDZ系薬物とBDZ受容体との結合が，γ-アミノ酪酸（γ-aminobutyric acid, GABA）の作用薬の存在下で増強されること，逆にGABA作用薬とGABA受容体との結合が，BDZ系薬物の存在下で増強されることも明らかになり，BDZ受容体はGABA受容体と共役していることが推測された。さらに，これらの共役した受容体には，barbituratesやethanolが共役する部位もあることが分かった。またGABA受容体には，GABA$_A$受容体とGABA$_B$受容体の2種類のサブタイプが存在するが，BDZ受容体はGABA$_A$受容体と共役していることが示唆され，最終的には，BDZ系薬物は，GABA$_A$ receptor/BDZ receptor chloride ionophore supramolecular complex（GABA$_A$/BDZ complex）という蛋白複合体のBDZ受容体に結合して，GABA$_A$受容体機能を増強させることでその作用を現すと考えられている。

　脳内の神経伝達物質はグルタミン酸やアスパラギン酸などの興奮性の神経伝達物質とGABAやグリシンなどの抑制性の神経伝達物質とに分けられる。

　BDZ系薬物は，抑制性の神経伝達物質であるGABAの作用を増強することで作用していると考えられる。つまり，GABA$_A$/BDZ complexの中心部はCl$^-$イオンが通るCl$^-$イオンチャンネルを形成している。GABAがGABA$_A$受容体に結合すると，Cl$^-$イオンチャンネルが開き膜の外から内側へCl$^-$イオンの流入が増加する。通常の状態では，膜を隔てて外側がプラスに内側がマイナスに荷電しており，細胞内に陽イオンが流入することで脱分極が生じ，活動電位が発生する。これが細胞の興奮として伝えられていくことになる。ところが，GABA$_A$/BDZ complexが形成するCl$^-$イオンチャンネルが開き，Cl$^-$イオンの細胞内への流入が増加すると，細胞内の荷電状態はマイナスのほうに傾く。そのため，細胞膜は過分極状態になり，興奮しにくくなり，抑制されてしまう。これが，GABAによるGABA$_A$受容体を介した抑制機序である。

　この抑制機構の過程で，BDZ系薬物はGABA$_A$/BDZ complexのBDZ受容体に結合することで，Cl$^-$イオンチャンネルの開口回数を増加させる。その結果Cl$^-$イオンの細胞内への流入はさらに増加し，GABA$_A$受容体を介した抑制はGABA単独作用時よりさらに強められることになる。つまり，

BDZ系薬物はGABA$_A$/BDZ complexのBDZ受容体に結合し，GABAによる抑制作用をさらに強めることで作用しており，それがBDZ系薬物の抗不安作用発現機序であると考えられている。

V BDZ系薬物が抑制する神経系

BDZ系の抗不安作用発現の本質的な作用機序は，過分極による他の神経系の興奮の抑制にあることはかなり一般的に受け入れられている。ではどのような神経系を抑制することが，あるいはどのような脳部位を抑制することが，抗不安発現機構と関連するのであろうか。

著者らは，神経伝達物質のひとつであるnoradrenaline (NA) の諸種のストレス状況下における脳各部位の放出の特性について検討を加えるとともに，不安惹起物質の脳内NA代謝に及ぼす作用などについて一連の検討を加えてきた[13, 15, 16, 17, 18]。

図5は視床下部に先端部が半透膜からなるプローブを植え込み，同部を微小灌流し，得られた灌流液中のNA含量を定量したものである。この方法は現在盛んに行われてるマイクロダイアリーシスという方法である[22, 23]。さて，この状態で情動ストレスのひとつである拘束ストレスを負荷すると，灌流液中のNA含量が有意に増加する。このことからストレスにより視床下部のNA放出が亢進することがわかる[22]。ところが，ストレス負荷直前にBZD系の代表的抗不安薬であるdiazepamを投与すると，ストレスによるNA放出亢進が有意に減弱される[4]。さらに，BZD受容体拮抗薬であるflumazenilを投与すると，このようなdiazepamによる減弱作用は拮抗されてしまう（図5参照）。このことから，diazepamはBZD受容体を介して，ストレスによる視床下部のNA放出亢進を抑制することがわかる。

このような一連の実験の結果，著者らは不安発現に脳の視床下部，扁桃核，青斑核などのNA放出亢進が関与しており，BZD系の抗不安薬はこれらの部位におけるNA放出亢進を減弱することで，一部はその抗不安効果を現しているという不安のNA仮説を提唱している[13, 15, 16, 17]。

視床下部

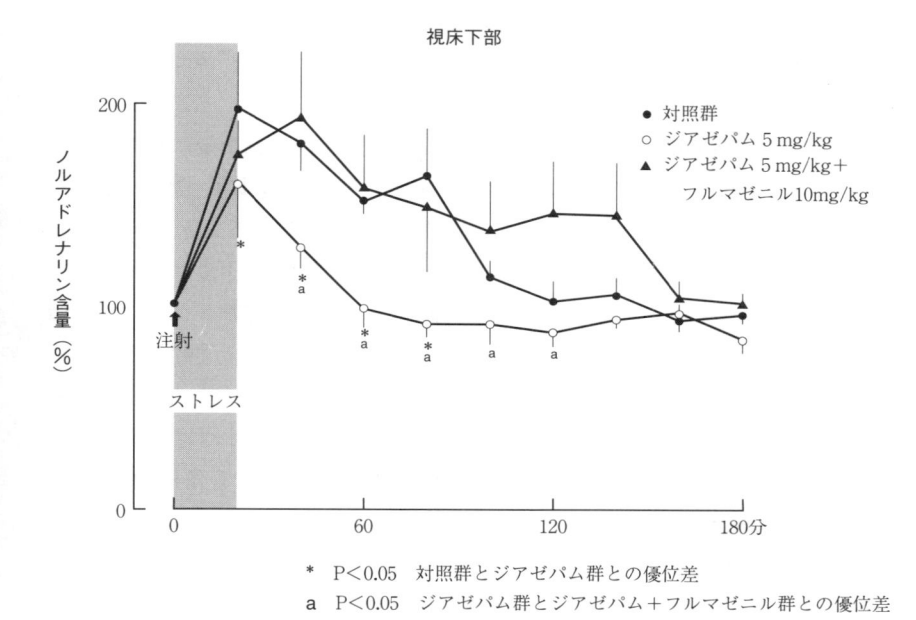

● 対照群
○ ジアゼパム 5 mg/kg
▲ ジアゼパム 5 mg/kg＋フルマゼニル 10 mg/kg

* P＜0.05 対照群とジアゼパム群との優位差
a P＜0.05 ジアゼパム群とジアゼパム＋フルマゼニル群との優位差

図5 ラットの視床下部にプローブを植え込み，脳内透析灌流をした際のノルアドレナリン含流の経時的変化

　その他にも脳の NA 神経系の活動性上昇が不安発現と関連するという報告は多く，臨床的に β-遮断薬に抗不安効果がみられる，diazepam 単独より β-遮断薬を併用したほうが抗不安効果が強くなる，α_2 アドレナリン拮抗薬である yohimbine 投与により健常者で不安が惹起されたり，パニック障害患者でパニック発作が誘発されたり，逆に α_2 作用薬である clonidine により不安障害患者で抗不安効果がみられたり，β-作用薬である isoproterenol によりパニック障害患者でパニック発作が出現するという報告や，サルの青斑核の電気刺激で不安類似反応が出現したり，不安惹起薬である β-carboline-3-carboxylate-ethyl ester（β-CCE）のラット青斑核への投与で不安類似行動が出現するなどの不安の NA 仮説を指示する報告は多い[16,17]．

　しかし，不安発現に脳の serotonin（5-hydroxytryptamine, 5-HT）系が

関与するという報告も多い[13,17]。図6の上段は，ラットの扁桃核の基底外側核および外側核にプローブを植え込み，マイクロダイアリーシスによって得られた灌流液中の 5-HT 含量を定量したものである[7]。

ラットを床が格子になった箱に入れ，基礎放出量が得られた後に箱を透明な板で仕切り，床から電撃を加える。すると著明で有意な 5-HT 含量の増加がみられ，電撃ストレスにより同部の 5-HT 放出が亢進することが示された（図6）。電撃の後はすぐに仕切りの板を取り除くと 5-HT 含量は次第に元の値に戻っていく。そこで再び仕切り板を入れると，今度は電撃がこなくても灌流液中の 5-HT 含量が有意に増加する。つまりかつて電撃を受けたという状況に置かれるだけで，電撃という物理的ストレスを受けなくても扁桃核の 5-HT の放出が亢進する。このパラダイムはひとつの恐怖条件づけパラダイムと考えられる。つまり，恐怖条件づけは視床下部や扁桃核や青斑核の NA 放出を亢進させるだけでなく[14]，扁桃核の 5-HT 放出も亢進させることになる。図6の下段は同様に恐怖条件づけストレスを負荷したものであるが，仕切り板を2回目に入れる前にあらかじめ静脈内に留置しておいたカテーテルから BZD 系の抗不安薬である midazolam を投与した結果である。midazolam の前処置により，恐怖条件づけで生じる 5-HT 放出の増加が有意に抑制されている。この結果は，扁桃核の 5-HT 放出亢進が不安の発現と密接に関連していることを示すものである。

この他にも，脳の 5-HT 神経系が不安発現と関連するという報告は多い。

Deakin と Graeff は[1,3]，5-HT 系と不安の型とを結び付けた仮説を提唱している。つまり，背側縫線核の細胞体から背側中脳中心灰白質および室旁核に投射する 5-HT 神経系は，そのシナプス後部の受容体は 5-HT2A, 5-HT2C, 5-HT1A であり，危険に対して生来的にもっている闘争するか逃走するかという反応を抑制しており，この 5-HT 系の障害がパニック障害であるとしている。

一方背側縫線核の細胞体から前頭皮質や扁桃核に投射する 5-HT 神経系は，シナプス後部の受容体が 5-HT2A, 5-HT2C, 5-HT3 であり，この系は脅威に対して逃避したり回避したりするのを促進する系であり，この系の障害が全般

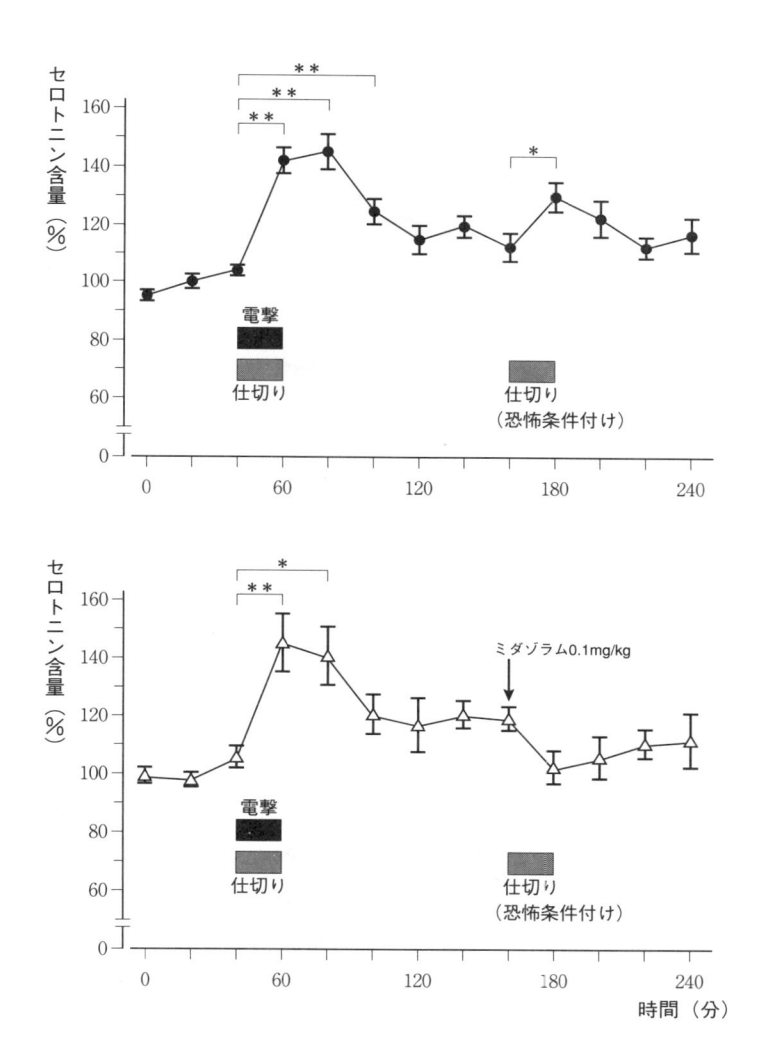

図6 恐怖条件づけストレスの扁桃核（外側核および基底外側核）のセロトニン放出に及ぼす影響（上）とミダゾラムの作用（下）

内側前頭皮質のDOPAC含量

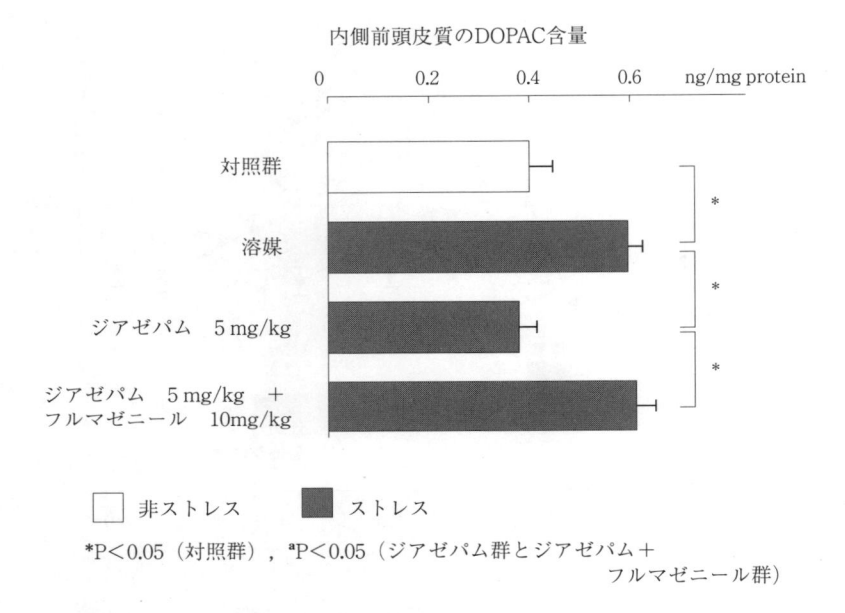

グラフ:
- 対照群（非ストレス）: 約0.38
- 溶媒（ストレス）: 約0.58 *
- ジアゼパム 5 mg/kg（ストレス）: 約0.38 ᵃ
- ジアゼパム 5 mg/kg ＋ フルマゼニール 10mg/kg（ストレス）: 約0.58 *

□ 非ストレス　■ ストレス

*$P<0.05$（対照群），ᵃ$P<0.05$（ジアゼパム群とジアゼパム＋フルマゼニール群）

図7 心理的ストレス負荷時のラット内側前頭皮質のドーパミンの主要代謝物 DOPAC（3, 4-dihydroxyphenylacetic acid）含量の変化それに及ぼすジアゼパムの影響

性不安障害であるとしている。

さらに，5-HT 受容体のサブタイプのひとつである 5-HT_{1A} の作用薬である buspirone や tandospirone が動物で行動薬理学的に抗不安作用を示すという報告や臨床的に抗不安効果を示すという報告などからも不安発現に 5-HT 神経系が関与している可能性は高い。

また，図7 はラットに心理的ストレスを負荷した際の内側前頭前野の dopamine の主要代謝物である 3, 4-dihydroxyphenylacetic acid（DOPAC）の含量の変化を示したものである[6]。心理的ストレスはラットを透明な壁で仕切られたコンパートメントに1匹ずつ入れ，自分は電撃は受けないが隣のラットが電撃を受けて示す跳び上がり，脱糞，排尿，臭い，鳴き声，もがきなどの情動反応にさらされるストレスである[5,11]。かなり純粋に情動的ストレスとい

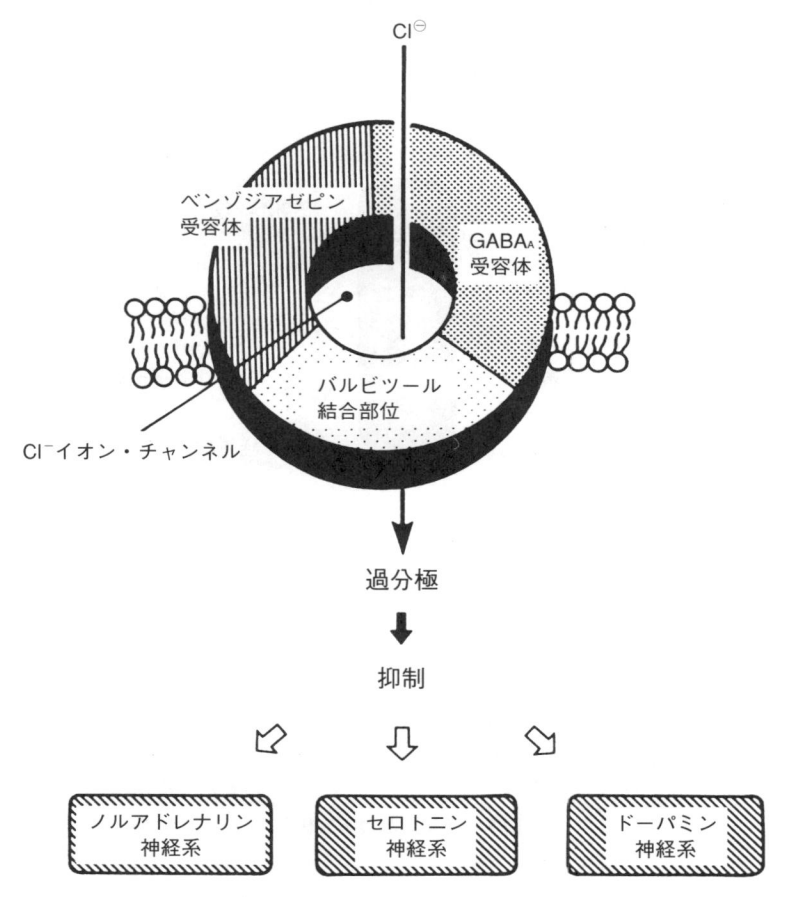

図8 ベンゾジアゼピン系抗不安作用出現の神経化学的メカニズムの仮説

うことができる。この状況では，NA 神経系については視床下部，扁桃核，青斑核などの NA 放出亢進が生じ，それが diazepam や alprazolam で減弱することも明らかにした[14]が，図7に示すように心理的ストレスは NA 神経系以外にも，DA 神経系でも内側前頭前野の DA 放出を亢進させることが明らかになった。またその起始核である腹側被蓋野でもストレス負荷の初期に DA 放出が亢進することも明らかになった。内側前頭前野の心理的ストレス

```
              不安緩和                          不安惹起
    ◄─────────────────────        ◄─────────────────────
```

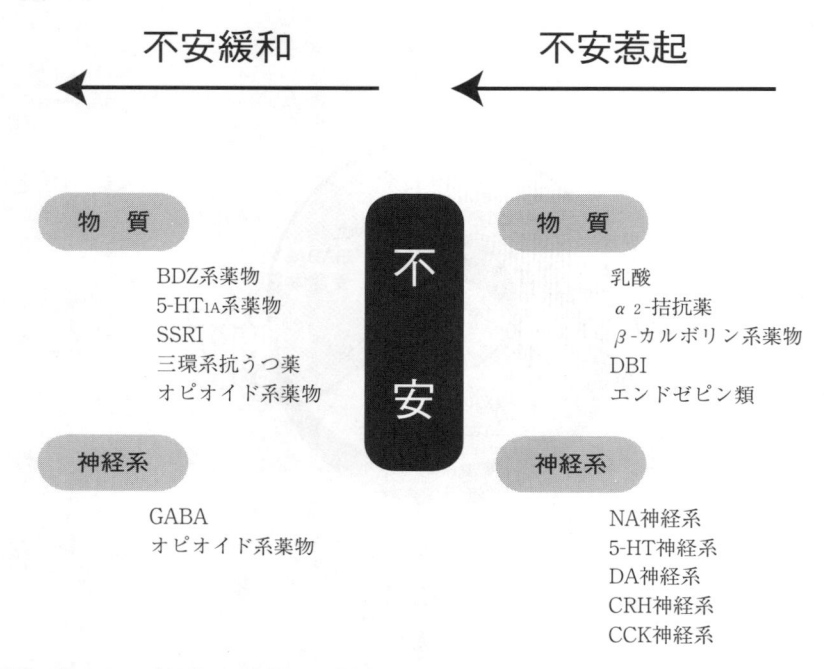

物質
- BDZ系薬物
- 5-HT1A系薬物
- SSRI
- 三環系抗うつ薬
- オピオイド系薬物

不安

物質
- 乳酸
- α2-拮抗薬
- β-カルボリン系薬物
- DBI
- エンドゼピン類

神経系
- GABA
- オピオイド系薬物

神経系
- NA神経系
- 5-HT神経系
- DA神経系
- CRH神経系
- CCK神経系

DBI: diazepam binding inhibitor, NA: noradrenaline
5-HT: 5-hydroxytryptamine, or serotonin, DA: dopamine
CRH: corticotropin-releasing hormone, CCK: cholecystokinin
BDZ: benzodiazepine, SSRI: selective serotonin reuptake inhibitor
GABA: γ-aminobutyric acid

図9 不安惹起と不安緩和

による DA 放出亢進は diazepam で前処置することにより減弱し, その diazepam の作用は BDZ 受容体拮抗薬である flumazenil によって拮抗されることから, BDZ 受容体を介して作用していることが示唆される（図7）。このように, BDZ 系の抗不安薬はストレスによる DA の放出亢進を減弱する作用もあり, そのような機序が抗不安効果発現に関与している可能性も考えられる。

そこで著者らは, BDZ 系抗不安薬の抗不安作用発現機序として図8のような模式図を提唱している[16, 18]。つまり, BDZ 系薬物は, GABA$_A$/BDZ complex の BDZ 受容体に作用し，Cl⁻ イオンの細胞内への流入を増加させ，その結果細胞膜が過分極の状態となって，NA 神経や 5-HT 神経や DA 神経の過剰な神経活動が抑制され，その結果抗不安作用が発現すると考えられる。もちろん，その他に NA 神経系，5-HT 神経系，DA 神経系相互の関連性についても今後検討する必要がある。

VI 不安惹起と不安緩和

図9に不安を引き起こすと考えられる薬物と神経系，逆に不安を緩和すると考えられる薬物及び神経系を示す。

終わりに

最近は cholecystolinin (CCK) に不安惹起作用があることが示唆されており，CCKの拮抗薬が抗不安効果を示すことも報告されている。また corticotropin-releasing hormone (CRH) も不安を引き起こす可能性があり，その拮抗薬は抗不安効果を示すかもしれない。

その他に，BDZ 系抗不安薬に限っても，BDZ 受容体に対する完全作用薬（full agonsit）と部分作用薬（partial agonist）との抗不安作用に関する選択性の問題，BDZ 受容体の中枢性受容体と末梢性受容体，中枢性受容体の BZD 1 (type 1, ω1) と BZD 2 (type 2, ω2) 受容体といったサブタイプと抗不安作用との関係などいろいろ明らかにされなければならないことも多い[19]。

いずれにしろ，不安が引き起こされるのにはひとつの神経伝達物質が関与する，あるいはひとつの脳部位が関与するというのは考えにくく，神経回路網を形成しているという脳の特性を考えれば，多くの神経伝達物質と多くの脳部位が関与して引き起こされるのが不安であると考えられる。

（田中正敏）

文献

1) Deakin JFW and Graeff FG : 5-HT and mechanisms of defence. J. Psychopharmacol. 5 : 305-315, 1991.
2) Geller I and Seifter J : The effects of meprobamate, barbiturates, d-amphetamine and promazine on experimentally induced conflict in the rat. Psychopharmacologia 1 : 482-492, 1960.
3) Graeff FG, Guimares FS, De Andrade TGCS and Deakin FW : Role of 5-HT in stress, anxiety, and depression. Pharmacol. Biochem Behav. 54 : 129-141, 1996.
4) Ida Y, Tanaka M, Tsuda A, Tsujimaru S and Nagasaki N : Attenuating effect of diazepam on stress-induced increases in noradrenaline turnover in specific brain regions of rats : Antagonism by Ro 15-1788. Life Sci. 37 : 2491-2498, 1985.
5) Iimori K, Tanaka M, Kohno Y, Ida Y, Nakagawa R, Hoaki Y, Tsuda A and Nagasaki N : Psychological stress enhances noradrenaline turnover in specific brain regions in rats. Pharmacol. Biochem. Behav. 16 : 637-640, 1982.
6) Kaneyuki H, Yokoo H, Tsuda A, Yoshida M, Mizuki Y, Yamada M and Tanaka M : Psychological stress increases dopamine turnover selectively in mesoprefrontal dopamine neurons of rats : reversal by diazepam. Brain Res. 557 : 154-161, 1991.
7) Kawahara H, Kawahara Y, Yoshida M, Yokoo H, Nishi M and Tanaka M : Serotonin release in the rat amygdala during exposure to emotional stress. In Serotonin in the Central Nervous System and Periphery. Eds. Takada A and Curzon G, Elsevier, Amsterdam, pp. 89-96, 1995.
8) Möhler H and Okada T : Benzodiazepine receptor : Determination in the central nervous system. Science 198 : 849-851, 1977.
9) Nishimura H, Tsuda A, Ida Y and Tanaka M : The modified forced-swim-test in rats : Influence of rope or straw-suspension on climbing behavior. Physiol. Behav. 43 : 665-668, 1988.
10) Nishimura H, Ida Y, Tsuda A and Tanaka M : Opposite effects of diazepam and β-CCE on immobility and straw-climbing behavior of rats in a modified forced-swim test. Pharmacol. Biochem. Behav. 33 : 227-231, 1989.
11) 小川暢也, 桑原寛：情動のコミュニケーション. 精身医 6 : 352-356, 1966.
12) Squires RF and Braestrup C : Benzodiazepine receptors in rat brain. Nature 266 : 732-734. 1977.
13) 田中正敏：不安とノルアドレナリン. Upjohn Symposium (不安の基礎と臨床), 日本アップジョン, 東京, pp. 27-54, 1990.
14) 田中正敏, 末吉圭子, 津田彰, 横尾秀康, 権藤雄二, 松口直成, 吉田眞美：抗不安薬の薬理作用に関する神経化学的研究―情動ストレスによる脳内ノルアドレナリン代謝の変化との関連性―. 精神薬療基金年報 21 : 83-91, 1990.
15) Tanaka M, Tsuda A, Yokoo H, Yoshida M, Ida Y and Nishimura H : Involvement of the brain noradrenaline system in emotional changes caused by stress in rats. Annal New York, Acad. Sci. 597 : 159-174, 1990.
16) 田中正敏：ストレスと不安の神経化学―特に脳内 noradrenaline の動態―. 自律神経

29 : 199-216, 1992.
17) 田中正敏，吉田眞美，横尾秀康，津田彰，西村浩：不安と脳内ノルアドレナリン神経系. 臨床精神医 21 : 585-603, 1992.
18) 田中正敏：不安の精神神経機構. Upjohn Symposium vol. 5, 不安の基礎と臨床, 日本アップジョン, pp. 3-27, 1993.
19) 田中正敏：ベンゾジアゼピン系抗不安薬. 精神医学 36 : 43-48, 1994.
20) Tsuda A, Satoh H, Shirao I, Oguchi M, Nishimura H and Tanaka M : Effects of psychotropic drugs on conditioned defensive burying in mice. Jpn. J. Psychopharmacol. 7 : 149-150, 1987.
21) Vogel JR, Beer B and Clody DE : A simple and reliable conflict procedure for testing anti-anxiety agents. Psychopharmacologia 21 : 1-7, 1971.
22) Yokoo H, Tanaka M, Tanaka T and Tsuda A : Stress-induced increases in noradrenaline release in the rat hypothalamsu assessed by intracranial microdialysis. Experientia 46 : 290-292, 1990.
23) Yokoo H, Tanaka Yoshida M, Tsuda A, Tanaka T and Mizoguchi K : Direct evidence of conditioned fear-elicited enhancement of nordarenaline release in the rat hypothalamus assessed by intracranial microdialysis. Brain Res. 536 : 305-308, 1990.

8. 治　　療

A. 薬物療法

はじめに

　パニック障害は古くから存在する病態で，その時代時代において種々の治療法が試みられてきた。不安神経症を提起した Freud (1894) は，当然のことながら精神分析療法を実施し，治療効果を得ている。発作性神経質を提起した森田正馬 (1912) は，森田療法によってパニック障害と判断される患者を治療し治癒せしめている。精神療法的アプローチは有効性はありながら，患者に大きな苦痛を伴うような努力と時間を要した。

　1950年代になって精神障害に対し，薬物療法が試みられるようになり，画期的な治療効果が得られるようになった。そしてまた，その有効性を持つ薬物の薬理学的研究から精神障害の神経化学的病態が推測されるようになった。Klein と Fink (1962)[17] はパニック発作に対し，三環系抗うつ薬である imipramine の有効性を報告した。Pitts と McClure (1967) は乳酸の投与によって人工的にパニック発作が誘発されることをを示し，パニック障害の病因は神経化学的障害が大きいことを示した。Kelly (1970)[16] はこの乳酸によって人工的に誘発されるパニック発作が，MAO（モノアミン酸化酵素）阻害薬で抑制されることを示した。Klein (1964)[18] は同様にして imipramine も乳酸誘発性パニック発作を抑制することを証明した。これらのことから，パニック障害の成因に神経化学的生物学的異常が推測され，抗うつ薬の有効性から，神経症から独立したうつ病に近縁の疾患として規定 (DSM-III, 1980)[2] される

ようになり，治療法も薬物療法が主体となるようになった。1980年中頃までにはプラセボ対照臨床試験で，三環系抗うつ薬，MAO阻害薬，benzodiazepine系抗不安薬の3種類の向精神薬がパニック障害に有効であることが証明された。

しかし，薬物療法によってパニック発作が抑制され，予期不安が消褪していっても，パニック発作を起こした強い恐怖体験の記憶が消えることは難しい。そこは，恐怖対象となる空間の中に入る実践（exposure therapy：爆露療法）と認知の歪みを是正していくような認知療法，さらにはそのような行動に持っていくような普段の支持的精神療法，さらには家族の理解と援助が得られるような教育的家族療法の併用が必要となってくる。ここでは，まずパニック障害に対する薬物療法の歴史と，有効な薬物の薬理学的特性と，その投与法および副作用について述べることにする。

I 薬物療法の歴史

古代から現在まで，さまざまなレベルの不安に対してアルコールが繁用されてきた。19世紀末頃からは，アヘン，抱水クロラール，コカインなどが用いられたが，中毒も生じるようになった。20世紀初頭にはbrom剤，barbiturate系薬剤が用いられるようになった。20世紀に入り，産業が発達し，国家間の戦争が勃発し，個人の不安は増大した。抗不安薬の開発が期待され，1955年にmeprobamateが開発された。アメリカ社会の中で熱狂的に使用されたが，中毒者も多く出現し，社会問題となった。1960年代になってbenzodiazepine系抗不安薬が登場し広く臨床で投与されたが，パニック障害を治癒せしめるまでには至らなかった。その他，臨床試験ではbarbiturate系薬剤，phenothiazine系薬剤や他の抗精神病薬，β遮断薬等がパニック障害に対して用いられたが，有効性は確認されなかった。

そのような中で1960年代から1970年代にかけて，英国と米国で抗うつ剤によるパニック障害治療の有効性が報告されるようになった。英国では，MAO阻害薬であるiproniazid（Westら，1959[41]；Sargant，1962[29]），phenelzine（Kellyら，1970[16]；Tyrerら，1973[36]）の有効性を，同じ頃，米国のFinkと

Klein (1962)[17] は imipramine の有効性を報告した。Klein[18] は,さらに imipramine が乳酸誘発性パニック発作を抑制することを証明した。Sheehan ら (1980)は, MAO 阻害薬と三環系抗うつ薬は同等の抗パニック効果があることを証明した。

benzodiazepine 系抗不安薬は,当初抗パニック効果は乏しいと思われていたが, Ballenger ら (1988)[4] は大規模な多施設共同研究によって,高力価の triazolobenzodiazepine である alprazolam の有効性を立証した。

II パニック障害の治療薬

現在までに抗パニック効果が証明されている薬剤は表1の通りである。各種パニック発作誘発物質(表2)によって惹起されたパニック発作を,抑制する

表1 パニック発作を抑止すると証明された薬剤[24]

一般名	商品名(日本名)	用量(mg/日)	備考
三環系抗うつ薬			
imipramine	Janimine, SK-pramine Tofranil(トフラニール)	100〜200[a]	
desipramine	Norpramin(パートフラン)	100〜200[a]	imipramine よりも抗コリン作用が少ない。
nortriptyline	Aventyl, Pamelor(ノリトレン)	75〜150	起立性低血圧がおきにくい。
MAO 阻害薬			
phenelzine	Nardil	15〜90	
tranylcypromine	Parnate	10〜30[b]	
ほかの薬剤			
alprazolam	Xanax(ソラナックス,コンスタン)	1.0〜4.0[c]	
clonazepam	Klonopin(ランドセン,リボトリール)	1.0〜10	対照試験で証明されていない。

a) 寛解するためには,200〜300mg/日の投与量を必要とする場合が多い。
b) 70mg/日に至る投与量でも安全である。
c) 6mg/日に至る投与量が必要であることがある。
ただし,用量は米国における数値である。

表2 パニック発作誘発物質[1]

1. 乳酸ナトリウム
2. 過呼吸
3. 二酸化炭素
4. コカイン
5. カフェイン
6. ノルアドレナリン作動薬
   yohimbine
   isoproterenol
7. セロトニン作動薬
   fenfluramine
   m-CPP
8. benzodiazepine 作動薬
   flumazenil
9. CCK-4
10. マリファナ

薬剤は表3の通りである。臨床経験的にパニック障害に有効な薬物は表4-1, 表4-2の通りである。主要なパニック障害の治療薬について概説していきたい。

a. 三環系抗うつ薬（tricyclic antidepressant : TCA）

1）Imipramine

パニック障害に対する imipramine のプラセボ対照二重盲検試験は約12件実施されているが, Marks (1987)[20] の報告を除き, 全て imipramine がプラセボより有効であることが証明されている。その Marks の報告も Raskin (1990)[27] がデータを再検討した所, 多くの点で imipramine がプラセボよりも有効であることを認めている。

imipramine 治療で一番の問題点は, 治療初期の数日において一過性に不安が増強されることがあることである。この点と一般的な TCA による副作用について事前に十分説明しておくことが肝要となる。また, 初期量は10mg 1錠就寝前といったように, 少量から開始し, 徐々に増量していくことも大切とな

表3 パニック発作誘発と抑制[1]

パニック発作誘発物質	抑制物質			
	TCAs	SSRIs	benzodiazepines	その他
yohimbine	0	++	++	clonidine (+)
m-CPP	?	?	++	ritanserin (++)
				ondansetron (0)
コレシストキニン(CCK)テトラペプチド	++	?	?	CCK-B アンタゴニスト(++)
carbon dioxide	++	?	++	clonidine (+)
乳酸	++	?	++	
カフェイン	?	?	++	

m-CPP : m-chlorophenylpiperazine, SSRIs : serotonin selective reuptake inhibitors, TCAs : tricyclic antidepressants, +++ : highly effective, ++ : moderately effective, + : weakly effective, 0 : ineffective, ? : not tested

表 4-1　おもなパニック障害の薬と効果[5]

種類と一般名	製品名（製薬会社）	剤型（力価 mg）	パニック発作	予期不安	広場恐怖
三環系抗うつ薬					
塩酸イミプラミン	トフラニール（ノバルティス）	錠剤（10, 25）	++	−	+
	イミドール（吉富）	錠剤（10, 25）			
塩酸クロミプラミン	アナフラニール（チバカイギー）	錠剤（10, 25）	+++	−	+
そのほかの抗うつ薬					
トラゾドン	デジレル（ファルマシア・アップジョン）	錠剤（25, 50）	+	−	?
	レスリン（オルガノン）	錠剤（25, 50）			
スルピリド	ドグマチール（藤沢）	錠剤（50, 100, 200）カプセル（50）	−	+	+
	ミラドール（三井）	錠剤（50, 100, 200）カプセル（50）			
	アビリット（住友）	錠剤（50, 100, 200）カプセル（50）			
モノアミン代謝酵素阻害薬					
サフラジン	サフラ（小野）	錠剤（5）	++	−	+
ベンゾジアゼピン系抗体不安薬					
ロラゼパム	ワイパックス（山之内）	錠剤（0.5, 1）	+	+	−
アルプラゾラム	コンスタン（武田）	錠剤（0.4, 0.8）	++	++	−
	ソラナックス（ファルマシア・アップジョン）	錠剤（0.4, 0.8）			
エチルロフラゼペート	メイラックス（明治）	錠剤（1, 2）	+++	+++	
エチゾラム	デパス（吉富）	錠剤（0.5, 1）	+	+	
クロナゼパム	リボトリール（ロッシュ）	錠剤（0.5, 1.2）	++	++	−
	ランドセン（住友）	錠剤（0.5, 1.2）			
β遮断薬					
塩酸プロプラノロール	インデラル（住友）	錠剤（10, 20）LAカプセル（60）	+	+	
	ノルモテンス（大日本）	錠剤（10, 20）			
	ヘルツール（小野）	錠剤（10）			
ピンドロール	カルビスケン（サンド）	錠剤（1, 5）	+	+	−
塩酸ボピンドロール	ミケラン（大塚）	錠剤（5）	+	+	−
マロン酸ボピンドロール	サンドノーム（ノバルティス）	錠剤（0.5, 1）	+	+	−

表4-2　新しいパニック障害の薬と効果（山田）

セロトニン1A受容体作動薬					
タンドスピロン	セディール（住友）	錠剤（5, 10）	−	＋	＋
SSRI					
フルボキサミン	ルボックス（藤沢） デプロメール（明治）	錠剤（25, 50）	＋＋＋	−	＋＋

る。パニック発作を抑止するために有効な imipramine 平均投与量は約200mg／日（米国）である。一部の症例では300mg／日程度まで増量しなければならない例も認めるが，一般的に安全性と耐薬性に問題は認められていない。

抗コリン性副作用が強く出る場合は，TCA のうち抗コリン性副作用の少ない，例えば desipramine に替えることも有用である。起立性低血圧を訴える患者に対しては nortriptine が有用であることが多い。

パニック障害に対する imipramine や desipramine の有効量は150～300mg／日であり，これによって空間恐怖や回避行動も改善されてくるが，パニック発作自体は100mg／日以下で抑止されてくることが多い。十分な治療効果を得るには8～12週間は要する。寛解にもっていくにはさらに長期にわたる十分量の維持が必要となってくる。McGlynn ら（1991）[23] は，imipramine による治療ガイドラインを以下のように示している。

① 少量で治療を開始する（例えば1日10mg）。
② 臨床的な改善の徴候を観察しながら，5～7日ごとに1日25～50mgの割合で漸増する。
③ 可能ならば就寝前に服薬させる。
④ 有効性の最終的な評価をする前に，150mg／日の量で少なくとも4～6週間服薬を続ける必要がある。
⑤ 臨床的に安定した状態が6～12カ月間続いた後，漸減する（1週間に10～25mgずつ減量）。

2）Clomipramine

Hoes ら（1980年）は[13]，少数例のパニック障害患者に clomipramine を投与し，その有効性を報告している。Gloger ら（1981）[11] は，20例のパニック障害患者に少量の clomipramine（多くは50mg／日以下）を投与したところ，10～14日以内に効果が発現しはじめ，8週間後には75％の患者で症状が消失していたと報告した。この Gloger の報告以後，いくつかの二重盲検比較試験が実施され，clomipramine の有効性が立証された。Pecknold（1982）は，200mg／日までの高用量の clomipramine をパニック障害患者に投与し，有効性をみている。

clomipramine も imipramine と同様，治療初期の2～5日ないし10日間にわたって持続的な不安の増強がみられる場合がある。このため，事前に十分な説明と保証が大切になってくる。少量からの開始や，減薬によって克服することが可能である。4～8週間の臨床試験で clomipramine の有効率は70～75％であった。Modigh ら（1989）は，clomipramine の臨床試験を開始した後1～2年間追跡調査したところ，ほとんどの患者でパニック発作は消失しており，投与量も10～25mg／日と減薬されていたと報告している。

3）その他の三環系抗うつ薬

非対象試験では，desipramine, nortriptyline, amitriptyline, doxepine, trimipramine も有効とされている。三環系抗うつ薬にはどれにもある程度の抗コリン作用があり，それによる副作用として口渇，便秘，目のかすみ，尿閉，洞性頻脈，記憶障害などが起こり得る。もし強い抗コリン性副作用が生じたら，抗コリン作用の少ない desipramine などに切り換えてみる。鎮静作用が問題になる場合も，鎮静作用の少ない desipramine に切り換えた方が良い。

三環系抗うつ薬の使用量を制約する最も多い副作用は起立性低血圧である。三環系抗うつ薬による起立性低血圧は α_1 - アドレナリン遮断作用によると考えられてきたが，それによらぬ場合もある。起立性低血圧を生じやすいハイリスクの患者には，nortriptiline を用いる。nortriptiline は他の三環系抗うつ薬に比して起立性低血圧を起こす率が低い。Roose ら（1986）は，収縮性の心疾患およびうっ血性心不全を有する高齢者の患者に，imipramine を用いて

治療を行なった場合の起立性低血圧を起こした率は42％であったが，nortriptyline を用いた場合は5％であったと報告している。

　薬が効かない患者の場合は，血中濃度を測定すべきである。基本的に三環系抗うつ薬の投与は，nortriptyline を除いて，パニック発作がなくなるまで徐々に増量する。300mg／日に達してもまだパニック発作が起こる場合は，最終投与後12時間の血中濃度を測定する。血中濃度が治療濃度（うつ病に対する濃度と同等として）より低い場合は，使用量を25〜50mgずつ増量する。nortriptyline の治療域は50〜150ng/mlで，通常この濃度以下でも以上でも治療効果は出ない。imipramine では150ng/ml以上，desipramine では125ng/ml以上が最も有効のようである。

b．四環系その他の抗うつ薬

　maprotiline は，無効，有効両方の報告があり，評価は定まっていない。trazodone はパニック発作の抑止に有効である。sulpiride は，発作の抑止効果は持たないが，予期不安の改善には効力を持つ。現在治験中の nefazodone も有効性が示唆されている。

c．モノアミン酸化酵素（MAO）阻害薬

　現在本邦では，MAO 阻害薬としては safrazine があるが，肝障害を生じやすく，うつ病治療にもほとんど用いられることがない。しかし欧米では，MAO 阻害薬はうつ病だけでなく，パニック障害治療薬として確立している。パニック障害に対する MAO 阻害薬の効果は，主に英国における臨床試験にもとづいている。最近の臨床研究でよく調べられているのは phenelzine と ipraniazid で，iproniazid は最近はほとんど用いられていない。

　phenelzine の中等量（45〜90mg／日）投与は，75％以上のパニック障害患者に有効性を有する。MAO 阻害薬による治療の短所は，食事制限（チーズやビール等を摂取してはならない）を守らなかった場合の高血圧である。また MAO 阻害薬は，麻酔薬，鎮痛薬，ほかの抗うつ薬，抗不安薬など他の薬剤との間に強い相互作用を示し，さらにアルコールによって作用が増強される。

このため，MAO 阻害薬を服薬中の患者は，服薬や食事の管理が不可欠である。これらのことから，MAO 阻害薬は，三環系抗うつ薬や benzodiazepine 系抗不安薬による治療で改善が乏しかった場合等，第二次選択薬として用いられる。難治性のパニック障害に対しては，MAO 阻害薬の有用性は大きいという。

最近では，食事制限の必要ない，MAO のサブタイプAを可逆的かつ選択的に阻害する薬物（Reversible Inhibitor of Monoamine Oxidase-A：RIMA）例えば moclobemide, brofaromine が合成され，うつ病のみならず，パニック障害にも有効であることが示されつつある。

d．SSRI（Selective Serotonine Reuptake Inhibitor：選択的セロトニン再取り込み阻害薬）

パニック障害に対する SSRI（fluvoxamine, sertraline, paroxetine, fluoxetine）の有効性は立証されてきている。三環系抗うつ薬より副作用が少なく（投与初期に悪心などの消化器症状がみられるくらい），三環系抗うつ薬や benzodiazepine 系抗不安薬よりも治療効果は高く，米国ではパニック障害治療の第一選択薬になりつつある。本邦では1999年に fluvoxamine（ルボックス®：藤沢薬品，デプロノール®：明治製菓）が最初の SSRI として臨床に登場した。fluvoxamine が，パニック障害に対して最もよく治療が実施され，その有効性が確立している。

50名のパニック障害患者に対して fluvoxamine と clomipramine が二重盲検法で6週間投与され，fluvoxamine は clomipramine と同等に，パニック発作と恐怖症性回避行動の発現頻度を減少させた（Den Boer ら，1987）。[8] maprotiline とも二重盲検比較試験が行われ，fluvoxamine の方が有意に，パニック発作と回避行動の発現頻度を減少させた（Den Boer ら，1988）。このことは，抗うつ薬の抗うつ効果と抗パニック効果ではその作用機序が違うことが示された。Den Boer ら（1990）はさらに fluvoxamine と選択的 5-HT_2 遮断薬である ritanserin との二重盲検比較試験を実施し，fluvoxamine は有効で，ritanserin は無効であった。このことは，抗パニック効果の作用機

表5 imipramine と alprazolam の比較(越野, 1993)より[19]

	imipramine	alprazolam
臨床効果		
抗パニック効果	+++	+++
抗不安作用	+	++
抗うつ効果	+++	+
効果発現	遅い	速い
	(4週間)	(1週間)
コンプライアンス	不良	良好
副作用	強い	軽度
	抗コリン作用	鎮静
	jitteriness	抑うつ?
過量の危険	致死性あり	安全性高い
依存形成傾向	なし	あり
離　脱	比較的容易	困難

+++：著効, ++：かなり有効, +：有効

序として，5-HT$_2$ 受容体は関与していないことを示唆している。

fluvoxamine の用量設定試験（50, 100, 150 mg／日）では，いずれの投与量でも同等の有効性が認められ，副作用は50 mg／日で一番少なかった。このことから，パニック障害の治療には低用量の fluvoxamine 治療が最も有用性が高いことが示唆された。

e．benzodiazepine系薬剤

1960年代に benzodiazepine 系抗不安薬が導入され，パニック障害性不安に対しても種々に使われたが，パニック発作の抑止に対して十分な効果を得ることはできなかった。代わって三環系抗うつ薬や MAO 阻害薬の有効性が主張され，benzodiazepene 系抗不安薬は補助的な薬剤として位置付けられていた。

1980年代になって，高力価 benzodiazepines がパニック障害に対して有効性があることが推測され，alprazolam が治験され，実際にその有効性が立証されていった。

1）Alprazolam

1982年にカナダの Chouinard らが，triazolobenzodiazepine である alprazolam に，抗パニック効果があることを最初に報告した。続いて Sheehan ら（1982）が alprazolam, imipramine, phenelzine と placebo で盲検試験を施行し，alprazolam（平均投与量6.3mg／日）に imipramine（30.2mg／日），phenelzine（60.9mg／日）と同等の抗パニック効果があることを立証し

た（表5）。

　パニック障害に対する alprazolam の効果を調べるため，多国間共同パニック研究が企画された（1986）。第Ⅰ相では米国，カナダ，オーストラリアの8施設で，alprazolam と placebo が二重盲検比較された。alprazolam で治療を受けたパニック障害患者で，パニック発作の頻度と重症度，回避行動，恐怖などで著明な改善が，しばしば1週目と2週目で認められた。最終の8週目では alprazolam での改善率50％，placebo 27％で，有意に alprazolam の改善率が高かった（Ballenger ら，1988）[4]。さらに継続した患者では，8ヵ月の時点で alprazolam を服用していた患者の70％で，パニック発作が消失していた。1例にも薬剤耐性は認められず，1日平均投与量は5.7±2.2mgから4.7±2.1mgに減少した（Dupon ら，1992）[10]。第Ⅱ相では12ヵ国で alprazolam, imipramine, pracebo の間で比較盲検試験が行われ，alprazolam と imipramine で同等の抗パニック効果が認められた（Curtis ら，1990）。

　パニック障害に対する alprazolam の有効性に関して，それは独自の薬理作用によるものか，高力価 benzodiazepine 作用によるものか検討されてきた。pharmacodynamic 的理解としては，β受容体の down regulation が推測され，pharmacokinetic な理解としては，alprazolam の benzodiazepine-GABA 受容体複合に対する高い親和性が推測されている。

　当初は alprazolam において4〜6mg／日程度の高用量が有効という報告が多かったが，その後一日平均2mg前後の低用量でも有効性のあることが報告されるようになった（DSM-Ⅳ，1994）。実際，日本では1.2〜2.4mg／日という常用量での有効性が報告されている。

2）その他の benzodiazepine 系薬剤

　alprazolam 同様，高力価 benzodiazepine である clonazepam（Beaudry ら，1985[5]；Rosenbaum, 1987[28]；Katon, 1990[14]）や lorazepam（Charney ら，1987[7]；Tesar ら，1987[35]）の抗パニック効果が認められている。最も一般的なbenzodiazepine 系薬剤である diazepam も，一日30mg投与すると，パニック発作を著明に減少させることが確認されている（Dunner ら，1986）[9]。

表6 種々の抗パニック薬の長所と短所[24]

薬剤	長所	短所
MAO阻害薬	恐怖症状に対してより有効な抗うつ薬である。	食事制限 効果発現が遅い 不眠 起立性低血圧 体重増 性的効果 躁状態（双極性障害の患者）
三環系抗うつ薬	1日1回服用でよい抗うつ薬。 よく研究されている。 いくつかのゾロ製品がある。	効果発現が遅い 活性化症状 抗コリン作用 起立性低血圧 性的効果 躁状態（双極性障害の患者） 体重増
ベンゾジアゼピン系薬剤	効果発現が遅い。 耐薬性が高い。 予期不安を減ずる。	鎮静 重複服用(multiple dosing) 依存/離脱

（原典：Ballenger, 1990）

すなわちどのbenzodiazepine系薬剤でも十分量の投与がされれば，抗パニック治療剤となり得ることを示している。

　alprazolamとlorazepamは血中半減期が比較的短く，そのため一日3回ないし4回服用する必要があるが，clonazepamとdiazepamは，血中半減期が比較的長いので，一日2回の服用で済む。本邦で1988年に開発されたethyl-lofrazepateは高力価で，半減期も長いため，1日1回投与で高パニック効果が認められている。

3) benzodiazepine系薬剤の副作用

　パニック障害治療のためには，薬物の長期間にわたる連用が必要となってくる。このため副作用の発現には注意を要する。benzodiazepine系抗不安薬の場合，投与初期から現れやすい眠気，筋弛緩作用，運動失調，認知障害，記憶障害，アルコールとの相互作用などがあるが，長期連用の際一番問題となるのはその依存性である。不安の強さから時に乱用が生ずる場合もある。中断した

際には，反跳症状，離脱症状が生じやすい。このため中断する際は，慎重な漸減が大切となってくる（表6）。

f．セロトニン1A受容体作動薬

前述したような benzodiazepine 系薬剤の副作用を克服しようとして，多くの抗不安薬が開発されてきている。開発されている薬剤は，大きく2つの系統に大別できる。一つは，benzodiazepine 系薬剤の部分作動薬である。これまでの benzodiazepine 系薬剤が全作動薬であったのに対し，部分作動薬にすることによって，抗不安，抗けいれん作用のみの発現にしようとしたものである。もう一つが，セロトニン（5-HT）系抗不安薬としての 5-HT$_{1A}$ 受容体作動薬である。benzodiazepine 部分作動薬は現在開発中である。5-HT$_{1A}$ 受容体作動薬が欧米では1985年より，本邦では1996年に臨床に登場した。

本邦で開発された 5-HT$_{1A}$ 受容体作動系 tandospirone は，benzodiazepine 系抗不安薬が有していた種々の副作用を示すことなく，期待通り抗不安効果のみを示す。diazepam との二重盲検比較試験では，効果発現が遅いものの，diazepam に対し同等以上の効果が認められた。特に抗うつ，抗恐怖効果は diazepam より優れ，反跳現象が認められず，依存性が無く，中断後の効果の持続が認められている。これらのことより，長期連用時に使いやすく，予期不安，空間恐怖性回避行動に対し，その効果が期待されている。パニック発作に対してはまだ十分な検討がなされていないが，busupirone においては，その効果は認められていない。

g．β-ブロッカー

パニック発作の主症状である動悸に対して対症療法的にβ-ブロッカーが投与され，安心感を与えるようなある程度の効果をあげてきた。Kathol ら（1980）は，対照試験によって，代表的なβ-ブロッカーである propranolol が慢性の不安障害患者の身体症状だけでなく，精神症状にも有効であることを示した。Naoyes ら（1984）は，パニック障害患者に対して propranolol と diazepam の比較試験を行い，diazepam は有効だが propranolol は無効と

いう結果を提示している。Gorman (1986)[12] は，僧帽弁逸脱症を合併するパニック障害患者は動悸，頻脈の訴えが多く，血中ノルアドレナリン値も高い傾向にあり，β-ブロッカーの併用を推奨している。現在は，持続的な頻脈が認められる等，循環器症状が強い場合や，抗うつ薬，抗不安薬を十分投与しても症状が取りにくいような症例に，併用薬として用いることがある。

h．今後期待されるパニック障害治療薬

前述の benzodiazepine 部分作動薬があり，すでに abecarnil 等が治験されているが，まだその効果は立証されていない。

不安を誘発する体内物質の一つに cholecystokinin (CCK) というホルモンがある。CCK に対する受容体はA，B 2種類がある。CCK-A 受容体は抗不安作用を有し，CCK-B 受容体は不安を惹起する。CCK-B と親和性の高い CCK-4 を健常者に投与しても，パニック発作を人工的に誘発することができ，その不安発作は実際のパニック発作に類似する程の激しい不安であるという。パニック障害患者に CCK-4 を投与すると，パニック発作が健常者に較べより鋭敏に少ない量で誘発され，これを L-365250 などの CCK-B 受容体拮抗薬が抑えることが報告されている。CCK 受容体に対する薬剤もパニック障害治療薬として期待されている。

III　実際の薬物療法

パニック障害の疾病構造の多くは，パニック発作とその後に生ずる予期不安と空間恐怖から成り立つ。パニック障害は，治療を受けないでいると，パニック発作を生ずるような空間を避ける回避行動が強くなり，予期不安の中で自閉的な生活となり，慢性化しやすい。治療はまず，パニック発作の頻発を防ぐ急性期の治療から始まる。Ballenger (1991) は表7に示すように，a．急性期，b．安定化・継続期，c．維持療法期，d．薬物中止期に分け，薬物療法の実際的方法を述べている。

表7　パニック障害の治療過程（Ballenger, 1991 より改変）[19]

	期間	投与量	治療目的
急性期	1～3ヵ月間	症状が寛解するまで可能なかぎり増量する	症状の著明な減少
安定／継続期	2～6ヵ月間	治療効果を維持・増強し，副作用が最小になる量に調整する	急性期の効果の増強，特に広場恐怖の軽減
維持期	3～12ヵ月間	減量	改善の維持，正常な生活スタイルの回復
中止期	8～12ヵ月後	ゆっくりと減量・中止	服薬せずに，無症状が続く

　Ballenger の治療計画は，imipramine, alprazolam による薬物療法を想定したもので，維持療法期の用量は imipramine の場合100mg／日程度，alprazolam の場合2～3mg／日から1.5～2.5mg／日まで減量し維持すると述べている。薬物を中止する際は漸減が原則であり，特に alprazolam は時間をかけて4～7日に0.25mg／日ずつ減量し，1.5mgまで減ったらさらに3～6ヵ月かけて中止していくような，慎重な漸減を強調している。

　alprazolam などの高力価の benzodiazene 系抗不安薬は，速効性があり，不快な副作用が少なく，安心感が得られやすい。しかし長期に連用していくと，当然のことながら依存傾向や，中止した際の離脱症状も生じやすくなる。このため理想的な漸減，中止までもっていくことが困難な場合も多い。このため，当初より imipramine を併用したり，依存性のない 5-HT$_{1A}$ 受容体作動系抗不安薬である tandospirone を併用し，中止期には，imipramine や tandospirone 単剤にもっていき，その上でそれらも中止していくと，薬物を中止していきやすい。

a．急性期

　パニック発作のコントロールが，治療の主体となる。患者と家族（家族の病気に対する理解と協力が通常重要である）には，パニック障害という自律神経系（脳の病気と説明するより自律神経系とした方が受け入れられやすい）の病

気であること，この障害の治療には薬物療法が大変重要であることを，論理的に説明する。十分理解した上での服薬が，大切になってくる。

第一選択薬は，即効性があり不愉快な副作用の少ない高力価の抗不安薬が良い。alprazolam や ethyl loflazepate である。半減期の短い alprazolam ならば，0.4mg錠を1日4回（朝，昼，夕，就寝前），半減期の長い ethyl loflazepate ならば，2～4mg錠を1日2回（朝，夕）投与し，初期よりある程度十分な量を投与し，24時間患者を守るという姿勢が大事である。睡眠中に発作を起こすこともよくあるので，睡眠中にも十分薬が効いていることが大切である。この他，空間恐怖があるため，外出を怖がることが多い。このような時は，速効性のある alprazolam や lorazepam 等を数錠，頓用として携帯させることも大切である。持っているだけで安心感があり，外出しやすくなる。また，パニック発作が生じても，頓服すればすぐに発作は治まると説明し，安心感を高める。

初期量を使っていても，まだパニック発作を起こすようならば，1～2週間単位で漸増していく。最大量までいっても治まらないならば，第二選択薬である三環系抗うつ薬を併用していく。三環系抗うつ薬は不愉快な副作用を生じやすいので，例えば imipramine ならば30mg／日程度から徐々に漸増していく。コントロールできるまで，時には最大量まで増量する。

この対応で，大体パニック発作は治まるが，治まらない場合は，他の抗パニック剤に切り替えていく。今後，副作用の少ない fluvoxamine 等の SSRI が第一選択薬になる可能性がある。

b．安定・継続期

パニック発作が生じなくなり，予期不安が軽減し精神的な安定を回復する時期である。しかし，それは安心できる場所での安定であり，まだ乗物恐怖などの空間恐怖は残っている。この時期に徐々に空間恐怖を軽減していくことになる。精神的に安定し緊張感が軽減しているため，薬物の急性期治療量が過剰となり，眠気などの過剰効果が出現してくることがよくある。QOL（Quolity of Life）を高めるためにも，徐々に減量し，適量にもっていく。ただ，パ

ニック障害の薬物療法で大事なことは，薬物の十分な量を十分な期間投与し，十分に治癒せしめることである。不安や恐怖心は根深く，なかなか忘却の域に達するまでには時間がかかる。治療者の余裕ある態度が肝要となってくる。なお根深い不安や恐怖心に対して，依存性のない 5-HT$_{1A}$ 受容体作動性抗不安薬である tandospirone は有用性があるので，併用していくことも有用である。

患者や家族は，薬に頼っているのではないか，安定剤を長く飲み続けるのは心身に良くないのではないかと考えやすく，薬を中断しやすい。薬の中断によるパニック発作の再発率は大変高い。ここでもう一度，パニック障害の発症機序を説明し，気持ちの持ちようの問題でないこと，薬の大切さ，薬の十分な維持が根治につながることを説明し，薬の安易な中断による再発を防いでいく。

この時期，空間恐怖を軽減していくことも大切である。このためには，恐怖空間に対して回避せず，爆露（exposure）させていくことである。認知・行動療法的対応が必要となってくる。

c．維持期

パニック障害のすべての症状が消褪し，普通の日常生活が送れるようになった時期である。それでも，いきなり薬を中断しないことである。薬を慎重に減量し，少量を数ヵ月維持する。Ballenger のモデルは治療薬として imipramine, alprazolam を想定しているが，各段階にかなり時間をかけ，特に減量・中止はゆっくり慎重に進めるよう指示している。維持療法期の用量は，imipramine ならば100mg／日程度，alprazolam ならば1.5～3.0mg／日程度まで減量し維持するようにと述べている。

Mavissakalian ら（1992）は，imipramine による6ヵ月の急性期の治療が成功した時点で薬物を中止した場合は，83％が再発したが，急性期の治療後，半分の用量でさらに1年間服用を継続した後に薬物を中止した際は，再発率は25％と少なく，耐性を生ずる者もいなかったと報告している。症状が治まった後も，一定期間の維持療法期が必要なことを示している。

alprazolam は鎮静催眠作用に対する耐性は急速に形成されるが，抗パニック作用やほかの治療効果に対する耐性は生じない。alprazolam による長期的

治療研究では，経過中に投与量の増加はなく，むしろ減薬されることが多かった。Nagyら（1989）は，alprazolamによる長期治療経過中に副作用が出現することは稀で，治療の第1週目に鎮静作用に対する耐性が形成されるだけで，その後は眠気等の副作用を訴えることはなかったと報告している。

d．中止期

パニック障害の薬物療法では，薬物を中止することが一番難しい。パニック障害患者では，パニック発作が消失し，日常生活に支障がなくなっても，潜在的に漠然とした不安を抱えていることが多い。少量の薬物で安心を得ていることが多い。特にalprazolam等の高力価の抗不安薬を中断した際は，動悸，冷汗等のパニック発作と思わせるような離脱症状を生じることがよくある。このことを契機にパニック障害を再燃させる場合もある。このため，数ヵ月をかけて徐々に減量し，慎重に中止していく。また，薬物を中止した際の離脱症状について十分説明し，1週間程度で収まり，離脱できることを理解しておいてもらうことが大切である。この時期，薬物をすぐに再開するのではなく，少し我慢が必要となる。

Ballengerの治療モデルでは，薬物を中止する際は漸減が鉄則であり，特にalprazolamは時間をかけて4〜7日に0.25mgずつ減量し，1.5mg／日まで減ったらさらに3〜6ヵ月かけて中止していくとしている。日本では，alprazolamは剤型が0.4mgと0.8mg錠で，最大投与量が2.4mgと少なく設定されているため，現実的には1.2mg／日まで減量し，1ヵ月に0.2mg／日（0.4mg錠を半分に割る）または0.4mg／日ずつ減量し，最後の1錠は決めた日に止めるというのではなく，呑み忘れる頃を見計らって中止するのが良い。

新しい抗不安薬のtandospiraneは，予期不安に効果を持ちながらも，離脱症状を認めないため，ある時期よりtandospironeを併用し，最後にtandospironeを中止すると，中止しやすい。

減量中に再燃した場合は，また急性期の治療量に戻って治療をやり直すことになるが，量，期間共に少なめで中止期までもってくることが可能である。ただ，最終的な減量，中止にはより慎重なプロセスが求められる。

(山田和夫)

文献

1) 穐吉條太郎：パニック障害；精神薬理．田代信維，越野好文編「臨床精神医学講座5 神経症性障害・ストレス関連障害」pp. 205-227, 中山書店, 東京, 1997.
2) American Psychiatric Association : Diagnostic and Statistical Manual of Mental Disorders. 3rd Ed., APA, Washington, D. C. (1980)
3) Ballenger JC : Long-term pharmacologic treatment of panic disorder. J Clin Psychiatry 52 (suppl 2) : 18-23, 1991.
4) Ballenger JC, Burrows G, DuPont R, et al : Alprazolam in panic disorder and agoraphobia : results from a multicenter trial, I : efficacy in short-term treatment. Arch Gen Psychiatry 45 : 413-422, 1988.
5) Beaudry P, Fontaine R, Chouinard G, et al : An open clinical trial of clonazepam in the treatrment of patients with recurrent panic attacks. Prog Neuropsychopharmacol Biol Psychiatry 9 : 589-592, 1985.
6) Burrows GD : Wanaging long-term therapy for panic disorder. J C Psychiatry 51 : 9-11, 1990.
7) Charney DS, Woods SW, and Goodman WK : "The Efficacy of Lorazepam in Panic Disorders." Paper presented at the Annual Meeting of the American Psychiatric Association, Chicago, 1987.
8) Den Boer JA, Westenberg HGM, Kamberbeek WD, et al : Effect of serotonin uptake inhibitors in anxiety disorders : a double-blind comparison of clomipramine and fluvoxamine. Int Clin Psychopharmacol 2 : 21-32, 1987.
9) Dunner DL, Ishiki D, Avery DH et al : Effect of alprazolam and diazepam in patients with panic disorder. A controlled study. J Clin Psychiatry 47 : 458-460, 1986.
10) Dupont RL, Swinson RP, Ballenger JC, et al : Discontinuation of alprazolam after long-term treatment panic-relate disorders. J C Psychopharmacol 12 : 352-354, 1992.
11) Gloger S, Grunhaus L, Birmacher B, et al : Treatment of spontaneous panic attacks with clomipramine. Am J Psychiatry 138 : 1215-1217, 1981.
12) Gorman JM, Shear MK, Devereux RB, et al : Prevalence of mitral valve prolapse in panic disorder : Effect of echocardiographic criteria. Psychosomatic Medicine 48 : 167-171, 1986.
13) Hoes MJ, Colla P, and Folgerin H : Clomipramine treatment of hyperventilation syndrome. Pharmalopsky 13 : 25-28, 1980.
14) Katon W, Vonkorrff M, Lin E, et al : Ditressed high utilizers of medical care : DSM-III-R diagnoses and treatment needs. Gen Hosp Psychiatry 12 : 355-362, 1990.
15) 貝谷久宣編：「パニック障害」日本評論社, 東京, 1998.

16) Kelly D, Guirguis W, Frommer E, et al : Treatment of phobic states with antidepressants. Br J Psychiatry 136 : 49-51, 1970.
17) Klein DF and Fink M : Psychiatric reaction patterns to imipramine. Am J Psychiatry 119 : 432-438, 1962.
18) Klein DF : Delineation of two drug-responsive anxiety syndromes. Psychopharmachologia 5 : 397-408, 1964.
19) 越野好文：パニック障害；薬物療法．田代信維，越野好文編「臨床精神医学講座5　神経症性障害・ストレス関連障害」pp. 248-261, 中山書店, 東京, 1997.
20) Marks JM : Agoraphobia, panic disorders, and related conditions in the DSM-III-R and related conditions in the DSM-III-R and ICD-10. J Psychopharmacol 1 : 6-12, 1987.
21) Mavissakalian M, Perel GM : Protective effects of imipramine maintenance treatment in panic disorder with agoraphobia. Am J Psychiatry 149 : 1053-1057, 1992.
22) Mavissakalian M, Perel JM : Clinical experiments in maintenance and discontinuation of imipramine therapy in panic disorder with agoraphobia. Arch Gen Psychiatry 49 : 318-323, 1992.
23) McGlynn TJ, Metcalf HL (ed) : Diagnosis and Treatment of Anxiety Disorders. A Physician's Handbook, 2nd, ed, American Psychiatric Press, Washington D. C. 1991.（越野好文訳：不安障害治療ハンドブック．金剛出版, 東京, 1994.）
24) 道場信孝，竹内龍雄訳：「パニック障害一般臨床医のために」医学書院, 東京, 1992.
25) Nagy LM, Krystal JH, Woods SW, et, al : Clinical and medication outcome after short-term alprazolam and behavioral group treatment in panic disorder. Arch Gen Psychiatry 46 : 993-999, 1989.
26) 中根允文，佐藤啓二訳：「パニック性不安とその治療」先端医学社, 東京, 1995.
27) Raskin A : Role of depression in the antipanic effects of antidepressant drugs. In : Clinical Aspects of Panic Disorder. ed by Ballenger JC, Alan R Liss, New York, pp 169-180, 1990.
28) Rosenbaum JF : New uses for clonazepam in psychiatry. J Clin Psychiatry 48 (suppl. 3), 1987.
29) Sargrant W and Dally P : Treatment of anxiety states by antidepressant drugs. Br Med J 1 : 6-9, 1962.
30) Sheehan DV, Ballenger JC, Jacobson G, et al : Treatment of endogenous anxiety with phobic, hysterical, and hypochondriacal symptoms. Arch Gen Psychiatry 36 : 51-59, 1980.
31) Sheehan DV, Claycomb JB, and Surman OS : "Comparison of Phenelzine, Imipramine, Alprazolam, and Placebo in the Treatment of Panic Attacks and Agoraphobia." Paper presented at the American Psychiatric Association Annual Meeting, Los Angeles, 1984.
32) 田島治：パニックディスオーダーに薬物は有効か．上島国利編「パニックディスオーダー」pp 67-77, 国際医書出版, 東京, 1995.

33) 竹内龍雄：「パニック障害」新興医学出版社，東京，1991.
34) 高橋徹：「不安神経症　改訂第2版」金原出版，東京，1992.
35) Tesar GE, Rosenbaum JF, Pollack MH, et al : Clonazepam versus alprazolam in the treatment of panic disorder : INterim analyses of data from a prospective, double blind, placebo-controlled trial. J Clin Psychiatry 48 (supple) : 16-19, 1987.
36) Tyrer PJ, Candy J, and Kelly DA : A study of clinical effects of phenelzine and pracebo in the treatment of phobic anxiety. Psychopharmchologia 32 : 237-254, 1973.
37) 山田和夫，渡辺由紀子，三木和平他：Panic disorder の概念と Benzdiazepine 系抗うつ薬としての Alprazolam の臨床効果．神奈川精神薬理 4：27-35, 1990.
38) 山田和夫，桑村かすみ，伊藤導智他：空間恐怖の臨床研究．研究助成報告集4：319-322, 1991
39) 山田和夫：空間恐怖を伴う自律神経失調状態と Alprazolam の臨床効果．白倉克之，山田和夫編「各科臨床における自律神経失調状態　アルプラゾラムの臨床適応をめぐって」協和企画通信，東京，1995.
40) 山田和夫：パニック障害の生物学的基礎．臨床成人病26：209-214, 1996.
41) West ED and Dally PL : Effect of iproniazid in depressive syndromes. BMJ 1 : 1491-1494, 1959.

B．パニック障害に対する認知療法

はじめに

　パニック障害の治療は生物学的治療が主体であり，どちらかというと精神療法の対象とならない，というイメージがある。これは，パニック障害の概念の出発点が「神経症的葛藤」をもたない，とするものであったことに起因する。
　このこともあって精神療法家も積極的に取り組んだことが少なく，事実，従来の精神療法の効果もはかばかしいものではなかった。しかし，ここに来て，欧米で認知療法の有効性が注目を集めるようになってきた。本書では，わが国ではまだ比較的なじみの薄い認知療法の概論から出発し，パニック障害の具体的治療について述べたい。

I 認知療法の歴史

　認知療法（Cognitive therapy）は，Aaron T. Beck がうつ病に対する治療モデルとして1963年に提唱したものである[2]。もともと精神分析を専門としていた Beck は精神分析療法を導入していたうつ病の患者において，従来の精神分析と矛盾するいくつかの疑問点を見いだし，1961年の Beck と Ward によるうつ病およびうつ病でない患者の夢分析の研究[1] および1963年の Beck による50人のうつ病患者を対象に行った精神療法的面接[2] において，うつ病患者の根底にある「認知」，換言すると「考え方の違い」を指摘した。具体的には，うつ状態における考え方は内容的・形式的に大きな過ちがあり，それが結果として否定的な面に偏った考えを引き起こしている，とのことである。従来の精神分析的アプローチによると，うつ病患者は夢の中のサディズム・マゾヒズム的なテーマを持ち，他の病理学的集団とは異なる自由連想を持つと考えるのに対し，Beck は，悲観的な予測および人生のあらゆる状況を望ましくないものと考える"否定的な自己概念"に着目したのである。

　認知療法では，「感情はある特定の状況から生じる」のではなく，「その状況からどのような思考が生じるかにより感情が規定される」ということである（図1）。つまり「生じる思考」にその病態特有の特異性があり，治療を行うことによりこれを同定し修正していく，ということである。例えばうつ病において，井上は表1のような認知の歪みを挙げている[8]。例えば，"過度の一般化"の一例として，ある会社員がある計画のプレゼンテーションで失敗をし，この計画はうまくいかない，ひいては自分のビジネスマンの評価もなくなってしまった，と考える場合が挙げられる。この場合，本来ならばある小さな過ちにより他の大きなことが否定されることは考えにくいが，うつ病患者はこのような「過度の一般化」を行う，ということである。このように，「ある状況から生じた思考」を自動思考（automatic thought）と呼ぶ。

　ここで出てくる疑問としては，うつ病の人にはなぜこのような自動思考が出現しやすいのか，ということであるが，これについては「うつ病の人は共通す

状況 → 認知 → 感情

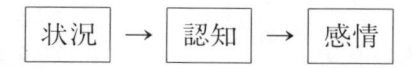

図1　認知療法における感情の規定

る認知を持っており，これがうつ病患者の"信念"や"生きる上でのルール"をつくっている」と考える。認知療法では，このような「信念」をスキーマ（schema）と呼んでいる。もちろんスキーマは唯一つではなく，患者がその患者なりのあらゆるスキーマを持っている。ただし，持ちやすいスキーマはうつ病患者にある程度共通するものである。井上は，うつ病者が有しやすいスキーマとして，「人間としての価値は，他人が私のことをどう思っているかにかかっている」「私は常に正しいことを行い，他人に親切でなければいけない。さもなければ，私は悪い人間だ」「私はすべてに完璧でなければいけない。さもなければ，私は無価値だ」などを挙げている[8]。

認知療法は，このように，うつ病を中心として研究が進み，うつ症状の軽減および新たなうつ病相の再発予防に対するその有効性の研究が進むに至り，三環系抗うつ薬などの薬物療法に対して同様およびそれ以上の効果が Rush ら[11]，McLean ら[9] など，数多く報告された。

うつ病以外の病態における認知療法の適応およびその有効性も検討され，以降幅広い疾患・状態における認知療法が主に欧米において研究されるようになった。臨床心理士・精神科ソーシャルワーカーにもその波は広がり，現在は不安障害・人格障害・心的外傷後ストレス症候群（PTSD）・摂食障害をはじめ，ゲイおよびレズビアンの適応障害・家族問題に至るまで，非常に幅広く認知療法モデルが研究されており，その妥当性および有効性が研究されるようになった。

表1　うつ病者に多い認知の歪み[8]

全か無か思考	all-or-nothing thinking
過度の一般化	overgeneralization
選択的抽出	selective abstraction
独断的推論	arbitrary inference
自己関係づけ	personalization
誇大視と微小視	magnification and minimization
破局視	catastrophizing
肯定的側面の否認	disqualifying the positive
感情的論法	emotional reasoning
すべし表現	should statements
レッテル貼り	labeling

II パニック障害に対する認知療法の流れ

　この流れの中で、パニック障害における認知療法も研究が重ねられ、1986年にClarkeが[5]、1988年にBeckが[3]パニック障害に対する認知療法モデルを唱えた。

　これらのモデルでは、パニックは「異常と受けとめられた、ある特定の身体感覚に対する破局的な解釈」により引き起こされる、と提唱された。Beckによると、「パニック発作の最中では発作を軽減もしくは中止しうるための情報処理の能力が失われている。その結果として、身体感覚への意識の必要以上の集中が起こるために、発作を感じている者にとっては破局的な解釈を引き起こし、これがさらに新たな精神的な刺激を導き、悪循環（vicious cycle）を形成する」とのことである（図2）。

　ここで、満員電車の中で過呼吸発作を起こした既往があり、この事件をきっかけに、電車に乗ると息苦しさを伴うパニック発作が出現するに至った例を、簡潔にではあるがあてはめてみる。この例では、「電車の中」というある特定の状況下、「息苦しさ」という特定の身体感覚が自覚される。この身体感覚に対して、昔経験した怖い思いに基づき、「息が止まるかもしれない」との思考が出現する。その結果、出現した思考により身体感覚がより一層刺激され、さらに息苦しさへの意識の集中が起こる、という悪循環に陥る。この場合、「昔経験した怖い思い」がスキーマに、「息が止まるかもしれない」との思考が自動思考に相当する。

　もちろん、パニック障害の治療としては、認知療法のみが唯一のものではなく、生物学的・社会的・行動的アプローチおよびそれらの統合が必要であることは言うまでもない。ただし、前述したように、ともすれば精神療法の対象になりにくいと考えられがちのパニック障害への具体的で実践的な枠組みを示した点で認知療法が注目されるのである。

```
信念   例・昔、電車に乗って気分が悪くなったことがある
       ・心臓が調子悪くなったら早めに病院へ行った方がよい
```

```
ある特定の状況          例・快速電車の中
      ↓                ・渋滞に巻き込まれ身動きがとれない
                       ・夜、一人で家の中にいる
ある特定の身体感覚     例・息苦しさ
                       ・動悸
                       ・めまい感
新たな
精神的な    悪循環
刺激

破局的な解釈          例・窒息してしまう
                       ・心臓が止まってしまう
                       ・気を失いそうだ
```

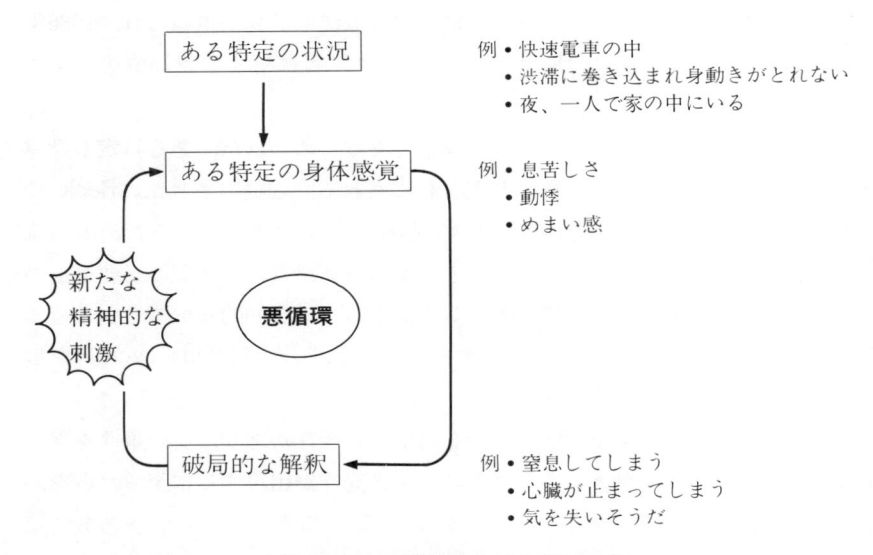

図2 パニック障害における認知モデル

III 認知療法の技法上の基本的な考え方

　パニック障害に対する認知療法の具体的な方法を述べる前に，技法上の基本について述べる。これはすべての対象疾患に共通したものである。

　認知療法の技法上の基本的な考え方として，Blackburnら[4]は以下の6点を挙げている。言うまでもなく，これらはいずれも認知療法特有のものではなく，いかなる精神療法においても何らかの形で共通する考え方ではある。しかし，「いかに考え方を変えていくか」という非常に大きな課題を目前にして，しばし忘れがちであることもこれまた事実であり，それぞれについて述べていきたい。

a．共同主義 (collaboration)

　治療者と患者は主従関係，あるいは優劣の関係にあるものではない。治療開始直後から，治療者と患者は平等な立場において協同的態度をとることが重要である。野村はこの関係について，「非指示的精神療法や精神分析的治療が母親的であったり，父親的であったり，いずれにしろ上の立場に立って患者を受けとめようとするのに対し，認知療法の治療者はどちらかというと，同僚や友人の立場に近い」と述べている[10]。具体的には，治療セッション毎に話題 (agenda) を設定し，患者が治療者とともに認知の歪みについてあらゆる提示・提案を行っていく。それらにもとづいた仮説のもと，患者は実生活においてその検証を行い，その有効性を次回のセッションにて検討する。

b．穏やかさ (gentleness)

　認知療法において，質問を行うことは大きな役割を占める。治療者は患者に対して指示的，批判的であってはならず，穏やかに，かつ紳士的に提案を行っていく。

c．耳を傾ける能力 (ability to listen)

　治療者は患者の述べること，それが何を意味するのか，場合には言外にこめられた意味に耳を傾け，それをも読みとろうとする努力が要求される。患者が繰り返し述べる言葉に多くの意味が込められている可能性，それを治療に生かしていく能力が求められる。

d．専門的な態度 (professional manner)

　治療者は，常に専門職としての丁重かつ真摯な態度が要求される。つまり，専門的知識に裏付けられた提示・提案を行い，話題を設定し，共同作業をしかるべき方向に導いていくのである。

e．柔軟性 (flexibility)

認知療法が臨床的な治療法である以上，患者の抱える問題点および課題はおのおの違ってくる。臨床家として，机上の理論だけで終始するのではなく，柔軟性をもち，機転を利かせて，患者毎の共同作業をすすめることが肝要である。

f．ユーモア (humor)

ユーモアの重要性を決して軽視してはいけない。なおもすると気が抜けず，あたかも会議のような深刻さ・緊張度を呈しがちのところ，ユーモアが一種の潤滑油の役目を果たし，患者をリラックスさせるのみならず，新たな視点・考え方が芽生えうる。

IV　認知療法の適応

認知療法は，その治療技法が「考え方の歪みを変えるためのあらゆる技術」である以上，考え方の歪みの同定，およびそれを修正する技法が求められる。つまり，認知療法とは構造化された治療技法であることを認識する必要がある。

適応については，他の治療法同様，慎重に選ぶ必要がある。これは，「扱いやすい」もしくは「自分好みの」患者を選ぶということではなく，むしろ正しい診断のもと患者を最適の治療法を用いて治療する，という意味合いである。具体的には，パニック発作を呈するのは何もパニック障害に限ったわけではなく，全般性不安障害をはじめ，うつ病・人格障害・時には精神分裂病まで，あらゆる疾患に及ぶ。すると，パニック発作があるからという理由で認知療法を導入しても問題の解決に至らないのは言うまでもない。

このような考えのもと，ここでは ICD-10 のパニック（恐慌性）障害 Panic disorder (episodic paroxymal anxiety) F41.0 および DSM-IV のパニック障害（広場恐怖を伴わないもの Panic disorder without agoraphobia 300.01）・広場恐怖を伴うもの Panic disorder with agoraphobia 300.21）を満たす状態について検討していく。もちろん，様々な病態におけるの認知療法モデル

が検討されている以上，例えばパニック障害を伴う全般性不安障害における認知療法は行えうるし，実際行われているが，これは本書ではとても述べきれないので，詳細に関しては成書を参照していただきたい。

V 認知療法のセッションの構造

前述のように，このように特殊な治療法を導入する以上，治療を始めるにあたっては，最初の段階で，治療者および患者の双方において治療の目的・方法・見通しなどを事前に説明し，認識することが大事である。

a．治療の前準備

先程述べたように，適切な精神科的診断は重要であることは言うまでもない。そのためには，事前に通常の精神科的診察は十分に行い，病歴についての十分な把握が必要である。ベック不安評価表[7]などの不安に関する評価尺度（表2）を用いることは治療効果に対する客観的評価となりうる点で有用である。

b．治療期間

認知療法のおおむねの目安としては「1回1時間のセッションを3～4カ月の間，15～22セッション」とされている。あくまでも限定した期間内において治療を目指す。

c．セッションの構造

すでに述べた通り，認知療法とは患者と治療者の共同作業である。

まず，最初の数回のセッションでは，認知療法の特異性を説明し，治療への動機付けおよび認知療法的な考え方についてまず習得する。話題・スキーマなどの用語の説明は言うまでもない。生じた問題の「原因探し」をしているわけではなく，あくまでもその問題の根底にある認知の歪み・スキーマの妥当性の検討およびその修正を試みることを明確にする必要性がある。

このような基本方針が明確となった上で，構造化された治療形態へと入って

表2 ベック不安評価表

氏名：＿＿＿＿＿＿＿＿＿＿　　日付：＿＿＿＿＿＿＿＿＿＿

不安の一般的な症状が以下に述べられています．各項目を，気をつけて読んでください．次に，今日を含め，先週，各症状にどの程度悩まされたか，各症状の回答欄に〈×〉をつけて答えてください．

		全くない	多少 —あまり気にならない	中程度に —とても不快だががまんできる	重度に —ほとんど耐えられない
1	マヒ感またはうずき				
2	熱　感				
3	足のぐらつき				
4	リラックスできない				
5	最悪の事態が起きるとの恐れ				
6	眩しい，または頭がクラクラする				
7	心臓がドキドキする，または早く打つ				
8	フラフラする				
9	恐れおののいている				
10	神経質				
11	のどがつまる感じ				
12	手の振え				
13	ガクガクする				
14	自制できなくなるのではとの恐れ				
15	呼吸困難				
16	死ぬのではないかとの恐れ				
17	恐　怖				
18	消化不良または腹部不快				
19	気を失う				
20	顔が紅潮				
21	発汗（暑くないのに）				

Copyright 1967 by Aaron T. Beck, M. D.

表3 認知療法治療セッションの構造

a．現在の患者の状態の評価
b．宿題の復習・話題の設定・話題に見られた認知の歪みの検討
c．セッションのフィードバック・宿題を与える

いく。具体的には，セッション毎に話題（agenda）を設定する。そこで提示された問題点にみられる認知の妥当性の検討を行い，そこにおけるスキーマの修正・同定を行う。そして，次回への宿題を提案し，次回のセッションへ課題を残す（表3）。

VI 治療セッションの実際

治療セッションの実際を，表3の流れに沿って，具体的に論じたい。

a．現在の患者の状態の評価

セッションを始めるにあたって，現在の患者の状態がどうなのか，ということを把握しておくことが重要なのは言うまでもない。これには，従来の精神科的問診が用いられることが多い。すでに述べたとおり，何らかの自己評価尺度を導入することも可能である。この場合，尺度のテーマに沿った状態しか把握できない，というきらいはあるものの，セッションの時間が限られており，つい認知療法の形式から外れて普段の診察場面とさほど変わらない状態に陥ることを考慮すると，有用な点も少なくない。

b．宿題の復習・話題の設定・話題に見られた認知の歪みの検討

前回提示した宿題の内容を吟味する。その上で，本日の話題を何にするかを決定する。認知療法があくまでも共同作業である以上，その話題が患者・治療者の間で話し合われ，納得されたものでなければいけない。また，時間限定的な療法であることから，「何を話してもかまわない」というわけではなく，お互いの間で明確化し，その目標へと到達するための双方の意志の一致が必要と

認知モデルに対する理解 > 自動思考 > スキーマ > 行動実験 behavioral experiment

図3　話題の大きな流れ

なってくる。

　取り上げられる話題はあらゆるものが考えうる。提出された宿題に基づくものもあり得るし，患者の方から「今はこういう状態だから，このことについて考えてみたい」ということもあり得るだろう。ただし，漠然と発作について話し合うのではなく，図3のような話題の大きな流れの中，物事を進めていく。以下にその詳細を述べる。

1）認知モデルに対する理解

　初期のセッションでは，まずパニック障害の認知モデルについて十分習得する必要性があることは言うまでもない。冒頭の繰り返しになるが，"異常と受けとめられた，ある特定の身体感覚に対する破局的な解釈"のため，"パニック発作の最中では発作を軽減もしくは中止しうるための情報処理の能力が失われている。その結果として，身体感覚への意識の必要以上の集中が起こるために，発作を感じている者にとっては破局的な解釈を引き起こし，これがさらに新たな精神的な刺激を導き，悪循環を形成する"ということを学び，これを各自にあてはめていくのである。

　具体的には，息苦しさ・動悸などの「ある特定の身体感覚」は「ある特定の思考」，認知療法的に言うと「自動思考」が生じて，このため悪循環を形成するのである。典型的なものとしては表4のようなものが挙げられる。

　このように誤った解釈をなぜ引き起こすか，という問いに対しては，患者の根底にある特定の考え，つまりスキーマがあり，それゆえにそのような思考が引き起こされる，と考える。この場合，スキーマは，表5のように，患者によってまちまちである。

表4 身体感覚と思考との関連性の例

身体感覚	思考
息苦しさ	「体に酸素が足りなくなってしまう」 「息が止まってしまう」 「窒息してしまう」
頭が重い感じ	「脳卒中を起こしそうだ」 「気が狂ってしまう」
心臓がバクバクする感じ	「心臓発作を起こしそうだ」 「心臓が止まってしまう」
めまい感	「このまま気を失いそうだ」

表5 スキーマの由来

患者の過去の経験に基づいたもの	「昔電車に乗ったとき気分が悪くなった」 「渋滞に巻き込まれたら過呼吸発作になった」 など，以前経験した怖い思い
一般通念や常識に基づいたもの	「心臓が調子悪いならば早目に病院へ行ったほうがよい」 「部屋の換気を良くしないと酸素が足りなくなる」
言語では明確化するのが困難で，イメージのみにて説明しうるもの	視覚的イメージなど

2）自動思考

認知モデルを習得した後は，自動思考について検討する。

まず，ある特定の状況下におけるパニック発作について検討する。つまり，ある状況において感じた息苦しさ・動悸などの身体感覚，そこより引き起こった自動思考を同定する。ここで，患者にいきなり「それではどのような他の考え方があるか？」と聞いてみても，「発作のときはその考えしか思いつかない」と返される場合が多い。そこで，治療者は表6のような質問を患者に繰り返し問うことにより，その思考が現実に即したものか否か，その妥当性について検討していく。現実に即していないならば，より現実に即した思考を検討していく。

このように，自動思考に代わる思考（alternative thinking）を検討していくにあたって，表7のような自動思考記録（automatic thought record）を

表6　自動思考の妥当性を検討するための質問例

この考えが正しい証拠はあるだろうか？
この考えが誤っているという根拠はあるだろうか？
発作が起きていない時ならば、同じように考えるだろうか？
あなたの友達が同じ悩みを持っていたら、あなたはどのようにアドバイスするか？
以前同じような状況に出会った時、「こう考えたら良くなった」ということはなかったか？
今から5年後この状況を振り返ったとしたら、同じような考えが浮かぶだろうか？

表7　自動思考記録　Automatic thought record

日付・時間	状況	感覚	思考およびその考えに対する確信度（0～100%）	それに代わる思考、このように考えた後の、前者に対する確信度（0～100%）
1月20日午後7時	家の中に一人でいた	息苦しさ	体の中に酸素がいきわたってない（80%）	呼吸していれば体の中に酸素は入ってくる（30%） 今まで同じようなことがあったが、ちゃんと生きているし、死にはしない（40%）
1月23日午後3時	電車の中	めまい感	このまま失神しそうだ（90%）	こうやって緊張していると、むしろ血圧が上がるから、血圧が低くなって失神することはあり得ない（10%）

用いることにより、自動思考およびそれに代わる思考を考えた後、自動思考についてどれだけ確信しているか、その確信度を0～100%で数値化することも行われる。ほとんどの場合前者よりも後者の数値が低くなるのは明らかであろうが、いくつかの自動思考に代わる思考が導かれた場合、その数値をもとに、どの思考がその状況において役に立つか、ということも検討される。

3）スキーマ

次にスキーマについて検討するが、自動思考の検討の後スキーマ、という流れをとる理由は以下の通りである。時に漠然としているスキーマをいきなり同

定するのは患者・治療者いずれにとって盲目的で焦点の定まりにくい作業であることと，治療の初期の段階で早々とスキーマへ到達することにより「こういうことを話していいのか？」「本当にこんなことを考えているのか？」と患者が治療に対して防衛的になり，治療を妨げる場合が考えられることによる。

この為，まず，自動思考についての検討を行い，しばらくしたらスキーマの検討へと入っていく。ここでも，治療者側が再び質問していくことが重要となってくる。スキーマの同定については，表5が有用となる。スキーマが同定できたら，自動思考同様，表5および表7を用いてその妥当性を検討していく。

4）行動実験 Behavioral experiment

パニック発作の最中，患者がとるある特定の行動は特に重要であることをSalkovskis らが述べている[12,13]。また，Seligman は，「パニックの患者は彼らの否定的な予測を否認するべき行動をしばしばとるにもかかわらず，パニック発作が持続する」とも述べている[14]。このように，発作の間患者のとる行動についても，認知療法的介入が行われる。

具体的には，セッションの中で，患者が実際のパニック発作を再現するべく，疑似発作を導くことがしばしば行われる。その方法としては，深呼吸により過呼吸を誘発する方法，破局的解釈を象徴する文章，例えば「胸苦感——心臓発作，動悸——死ぬ」などを繰り返し唱える方法（Clarke ら[6]）などが挙げられる。これらについては治療者が事前に手本を示したり，患者と治療者が一緒に行うことが望ましい。患者にとっては不快になりうるものである以上，決して強要してはいけないことは言うまでもない。以下に，その実際を示す。

何十回もめまい感を自覚し，その身体感覚がきっかけとして「床に倒れそうな気がする」患者は，「足に力を入れてしっかりと地面に立つ」「壁につかまって倒れないようにする」との考えのもとこれらを実行し，実際には倒れなかった結果を「危なかったけど，足に力を入れたり壁につかまっていたから持ちこたえた」などの解釈をする場合が珍しくない。しかし，ここで考慮しなければいけないのは，「床に倒れそうな気がする」という思考自体が誤っている以上，ここでとっている行動が妥当なものであるかである。すると，「足に力を入れ

る」「壁につかまる」という行為自体が異なる方向へ考えを導き,その結果自動思考をかえって助長させていることになるのである。

　このような「誤った信念の同定」を行うべく,行動療法的接近が用いられる。例えば,この例では,セッションにて疑似発作を誘発し,実際に「足に力を入れる」「壁につかまる」などについての妥当性を検討するべく,「壁から手を離すこと」が試みられる。以上を施行後,再度「危なかったけど,壁につかまってたから持ちこたえた」の妥当性を検討するのである。

c．セッションのフィードバック・宿題を与える

　セッション終了後は,患者・治療者双方からの意見の交換が行われる。その上で,次回までの課題が決定される。課題は,自動思考記録表の記入,あるいは行動療法の実践,そのほかあらゆるものが考えられる。

おわりに

　本書全体を見渡しても分かるように,パニック障害の研究は,世界的に非常な熱意を持って行われている。その中で認知療法は,この疾患への有効な精神療法の枠組みを提供するものとして注目されるものである。また,この治療法は従来の精神分析療法などと異なり,長い訓練を経なくともすべての臨床家にとって身につけやすいものであり,その点でもパニック障害のように臨床現場で一般的に出会う機会の多い疾患への取り組み方として有用な方法であろう。

　　　　　　　　　　　　　　　　　　　（重村　淳・野村総一郎）

文献
1) Beck, A. T. and Ward, C. H.: Dreams of depressed patients: Characteristic themes in manifest content. Archives of General Psychiatry, 5, 462-7, 1961.
2) Beck, A. T.: Thinking and depression. I. Idiosyncratic content and cognitive distortions. Archives of General Psychiatry, 9, 324-33, 1963.
3) Beck, A. T.: Cognitive approaches to panic disorder: theory and therapy. In S. Rachman and J. D. Maser (eds.), Panic: Psychological perspectives. Hillsdale, New Jersey: Erlbaum, 1988.

4) Blackburn, IV and Davidson K., Cognitive therapy for depression & anxiety : A practioner's guide. Blackwell Science, Oxford, 1990.
5) Clarke, D. M. : A cognitive approach to panic. Behaviour Research and Therapy, 24, 461-70, 1986.
6) Clarke, D. M. : A Cognitive model of panic. In S. Rachman and J. Maser (eds.), Panic : Psychological perspectives. Hillsdale, New Jersey : Erlbaum, 1988.
7) Freeman, A. : 認知療法入門. 遊佐安一郎監訳, 星和書店, 東京, 1989.
8) 井上和臣：認知療法への招待. 金芳堂, 京都, 1992.
9) McLean, P. D. and Hakstian, A. R. : Clinical depression : comparative efficacy of out-patient treatments. Journal of Consulting and Clinical Psychology, 47, 818-36, 1979.
10) 野村総一郎：うつ病の認知療法. 認知療法ハンドブック（大野裕, 小谷津孝明編), 星和書店, 東京, 1996.
11) Rush, A. J., Beck, A. T., Kovacs, M. and Hollon, S. D. : Comparative efficacy of cognitive therapy versus pharmacotherapy in out-patient depression. Cognitive Therapy and Research, 1, 17-37, 1977.
12) Salkovskis, P. M., Jones, D. R. O. and Clarke D. M. : Respiratory control in the treatment of panic attacks : replication and extension with concurrent measurement of behavior and pCO2. British Journal of Psychiatry, 148, 526-32, 1986.
13) Salkovskis, P. M. and Clarke, D. M. : Cognitive therapy for panic attacks. Journal of Cognitive Psychotherapy : An International Quarterly, 5, 215-26, 1991.
14) Seligman, M. E. P. : Competing theories of panic. In S. Rachman and J. D. Maser (eds.), Panic : Psychological perspectives. Hillsdale, New Jersey : Erlbaum, 1988.

C. パニック障害の精神療法

はじめに

突然予期せずに出現する動悸, 息切れやめまい, 発汗や悪心などを伴う激しい恐怖心や不快感はパニック障害と呼ばれ, 生物学的な要因が大きいとされている。実際乳酸ナトリウムの静注によってパニック発作が引き起こされるという事実は神経生理学的な脆弱性の存在をを示唆している[5]。さらに imipramine や alprazolam などの使用によって, 病態が改善することは否めない事

実である。しかし，だからといって精神療法は無用というわけではなく，大いに必要なのである。

ここではまずパニック障害の患者が受診したときの治療者の心すべき一般的な注意点について述べ，つぎにそれぞれの病態に応じた精神療法を考えてみたい。

I 一般的な注意

パニック障害の患者には基本的には支持的精神療法を行うことが多い。その際以下のような注意点が挙げられる。

a．十分時間をかけて傾聴する

激しい不安感を伴って外来を訪れる患者の気持ちをくみ取ってあげ，患者の訴えをよく聴いておく。患者は突然襲ってきた症状に驚き，強い恐怖心を抱いて来院している。治療者が患者の立場に立って傾聴することでよい治療者―患者関係が確立される。治療者への信頼感が生まれ，それまで恐怖が恐怖を呼び起こし，症状が強化されていたのが，訴えをきいてもらうだけでも安心感が得られるようになる。

b．当初は家族の合同面接を受け入れる

このような恐怖におののく患者はひとりではとても行動できず，第三者に依存する。他者にすがりたいという気持ちは当初はやむを得ないこととして受け入れる。思春期の患者であれば，母親，そして成人であれば，配偶者である場合が多い。1対1の面接にこだわらずに，一緒に面接をし，訴えを聴く。家族にも一緒に治療者の説明を聴いてもらう。

c．病態と治療法を説明する

患者にとっては大変重篤にみえるかも知れないが，決して危険な病気ではないこと，生物学的な要因が大きいといわれているが，心理的なプロセスも絡ん

でいること，したがって薬物療法ならびに精神療法が必要であること，転帰は比較的よいことなどを伝える。こうして患者は治療者を信頼し，治療の開始が可能となる。

d．精神療法の開始

薬物療法に効果がでると，患者はひとりでも来院できるようになってくる。素直な性格の人が多く，服薬は規則的である。単発型の場合には，このまま外来受診する必要性を感じなくなり，治療を短期間で終結する症例もあるが，予期不安が強かったり，空間恐怖を伴う場合には二次的に神経症化していき，薬物だけでは治療が困難になっていくし，また治療も時間がかかる。このような症例は早めに精神療法に導入していく。その前に TPI (Todai Personality Inventory), SCT（文章完成テスト）そしてロールシャッハ・テストなどを施行して患者のパーソナリティの詳細を把握し，どのような点に焦点を当てるかを見極め，それによって精神療法のプランをたて，患者に説明し，同意を得る。

これらの一連の過程は，患者の訴えを十分に受けとめ，ときに必要なアドバイスを与えていくという点で，支持的精神療法ということができる。さらに病態に応じて，以下に述べるような精神療法が用いられる。

II 行動療法

欧米で好んで用いられている技法である。とくに用いられているのは暴露 (Exposure) 法である。空間恐怖をともなう症例に有効であり，患者が恐怖を感じている空間，たとえば家の外，列車の中，デパートなどにあえて患者を暴露させて，実際の患者の反応を体験させるのである。その際さまざまな工夫が行われる。階層表を作成して段階的に徐々に恐怖の出現する空間に近づいていく，当初は治療者が同行し，心理的な支持を行うなどである。恐怖体験を行った空間に患者は，激しい拒否感を感じるが，実際にその恐怖に飛び込んでみると意外とその体験は，思ったほどではないことを身をもって体験するわけであ

る。このことを治療者は本人との面接のなかでとり上げ，自信を回復させていくのである。Marks は段階的暴露法を実施するに際して，クリニックで十分なガイダンスとリハーサルを行う。治療者が同行して商店街やデパートに行く。そこで単独行動をとらせる。ホームワークを課し，時間や場所を指定して買い物に行かせる。記録をとって測定・評価（モニタリング）を繰り返す。電話でのチェックや指示も行い，家族にも協力を求める。1，3，6カ月後にフォローアップ面接を行い，経過を観察するなどのプロセスを紹介している[3]。

III 認知・行動療法

認知行動療法とは認知療法と行動療法を組み合わせた精神療法である[2]。まず患者の抱く認知の歪みが検討される。パニック障害の患者は一般に下記のような思考を抱きやすい。
1）**破局視**：自分の抱える不安やパニック発作の結果としてもたらされる災難を予期する。
2）**自己関連づけ**：自動車事故があれば自分も事故を起こすと思ってしまう。
3）**拡大視と縮小視**：危険の可能性にばかり目を向け，危険のない点については目をむけない。
4）**選択的抽出**：状況の危険な要素にのみ焦点をあて，全体を無視する。
5）**恣意的推論**：証拠もないのに悲惨な結論づけをする。動悸を心臓発作と思ったりする。
6）**過度の一般化**：パニック発作が永遠に続くかのように捉える。
などである。

予期せぬ仕方で動悸や息苦しさを体験したときに，患者は上記のような認知の歪みを自動思考という形で意識する。それが急性のパニック発作を形成するというのである。さらに恐怖そのものに対する恐怖が強まり，外出をやめるなどの回避行動を作り出し，症状の固定化に至るのである。そして患者は自己の能力にますます自信を失っていく。このようなパニック発作の発症のメカニズムを認知の面から患者に説明し，前述したような行動療法の技法を用いながら，

思考の悪循環を断って行こうとするのである。その際自己点検のために患者がどのような状況におかれたか、その時の不安感情はどのようであったか、％で評価する。どのような自動思考が現れたか、どのような妥当な反応が行われたか、結果として不安感情を再評価するということを毎日記載するいわゆる「自動思考の日常記録」をつける。こうして患者は自らの自動思考を同定し、働きかけることが可能となるのである。そして患者の状態に応じて系統的脱感作法のように徐々に不安や恐怖の強い状況に暴露させていくか、フラッディング法のように一気に大量の刺激に暴露させることもあり、どちらも重要である。これらが患者の認知の課程と期待を検証する方法として役立つのである。その他イメージ修正の技法として、思考を停止する方法、時間を投影する（例えば6カ月後、1年後を想像する）方法、状況に対する積極的なイメージを作り上げる方法などがある。また逆説的技法として、患者に故意にパニック発作を起こすように働きかけ、症状から逃げずに対処できる契機となる。これはフランクルの逆説的志向や森田療法に類似している。

IV　森田療法

　元来入院療法が中心となる。とくに空間恐怖をともなうパニック障害の治療に有効である。患者はまず7日間の臥褥に導入される。これは個室において、トイレ・洗面・食事以外なにが起こってもとにかく天井をみつめながら横臥し続けることが処方される。当然パニック障害の患者はちょっとした身体的変化が起こっても動揺する。心臓の動悸がもしかしたら心臓発作ではないか、放置していたらどうかなってしまうのではないか、しかし寝続けなければいけないという葛藤に煩悶・苦悩する。治療者は毎日ごく短時間面接に来てくれるだけで、しかも「とにかく寝続けてください」という指示しかしてくれない。治療者に対する不信感も湧き起こってくる。しかしとにかく寝続けるしか仕方がない。こうして不安や恐怖は頂点に達する。こうして患者は自己の症状から回避せずに、直面していくことを体験する。このプロセスのなかで患者は大変なことになると思っていた症状が意外と少なくて済み、しかも不安や恐怖を直視し、

乗り越えることができたという自信を得る。これは「恐怖突入」といわれる体験である。身をもって自己の心身の働きを体得できたのである。

臥褥後の軽作業期（3〜7日間）では中庭に出て外界を観察する。注意の方向性を自らの症状にばかり向けていた患者は，ここで自己の外に注意を向けていく。雲の流れや草花の美しさを鑑賞し，自然の運行を体験し，自らもこの自然の営みに従っていることに気づいていく。自己の行動についての日記が治療者に手渡され，治療者はそれに朱筆でコメントを書き，患者に返却する。パニック発作が起こらないように工夫しているという日記の記載に対しては，「発作が起こるままになすべきことをなす」というように逆説的なアドバイスが行われる。

やがて普通作業期（2〜3週間）に導入される。不安・恐怖が起こってもとにかく作業に手を出していく。作業に手を出していくうちに，いつのまにか作業の動きそのものに一体化し，自らの症状をすっかり忘れている自分に気づく。

そして社会復帰準備期（1〜2週間）には目的をもった行動をとる。買い物の必要があるから，自分が最も恐れていた電車にも乗ってデパートへいく。病院から学校や会社に行くこともある。薬物は最小限必要なものに限定し，一次症状に対しては抗うつ薬や抗不安薬を用いるが，二次的に神経症化して生じた不安や恐怖に対しては薬物を用いない方が，効果的である。あるいはどこまでが一次症状か鑑別が難しい場合もある。本人が本来許容できる範囲のものが，二次的に心理的に加工されて，大きなパニックとして体験されていることも十分に考えられる。

行動療法や認知行動療法と森田療法が異なる点は，前者が意図的に不安・恐怖の状況に患者を暴露させるのに対して，後者は日常の営みとして不安・恐怖を抱くままに，目的本位の行動をとるということである。

またこのような森田療法はある程度の自己内省力が必要とされる。内省力の乏しい患者はとても臥褥や作業に耐えられずに途中で放棄してしまう。

V 力動的精神療法

　力動的精神療法の立場としては，患者に生来備わった神経生理学的な脆弱性を認めはするが，両親の不十分な対応によって心理的な脆弱性が養われ，それが神経生理学的な過敏性をますます強めて，パニック発作に至っていると捉えており，これまでの心理的な要因の関与に対して否定的なこれまでの考え方に対して問題提起を投げかけている。その根拠として Shear らは9名のパニック障害の自験例を検討したところ，ほとんど全例が，小児期に怖がりで，神経過敏で恥ずかしがりやであった。両親は易怒的で恐く，批判的で支配的であったと記憶している。しばしば怒りを伴った不全感を体験している。慢性的に低い自己評価を行っている。彼らの配偶者は受け身的で親切で非攻撃的である。フラストレーションや憤りをともなったストレッサーがパニック発作に先行して認められる，という点を挙げている[8]。

　すなわち素因として生理学的な脆弱性が前提とされるが，それは幼小児期の両親が十分な愛情を向け，この脆弱性を補うことがなかったので後のストレス対処能力が育たなかったと考える。このような両親の態度は他者によって取り込まれるあるいは分離されることへの恐れとして患者によって無意識のうちに受けとめられる。したがって治療としては，患者は見捨てられたり，過剰なコントロールを受けたりすることに二重に過敏になっているので，治療者がそのような対応はしないことを明確にし，信頼と保証を与えていくことで，患者に安心感が養われる。それと並行して患者が恐怖感情に対する新しい防衛機制と対処スキルを作り出すように援助していく。こうして内的なセルフ・コントロールと外界に対するセルフ・コントロールが可能となるように患者に働きかけていく。両親との面接を行い，上記のような患者の心理機制を説明し，患者への対応の工夫を求めていく。

　さらにパニック障害患者の病前性格として，人格形成上の問題をともなう場合があり，このような症例では上記のような力動的精神療法が適応となるだろう。依存性人格障害や回避性人格障害をともなう症例は再発しやすいといわれ

ており，このような治療への導入が必要となるだろう。すなわち本来のパニック発作の背景に分離不安の問題が認められるような場合である。超自我との力動や治療者へ向けられるさまざまな転移感情を取り上げ，解釈して患者に返すことで，超自我による抑圧や未解決な母子分離の課題などが患者に意識化され，パニック発作の心理過程がより明確になっていくことが症状の改善をもたらすのである。

VI 集団精神療法

技法としては個人に対して行う精神療法を集団に適応する。精神療法の種類としては行動療法や支持的・力動的な精神療法が挙げられる。たとえば Nagy らは薬物療法を並行させながら28名のパニック障害の患者に4カ月の集団行動療法のコースを実施している[4]。始めの2週間はパニックや空間恐怖についての精神教育を行う。次の2週間は深呼吸や筋弛緩およびイメージ導入によるリラクセーションを行う。次の2週間は認知の再構成を行う。次は10週間にわたってグループで暴露体験を行う。ホームワークを課して段階的な暴露を体験するという系統的脱感作技法や自己主張訓練が含まれる。内容的には認知・行動療法と名づけてもいいように思われる。

また Scheibe らは8～9名の3グループに支持的集団精神療法を行っている。週1回75分で1年間施行している[9]。それぞれ1名のセラピストが関わっている。このセッションでは患者が自信を強め，パニックを引き起こすような状況に進んで身を置くように勧められる。他患の成功体験の報告が支えになったりする。不安や恐怖の症候を維持する要因としての対人関係の葛藤が表明され，テーマ化される。その幼小児期の体験，とくに母子分離の体験や両親の育児行動との関連についても取り上げられ，テーマ化される。その際患者は対人関係で生じる感情や不安を表明する。さらに治療者はグループ内の患者同士の相互作用について取り上げる。たとえば見捨てられ不安と分離の欲求という典型的な葛藤に基づいた依存行動や恐怖に満ちたしがみつき行動は，セラピストによってまず受け入れられ，そして集団のなかでテーマ化される。セッション

が進行するにつれて患者から他患やセラピストに対する攻撃的な衝動性や不全感が表明される。それは同じようにグループ内でテーマ化され，解決に向けて話し合われる。このようなプロセスを通して，患者が当初抱いていた顕著な攻撃性の抑制が少しずつ取り除かれ，最終局面では個々の患者は恐怖に対応できる行動様式を身につけ，補助治療者の役割を演じることができるようになる。そしてグループの参加者は徐々にグループから分離していくが，患者自身がセルフ・ヘルプグループを作ることでこのプロセスが促進される。内容的には力動精神療法の部分も含まれているようである。

VII 芸術療法

パニック障害の患者は突然襲ってくる恐怖体験に慄き，症状に翻弄され，距離をおいて，自己を客観的にみることができず，したがって言語表現も乏しい。このような患者に対しては非言語的なアプローチとしての芸術療法が適応となる。芸術療法の内容は音楽であっても絵画であっても，それぞれの患者の好みに合わせていいだろう。たとえば絵画を例にとると，患者は自己の内面を絵画に描くとすれば，以下の点が挙げられる。

1) 患者は絵画表現を通して，自己を対象化する。すなわち距離をおいて自己の不安や恐怖をみつめることができる。
2) 絵画によってはパニックそのものを逃げずに直視するという体験となる。
3) 絵画を描くという行為自体が，不安・恐怖の心配があってもとにかく描くという目的本位の態度を養うことができる。
4) 無意識のうちに対人関係や親子関係の葛藤なども描かれ，パニックとの関連性が検討される。
5) 集団絵画療法の中で自己の絵画について述べることで自己表現力も養成される。

などの特徴が認められる。

VIII その他の技法

a．リラクセーション療法

これは欧米では行動療法・認知療法と合わせて3点セットで行われている。パニック障害の患者は内部感覚に関する条件づけがおこなわれているのではないかという仮説から筋弛緩訓練を行ってこの身体感覚の改善を目指すのである[1]。練習テープを用いて，主に手や前腕，膝，大腿部，腹部，胸部などの16筋群において弛緩訓練を行う。患者は練習記録をつけ，セラピストと毎回内容について話し合い，高い不安を感じたエピソードについて確認し，どう患者が乗り切っているかを検討する。リラクセーションによって患者はかえって早い段階で緊張や不安に気づくようになり，対処能力も強化されると考えるのである。このような治療が週1回60分で15セッションが行われている。

その他リラクセーション療法と同じ作用と効果を持つものとして自律訓練，自己統制訓練，催眠療法などが挙げられる。

b．情動に焦点をあてた簡易精神療法（EFT）

Schear らが認知行動療法の効果をみるために，対比する療法として当初作り出したものである。予想に反して認知行動療法とまったく同等な治療効果が得られることがわかったのである[5,7]。まず患者にはパニック障害の成立機序と治療法の説明が行われる。ひとが罠にはめられたと思ったり，混雑した映画館での火災のように逃げることができない，森の中で迷い，独りで，途方に暮れ，助けを求めることができないというような状況のときに生じる不安がパニックに近いと説明される。したがってパニック発作は，他者から見捨てられたり，見放される，あるいはコントロールされたり，息がつまる状況におかれるという時に現れる症状として理解される。対人関係で支障をきたしている人はとかくこのような感情をもちやすい。同様にひとが他者への対処スキルや得られる対処戦略が不十分に思えたときに，パニックが現れる。このようなひと

は否定的感情を抱くと取り返しがつかなくなるので，そのような感情を抱くことには大変用心深い。EFT はパニックの引き金となり得るこの否定的感情に焦点を当て，この感情の背景にある心理的テーマを扱おうとする。EFT の戦略としてはパニックのエピソードや脆弱性についての精神教育や共感を示したり，反省を行いながら患者の訴えに耳を傾け，患者の反応の仕方に焦点を当て，その時に生じる感情を吟味する。パニック障害患者における共通したテーマは，反論されることへの恐れ，対人間であまりに距離がありすぎたり，孤立し，見捨てられているのではという恐れ，逆に距離が近すぎて，コントロールされ，罠にはめられているのではという恐れ，怒りや自己主張はいけないのではないかという恐れや罪悪感，他者の否認への恐れなどである。EFT の第一の目標は通常隠されているこのような恥や罪の意識，そして恐れを患者が直接表現できるように働きかけること。こうして「名づけることのできない恐れ」を同定することで恐れを軽減させることができる。そして第二は，自動的に生じる感情的な反応ではあるが，その対象が明確でないことから表現にとまどってしまうという感覚パターンを打破することを狙うのである。

おわりに

以上パニック障害の精神療法について述べた。薬物療法のみでは限界があることから神経生理学的な脆弱性が前提とされてもその上にパニックが誤報警報に対する防御反応であるとする認知療法の立場，両親の幼小児期の不安定な関わりがますますこの脆弱性を強化しているという力動的精神療法の立場などが明らかにされた。パニック障害における精神療法の寄与する余地が十分にあると思われた。

(渡 辺 直 樹)

文献
1) Barlow, D. H., Cerny, J. A.: Psychological Treatment of PANIC, 1990 (上里一郎監訳，山本麻子，越川房子，杉若弘子訳：恐慌性障害—その治療の実際—. 金剛出版. 東京，1990)
2) Freeman, A., Pretzer, J., Fleming, B., Simon, K. M.: Clinical Applications of

Cognitive Therapy. 1990（高橋祥友訳：認知療法臨床ハンドブック．金剛出版．東京，1990）
3) Marks, I. M. : Behavioral Psychotherapy. : Maudsley Pocket Book of Clinical Management. Bristol. Wright, 1986（竹内龍雄，他訳：行動精神療法，中央洋書出版部．東京，1988
4) Nagy, L. M., Krystal, J. H., Charney, D. S., Merikangas, K. R., Woods, S. W. : Long-Term Outcome of Panic Disorder After Short-Term Imipramine and Behavioral Group Treatment : 2.9-Year Naturalistic Follow-Up Study. Journal of Clinical Psychopharmacology. 13 (1) : 16-24, 1992
5) Shear, M. K. : Psychotherapy for Panic Disorder. Psychiatric Quarterly, 66 (4) : 321-329, 1995
6) Shear, M. K., Fyer, A. J., Ball, G., Josephson, S., Fitzpatrick, M., Gitlin, B., Frances, A., Gorman, J., Liebowitz, M., Klein, D. F. : Vulnerability to Sodium Lactate in Panic Disorder Patients Given Cognitive-Behavior Therapy. Am. J. Psychiatry, 148 : 795-797, 1991
7) Shear, M. K., Pilkonis, P. A., Cloitre, M., Leon, A. C. : Cognitive Behavioral Treatment With Nonprescriptive Treatment of Panic Disorder. Arch. Gen. Psychiatry. 51 : 395-401, 1994
8) Shear, M. K., Cooper, A. M., Klerman, G. L., Bush, F. N., Shapiro, T. S. : A Psychodynamic Model of Panic Disorder. Am. J. Psychiatry. 150 (6) : 859-865, 1993
9) Scheibe, G., Albus, M., Walther, A-U., Schmauss, M. : Gruppenpsychotherapie bei Patienten mit Panikstörung und Agoraphobie. Psychother. Psychosom. med. Psychol. 43 : 238-244, 1993
10) 竹内龍雄：パニック障害．新興医学出版社，東京，1991

D．行動療法

I 特　　徴

　①パニック障害への行動療法からの接近は，漸進的筋弛緩法や自律訓練法を用いての治療が行われている。これらの方法は，患者の不安の水準を低下させていき，パニックに至らないように患者の中にコントロールをする力を養っていくことを目的としている。

②治療を開始する前に必要なことは、患者の示す症状が治療の対象となりうるかについて厳密に検討していくことである。患者との面接を通して、どのような症状が、どのような場所で、どのような形で、どれくらいの時間にわたって生じていたのかを聴取していく。

③患者の行動の中から観察することのできる事実を収集し、どの行動をどのような形に展開し、修正していくかを、患者との話し合いの中で整理していき、具体的な治療方法を決定していく。行動療法では、行動化されない観念的な不安を対象にすることはしない。

④身体的な訴えを多くする患者は、治療機関に行って治してもらおうという気持をもっていることがあり、自分の力で治ろうとする意識や意欲の乏しいことがみられる。自分の力で治ろうとする動機づけを治療を開始する前にきちんと作ることが必要である。

⑤行動療法では、治療者と一緒に作ったスケジュールに基づいて患者が自宅において練習や訓練を行う方法を用いることが多い。また練習の結果、その日の出来事、内省報告などを患者に記録してもらうことをし、具体的な治療の進展を確認する資料としていく。

⑥行動療法の手続は、一般的な考えと違う点があり、治療の背景にある理論や治療方法をわかりやすく患者に伝え、共通理解の得られたところで実行していくことが大切である。

II 症　例

1954年9月生。43歳。主婦。
家族歴：夫（50歳）と息子2人の4人家族。
既往歴：遺伝的負因はなく、特記すべき既往歴もない。
生活歴：女子大学卒業後、4年間会社で事務の仕事をしており、1982年10月に結婚した。
現病歴：X年6月初診。初診時29歳。
　会社に勤めていた時に上司にいじめられることがあり、膀胱炎が始まったが、

会社を休んではいけないという気持で緊張しながら出勤をしていた。X－2年6月に近医を受診してT大病院精神科を紹介された。結婚してから膀胱炎がさらにひどくなり，家にいても寝てばかりいるような状態になり，外出もできなくなってきた。何をするのもだんだんと億劫になってきて，心配なことを考え始めると胸が苦しくなり，心臓が圧迫されるような感じがしてきた。T大病院までは遠距離で通院するのが大変なので，当院精神科に紹介してもらうことにした。

現在症：初診時に行った血液・尿検査，心電図，筋電図，レントゲンなどの諸検査において異常は認められなかった。面接中はハキハキとした口調で自分の症状や気持を話すことができ，服装や身だしなみもきちんとしている。便秘，吐き気の訴えがあり，不眠傾向にあることを強調していた。人格の未熟さを基礎にした，不安神経症と診断され，2週間に1度の支持的精神療法と薬物療法とによる外来通院が開始された。

性格：Y-G検査結果：B'型（不安定，不適応，積極型準型）

文章完成法テスト結果：社交性があり，責任感も強いが，自己受容性の乏しさが目立つ。主観的で自己中心的な物の見方をしがちであり，虚栄心の強い面がみられ，人格の整合に未熟さが認められる。

III 治療経過

治療は以下のように4期に分かれている。

第1期（X年6月～X＋1年10月）

この時期は，抗不安剤，抗うつ剤，眠剤の服用によってパニック発作を起こすことはなかった。支持的精神療法により，日常生活の安定が計られて，通院1ヵ月後には近所の小児科医の薬剤師の助手として，午後4時間のアルバイトを始めている。午前中はどうしても起きることができない日が続いていた。夫は深夜に帰宅して，早朝に出かけていくために睡眠時間が不規則になることが多かった。

身体的な訴えは多くあり，気管支炎，膀胱炎，急性頻尿症，頭痛，動悸，下痢，腹痛，食欲不振，嘔吐，悪心，めまい，急性胃炎，急性腸炎などの症状が周期的に出現していたが，短期間で消失していた。

第2期（X＋1年11月〜X＋6年11月）

　X＋1年11月に妊娠に気づき，抗不安剤と抗うつ剤の服用を中止し，眠剤だけを服薬することに変更した。X＋2年に第一子を，X＋4年に第二子を出産した。2回の妊娠中は切迫流産の恐れがあり安静にしていることが多かった。出産後は身体的な訴えは減りはじめており，臭いや音への過敏さがでていた。実母の援助や市役所のホームヘルパーの制度を利用しながら，子育てをしていた。気分が沈んでいたり，疲労感が強まってきており，第二子をX＋5年4月に保育園に入れた。

　X＋5年5月（35歳）になって初めてパニック発作を起こした。昼頃，私鉄の駅のホームで電車を待っている時から動悸が始まり，息苦しさ，めまい感，腋の下の発汗が生じた。乗車したが症状が増悪し，途中下車した。駅員が救急車を呼んでくれて当院救急外来に搬送された。病院に着いたときには，動悸やその他の症状はほぼ消失しており，発作の起きていたのは約20分位であった。原因としては風邪気味でなんとなく身体がだるかったくらいしか考えられなかったといっている。

　このまま死んでしまうのではないかという不安が強くなっており，抗不安剤，抗うつ剤が再び投与された。約2週間の服薬で症状は改善してきたが，その後に腎盂炎や突発性難聴が出現していた。

　X＋6年2月に2回目のパニック発作が起きた。1回目と同じ私鉄の駅で動悸がしはじめ，駅前の美容院で休ませてもらい，5分たらずの時間で動悸は消失したという。2回目の発作も特に原因として思い当たることもなく，強いて考えれば育児の疲労くらいであった。服薬を続けることによって症状の再発はみられず，その後に，鼻炎，結膜炎，耳なりが出現した。主治医より日常生活の充実を考えるように助言があり，目的のある生活をしようとして，X＋6年9月より私大の通信教育を受けはじめ，また，学生時代まで続けていた楽器の

練習も始めるようになった。

X＋6年10月に外出先で動悸が始まり，手のふるえ，腹部の不快感，めまい感などが生じ，3回目のパニック発作があった。そのときは服薬によってすぐに治まったが，喘息様の咳がそれ以後1週間続いた。

第3期（X＋6年12月〜X＋7年12月）

またこのような発作が起きるのではないかという不安な気持が出てきているとの訴えがあった。主治医より自律訓練法を試みてはという提案を受け入れ，1990年12月より筆者の自律訓練法の指導を外来の薬物療法と並行して行うこととなった。

自律訓練法の標準公式を導入し，座位姿勢での練習を試みたが，下半身の脱力が思うようにできず，仰臥姿勢にて練習を行うことにした。背景公式は3週間で体感できるようになり，温感，重感とも1ヵ月ずつで体感できるようになった。標準公式はX＋7年7月までに仰臥姿勢で習得している。練習中に感じた身体的・精神的変化を克明にノートに記録しており，来院時の報告も明確になってきた。

パニック発作は，X＋7年1月，3月，4月と3回起こしている。いずれの場合も自宅で外出する直前であり，服薬することで短時間で消失し，外出することができていた。身体症状としては，悪心，腹痛，頭痛，下痢などであり，排便をすると気分が安定することに気づくようになった。

X＋7年5月から12月までは全く発作は起きていない。通信教育のスクーリングや試験もきちんと参加でき，祖母の葬儀があったが精神的に落ち込むこともなく生活することができていた。家族との外出や旅行も何の支障もなく行えていた。

自律訓練法をきちんと家庭において実践しており，気持の切り替えが早くできるようになり，精神的に落ち込むことがあっても短時間で立ち直れるようになったと報告している。体調の良・不良も自分で判断できるようになり，問題が起きても対応の仕方がすばやくできるようになったとしている。仰臥姿勢から座位姿勢による自律訓練法の練習に切り替えていった。薬物療法は継続され

ており，身体的な諸検査においても異常は生じていない。

第4期（X＋8年1月〜X＋10年8月）

　X＋8年1月末に7回目のパニック発作が起きた。暮からの疲労と風邪が背景にあったが，通信教育の試験を受けて帰宅する途中で発作がおきた。私鉄のターミナル駅でしばらくの間椅子に座って気持を落ち着かせていたが，はやく帰宅しようとして特急電車に乗った。動悸がひどくなったために途中下車して実家に行き，そのまま2日間寝ていた。実母に付き添われて自宅に戻ったが，胃痛，下痢，嘔吐が激しくなってきて1週間寝ていた。寝ていても落ち着かない気分が続き，服薬しても不安は軽減されることがなかった。

　2月に実母と共に来院し，発作の起きた状況について聴取した。外出することへの恐怖や，死んでしまうのではないかという不安が増強されてきており，不安を感じると息苦しさと手の震えが生じる状態であった。

a．脱感作療法による改善

　6回までの発作後の不安に比べて，今回の不安は著しく強く，一人で外出できない状態になっていた。症状の固着を防ぎ，予期不安を強めないために脱感作療法の変法を用いて症状の改善を計った。三段階の練習方法を作成し，自宅で毎日行うことにした。

　通常，脱感作療法では不安階層表を作り，一番弱い不安場面を想起して，身体的な緊張を感じたら弛緩刺激を用いて不安を軽減していき，徐々に強い不安場面を想起する方法を用いることが多い。

　今回の発作時の内省報告によると，ターミナル駅に着いたとき，椅子に座っていたとき，電車の乗っていたときの3つの場面で激しい不安を感じており，どの場面が一番強い不安を感じていたか区別できなかったとしている。そのため，3つの場面を一連の流れとして受け止め，順番に想起しながら不安を軽減していく方法を用いることにした。

　第一段階は，仰臥姿勢をとり，不安場面を想起し，身体的な緊張を感じたら，背景公式「気持が落ち着いている」を唱えることにより緊張を軽減していく方

法を用いた。

　10日間の自宅での練習により不安を感じても身体的な緊張は生じず，息苦しさや手の震えは消失していった。

　第一段階の練習の初日の記録には以下のような記載がしてあった。
「1回目：駅の場面を想い出したとたんに全身が緊張し，腋の下に冷汗がでて手の震えがどうしても止まらなかった。公式を唱えることがとても難しかった。」
「3回目：思いだしたときの緊張感は2回目よりも弱く，公式も思ったよりスムースに出てきた。手の震えもすくなくなっていた。」

　この間の外出は一切取りやめてもらい，具体的な症状が消失したときに，夫や実母に付き添ってもらって外出する練習を開始した。こうした外出練習でも，行ける所まで行ってみて，不安を感じたら途中からでも安心できる場所に引き返すという方法から始めることがある。今回は引き返す方法を用いることをせず，目的地まで必ず行き，途中から引き返すことをしないという条件で行った。

　これは途中で引き返して来ると，目的が達成できたという満足感を得ることよりも，途中で引き返してきた失敗感や不満足感の方が強く残り，2回目の外出練習をする時に1回目よりもさらに強い不安を感じてしまうことがあるからである。初めて外出した日には，かなり疲労感を感じたが，考えていたよりも恐怖感や不安は少なかったと報告している。

　外出練習が始まってから，それまで面接のなかで話題になることの多かった夫や実母に対する不満の気持を表現することが，少なくなってきた。

　第二段階は，駅の椅子に座っているときと，電車に乗って座っている場面を想起し，座位姿勢をとり，身体的緊張を感じたら，「両足が温かい」という温感公式を唱えて，緊張の緩和を計る方法を用いた。これは，発作時の内省報告で，駅の椅子に座っている時や電車に乗っている時に，下半身の冷たさを感じ，腹痛を感じたという報告があったからである。

　自律訓練法の導入の時から，下半身の脱力が思うようにいかなかった経緯があり，第二段階の練習は15日間かかって達成できた。

　一般に女性の場合，膝をそろえて座るために大腿部の緊張が抜けず，また下

着などで身体を締めつけているために，下半身の脱力が困難になりやすい。発作の起きた時にはタイトスカートをはいており，寒さもあって下半身の冷たさをとても強く感じていたと報告していた。

　練習によって下半身の冷たさを改善することができたが，日常生活でもなるべく膝をそろえなくてもすむような服装を心がけてもらうことにした。特に外出するときにはロングスカートやパンタロンを着用してもらい，下半身の脱力をしやすくする工夫を求めた。

　第三段階の練習は，腹式呼吸を習得することであった。発作の起きるとき，必ず現れる症状が「動悸」であり，息苦しさが身体全体の緊張を引き起こしていることが考えられた。

　内省報告によると，発作が軽くて短い時間で終息する時は，動悸の程度が軽く，すぐにおさまっているという。腹式呼吸の習得により，動悸をひどくしないという予防的な方法を獲得することを目的にした。

　腹式呼吸は7日間で習得することができ，2カ月後には日常生活場面において，意識しなくても自然に腹式呼吸をしていると報告している。

　約1カ月の脱感作療法の導入により，外出するときに感じていた不安はほとんど消失し，日常生活のリズムが少しずつ安定していった。パニック発作は，X＋8年5月と6月に軽いものが起きたが，それ以後は全く起きずにいる。疲労や風邪をひいたりすることがパニック発作を起こす背景としてみられることがあったが，脱感作療法を行った後では体調の悪いときでも，自己管理が上手にできるようになり，身体症状は現れにくくなってきた。

　通信教育や楽器の練習のために，都心まで出かけていくことが定期的にあり，一人で電車に乗っているが，パニック発作は起きておらず，X＋10年8月で自律訓練法による指導を終了した。その後は外来の薬物療法のみで安定した状態での生活をしている。

IV　まとめ

　長期間にわたって多彩な身体症状を示し，パニック発作を合計9回起こした

が，自律訓練法の導入により改善のみられた症例を報告した。治療経過から特徴を整理してみる。

a．治療への動機づけ

この症例は29歳から外来通院を続けてきたが，支持的精神療法と薬物療法の効果とにより症状の固定化が起こらず，主治医の提案を受け入れて，日常生活の安定を計ろうとする姿勢が形成されていた。パニック発作の起きた時も，自分の力で解決ができるようにとの配慮を主治医が示し，十分な説明をしたうえで自律訓練法への導入を促しており，患者のなかに治療への動機づけが十分にできていたことが認められる。

初診の段階では，身体症状の激しさや不安の強さにより，どうしても自分の力で治そうとする意識や意欲を持つことができず，治して欲しいという気持が強いものである。行動療法の場合には，理論や方法に特殊なものがあるために，治療方法を理解して実行に移すまでに時間がかかり，そのことが治療の進展を阻むことになっている。

患者のなかに治療への動機づけができるまでの間，支持的精神療法や薬物療法の必要性があると思われ，治療技法の組み合せ方にも配慮が必要である。

b．脱感作療法について

今回は不安階層表を作成する方法をとらず，パニック発作の起きた状況のなかから目標となる行動を抽出し，単一の行動系を治療対象として取り上げる方法を使った。不安は時間の経過と共に固定化していき，観念的な二次的なものに変化していきやすい性質を持っている。不安を感じた直後に，その不安を解消する方法を取り入れることによって，予期不安の発生を防ぐことが可能となると思われる。

下半身の冷たさや動悸という症状を解消するために用いた手段が，有効に作用したと思われる。腹式呼吸の習得は，その後の患者の日常生活において身体的な緊張の緩和だけではなく，精神的な活動にも大きな影響を与えていた。不安を感じても今までのように，すぐに身体化された反応が生れなくなり，ゆと

りをもって物事に対処していく新しい行動様式を獲得していくことができるようになっていったと思われる。不安を自分の力でコントロールできたという自信が生まれている。

c．患者の特性の変化について

SCT の結果には人格の未熟さが認められていたが，長期の支持的精神療法により患者のなかに自己洞察ができるようになっていた。自律訓練法の導入により，毎日の練習結果を記録することを通して，自分の行動の仕方や感じ方を受け入れることが出来てきた。患者の持っている知的能力の高さもあるが，記録をつけることによって客観的にものごとを見ることが練習でき，主観的な自己中心的な物の見方が修正されていったと思われる。

言葉だけのやりとりだけではこうした変化は生まれにくく，自己洞察につなげる方法として記録をつけることの大切さがあると思われる。

面接のなかで患者は繰り返し夫の帰宅の遅いことや家事への協力のなさを話題にしており，実母の態度にも不満を感じていた。脱感作療法の導入後，一人で外出できない時に夫や実母の援助を受けながら不安を克服していった後，話題の中から夫や実母への不満が消えていくことが認められた。

自分の治療に夫や実母が参加し協力してくれる体験を通して，彼らへの感情の変化が現れてきたものと思われ，直接的な行動を共に経験することによって，新しい人間関係を築くことができたものと思われる。

d．行動療法の問題点

今回の症例は，高学歴で表現力が豊かであり，自宅での自律訓練法の練習結果を記録につけることが可能であった。こうした能力的な問題が十分に解決できないとき，今回のような方法の選択は困難であったと思われる。

また家族の協力が得られたことによって，自宅で練習したことを社会生活場面に広げていくことができた。家族がそばにいない時，あるいは家族の協力が得られない状況では方法の選択は違ったものにせざるをえないと思われる。

（篁　一　誠）

文献

1) 荒木光：不安発作，外出恐怖に対する行動療法：臨床精神医学：20, 911-921, 1991
2) Gorman, J. M. : Panic disorder, in Anxity. Edited by Klein, D. F. Basel, Karger, 1987
3) Marks, I. M. : Behavioral psychotherapy : Maudsley pocket book of clinical management. Bristol. Wright, 1986（竹内龍雄，他訳：行動精神療法：東京：中央洋書出版部，1988）
4) 佐藤啓二，高橋徹編著：パニック障害の心理的治療法—理論と実践—：東京：ブレーン社：1996
5) 竹内龍雄著：パニック障害：東京：新興医学出版社：1991

E. 救急医療

はじめに

　筆者が勤務している北里大学病院救命救急センターは相模原市，座間市，大和市など人口200万人以上を診療圏とする三次救急施設である。精神障害を有している患者が重症の身体疾患を疑われて受診に至る例も少なくないが，筆者を含め2名の精神科指導医が常駐するなど精神科的援助は充実している。パニック障害の患者も受診することがあるが，主として身体症状を主訴に受診する場合で，ほぼ全例を速やかに精神科外来に紹介している。また，パニック障害の患者が合併身体疾患や自殺企図により受診する場合もある。

I　救急医療を受診するパニック障害

　1995年4月1日〜1996年3月31日までの1年間に精神障害を有し自殺企図以外で当センターに搬送された患者は48例であった。図1に48例の搬入経路を示す。上段の24例は救急外来における精査の結果，身体的に重症と判断され当センターに入院となったケースである。そのうちの58％は精神科病床に入院中に

重症の身体合併症を来した症例で，精神分裂病圏の症例が71%を占めた。下段の24例は軽症と判断され，外来のみで対処したケースであるが，直接当センターを受診したり，救急隊により現場から直接搬送された症例が75%を占めた。図2に外来のみで対処した24例の主症状を示す。昏迷状態，過換気症候群，不安またはパニック発作および四肢脱力が全体の75%を占め，背景の精神障害も（救急医療受診のみで確定診断は困難であるが）パニック障害や転換障害などの神経症圏と考えられる症例が圧倒的に多かった。

パニック障害の初発時に精神科外来を訪れる患者は少ない。例えば，ある大学病院の精神科外来を訪れた92例のパニック障害の患者のうち62.0%は初発時に内科外来を，33.7%は救急外来を受診していたという報告もある[26]。従って，救急医療におけるパニック障害の啓蒙と精神科とのリエゾンは重要である。

II 症例呈示

症例：29歳，男性，塾講師

元来神経質で小心な性格であった。平成7年8月12日，車で渋谷へ遊びに出

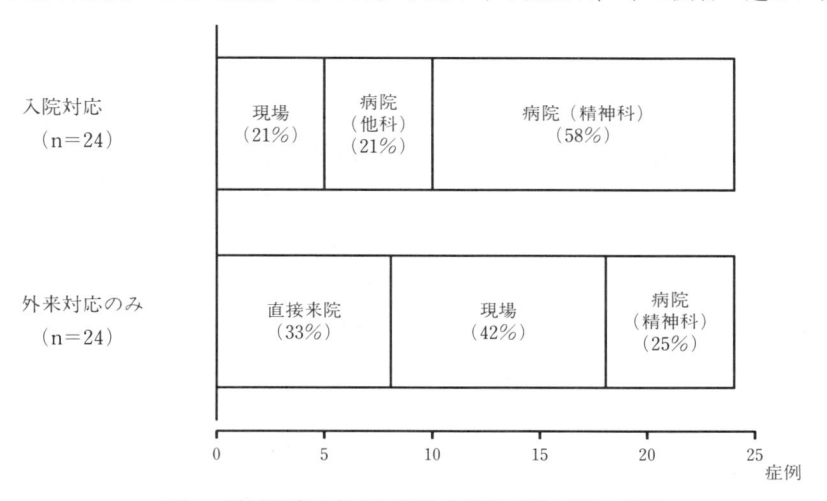

図1 精神障害を有する患者（自殺以外）の搬入経路
（1995年4月1日～1996年3月31日）

入院対応（n=24）: 現場（21%），病院（他科）（21%），病院（精神科）（58%）

外来対応のみ（n=24）: 直接来院（33%），現場（42%），病院（精神科）（25%）

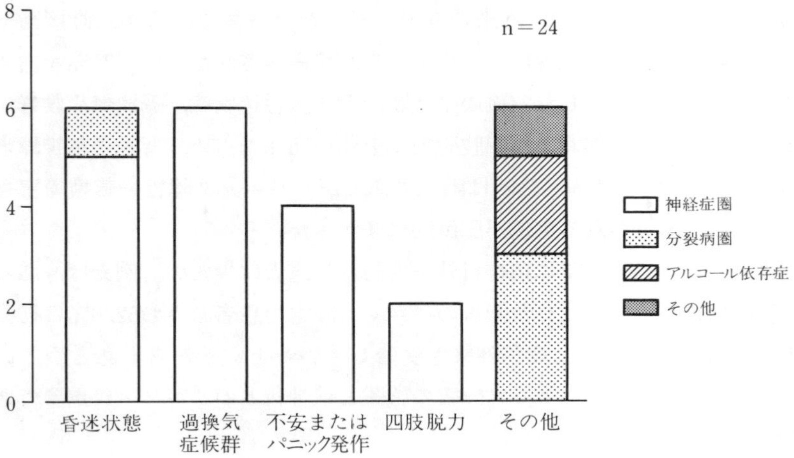
8
6
4
2
0
n＝24
神経症圏
分裂病圏
アルコール依存症
その他
昏迷状態
過換気症候群
不安またはパニック発作
四肢脱力
その他

図 2　外来のみで対処した精神障害を有する患者
（1995年 4 月 1 日〜1996年 3 月31日）

かけた際にサラリーマン風の男に呼び止められ，覚醒剤を 2 万円で購入し，深夜に車内で吸入した。翌日の早朝に帰宅したが頭が冴えて眠れずにいた。昼過ぎより四肢のしびれ感，呼吸困難出現し，次第に増悪するため自ら救急隊を要請し，二次救急病院を経由し，急性覚醒剤中毒を疑われて17時半に当センターに転送された。来院時，意識清明，血圧152／70mmHg，脈拍数160／分，整，呼吸数36／分，浅く，体温38.1℃，発汗著明で呂律が回りづらい感じ，四肢のしびれ感を訴えていた。心電図，血算，生化，血液ガス等を施行し過換気症候群と診断し，ビニール袋により呼気を再呼吸させ，さらに，diazepam 10mg および sulpiride 50mg を 100ml の点滴ボトルに加え20分で滴下したところ症状は改善した。覚醒剤の使用により誘発された過換気症候群と診断し覚醒剤の使用を戒め帰宅とした。その後，覚醒剤の使用は全くなかったが，数日おきに不安を伴わない動悸が数分間持続した。 3 カ月後以降は，週に 2 度位の頻度で，特に誘因なく動悸とこのまま死んでしまうのではないかという不安が出現するが，10分位すると症状消失するという状態をくり返していた。12月 8 日の深夜に，特に誘因なく動悸，息苦しさ，発汗と強い死の恐怖心に襲われたが10

分程度で消失したため放置していた。12月13日，やはり特に誘因なく動悸，頭痛，息苦しさ，発汗および強い死の恐怖心が出現し30分ほど持続した。このときは症状の持続がいつもより長かったこと，何か重い病気にかかっていてこのまま放置するともっとひどくなるのではという予期不安もあり，当センター救急外来を直接受診した。受診時には，当直の医師により心電図など施行されたが異常所見がないため，翌日筆者の外来の受診予約をとり帰宅となった。翌日の受診時には，発作時の症状のみならず，間欠期の後頭部痛や入浴後の血管の怒張が気になるなど訴えていた。パニック障害と診断し，患者にはパニック障害について解説し，決して死ぬような病気でないことを強調した。その後の治療は精神科外来へ紹介することとしたが，とりあえず薬物療法の必要性を説き，予想される効果および生じうる副作用を説明した上で sulpiride および bromazepam を処方した。2週間後の精神科外来初診時には"たまに頭痛がある程度"と改善が認められた。その際患者より処方量を減量できないかという希望があったが，最低量として今の量が必要であると説得され当センターでの処方が継続投与された。4週間後"自分で薬を減らしたら何日かに1度頭痛が出る"，"シャワーを浴びると赤い筋が3本出る"，"高血圧で脳卒中になるのではないかと心配"など，心気不安の増強が認められた。一方で，"どのくらい薬を続けなくてはいけないのですか"と長期の服薬に難色を示した。血圧を測定され，身体的に異常のないことが改めて強調された。また，服薬は6ヶ月から1年と目安が示され，それまでは何か副作用などの問題が生じた際は勝手に服薬を中止せず電話でもいいから主治医に問い合せるように指示された。その後約1年間，たまに頭痛が生じるのみで月に2度の外来通院を続けた。

　初発のパニック発作は直接的な誘因がなんら認められない場合がほとんどであるが，「一部のパニック障害の患者においては，麻薬，覚醒剤あるいは催幻覚薬などの精神変容物質の摂取によって最初のパニック発作が誘発され，この状況がなくなっても発作が生じることがある」との報告もある[2]。本症例の場合も初診時の過換気症候群は覚醒剤により誘発された最初の発作とも考えられ，その後は覚醒剤を使用していないのにも関わらず発作の頻度および強度が増しパニック障害の診断基準を満たすのに至った。

III　パニック障害と身体合併症

パニック障害患者のなかには，心疾患，呼吸器疾患などパニック障害の診断・治療を複雑にする身体疾患を実際に合併していることがある。ここでは救急医療の受診の可能性の高い心疾患と喘息をとりあげる。

a．心疾患

胸痛や頻脈を訴え救急医療を受診し異常が認められなかった症例にパニック障害の患者が多いという報告が散見される一方で，「緊急心電図モニターを施行した197例において，心電図で異常を認めた群と認めない群でパニック障害の罹患率に有意差はない」[7]，「パニック障害の患者が心循環器系の疾患で死亡する頻度が高い」[8]，「パニック障害の患者の40〜60％は虚血性心疾患にも罹患している」[13]，などの報告もあり，パニック障害と循環器系疾患の合併，頻回のパニック発作の際の交感神経系の活動の亢進が心疾患の危険因子となる可能性が示唆されている。従って，パニック障害だからといって安易に心臓疾患を否定するのは危険である。

b．喘息発作

Yellowlees[28] は「喘息発作の際には様々な程度の恐怖感が伴い，パニックや恐怖回避が生じ，その結果，不安症状が喘息発作の発現に寄与する可能性がある」と指摘しているが，「107例の喘息の外来患者に対して面接と DSM-III-R を用いた調査によるとパニック障害の罹患率は6.5％で一般人口より高かった」[7] といった疫学的報告や「パニック障害と診断された喘息患者で抗うつ剤により喘息の改善もみとめられることがある」[14] などの報告からも，喘息とパニック障害の深い関係が示唆される。

また，身体疾患の治療のために服用している薬物とパニック障害に用いる薬物が相互作用を示したり，一方が他方の悪化につながることがあり注意を要する。例えば，喘息の治療薬である isoproterenol はパニックを誘発する場合

があり，methylxanthines は焦燥や不安を増強する。一方，パニック障害の治療薬である benzodiazepine 系薬物は呼吸抑制を生じる。

IV　パニック障害と自殺

自殺企図した患者の多くは救急施設に搬送されるが，パニック障害と自殺の関連については論議の決着がついていない。1995年4月1日〜1996年3月31日までの1年間に自殺企図により当センターに搬送された患者は90例あったが，精神科受診歴がありパニック障害の診断を既に有していた症例はわずか2例であり，入院後，新たにパニック障害と診断または疑われた症例もなく，パニック障害の自殺が特に問題とされる印象は筆者にはない。

しかし，パニック障害の患者の自殺企図率が高いとする報告もある。「以前は不安症候群と診断された症例に DSM-III の診断基準をあてはめ，長期の追跡データが得られるパニック障害の症例を抽出したところ，男女とも有意に不自然死による死亡率が増加し，不自然死の7分の6は自殺であり，単極性感情障害との比較では自殺数でもあらゆる原因による死亡数でも同等であった」[8]，「パニック障害の症例を含む，不安神経症の入院症例を追跡調査した研究によると，自殺率は一般人口の自殺率の2〜3倍と高かった」[1]，「18,011名の成人の調査人口を対象とした研究によると，いままでに DSM-III-R によるパニック障害の診断基準を満たした時期の存在する254名のうち20%は自殺企図の既往もあった」[24]，「女性においてパニック障害は自殺企図に対する有意な危険因子である」[11] などである。

さらに合併精神障害との関係については，「合併症のないパニック障害の自殺企図率は7.0%で，他の精神障害の6.0%や合併症のない大うつ病の8%に匹敵するが，大うつ病を合併しているパニック障害の自殺企図率は19.5%であった」[16]，「パニック障害を有する100例のうち42例は自殺企図歴があるが，自殺企図例では有意に大うつ病や薬物乱用の診断基準をみたした時期が存在するし，合併症のないパニック障害でも自殺企図率は17%と高いが，これらの症例の多くには2週間の持続期間という必要条件をみたさない大うつ病のエピソードが

あった」[18]，「106例のパニック障害例の31％に過去1年間に自殺念慮が生じ，実際に過去1年間に自殺企図したのは1例のみで，それ以前には18％が自殺企図したが，自殺企図歴のある症例はない症例に比べて有意に以前に精神科の入院歴やうつ病の治療歴があった」[9]，「パニック障害の自殺企図率は境界型人格障害があると境界型人格障害のないパニック障害の2％から25％に，自殺念慮率は2％から27％上昇した」[12]など，大うつ病，薬物乱用や境界型人格障害の合併により自殺企図率は高くなるとする報告が多い。

一方パニック障害と自殺企図の関係に否定的な報告もある。例えば，「広場恐怖のないパニック障害の症例のうち0％に，広場恐怖のあるパニック障害の症例の1.3％に自殺企図歴があったが，これらの症例では感情障害の症例に比べて有意に自己評価による自殺念慮のスコアが低かったし，いずれの症例においてもうつ病の合併は認められなかった」[5]，「229例の自殺既遂例のなかで主要診断として不安障害が認められたのはの1％のみであった」[18]などである。

V 救急医療におけるパニック障害の治療

救急医療におけるパニック障害の治療の基本は，重大な身体疾患を鑑別しつつパニック障害を診断または疑い，急性不安状態を治療し，薬物療法および支持療法を施行し，精神科外来へつなぐことである。以下にその要点を紹介する。

a．重大な身体疾患を鑑別しパニック障害を診断または疑う

比較的若い患者で，急性不安状態，回避行動や抑うつ状態などがある場合，患者の病歴などを総合してパニック障害を疑う。しかし，患者は重大な疾患に罹患しているのではないかとの不安を抱いて救急医療を受診するのであるから，いきなり精神医学的前提でアプローチをしても，不信感をつのらせるだけである。従って，まずは患者の症状を真剣に受け止め，身体疾患を除外しているという印象を患者に与えることが良好なラポールを確立し，スムーズに治療に導入する上で重要となる。患者自身のみならず家族から詳細に病歴を聴取するとともに，身体的な診察をおこない，心電図，レントゲン検査，血算，血液ガス

検査および血液生化学などのスクリーニング検査を施行する。

　胸痛や腹痛など患者が特別なこだわりを持って訴えている症状があれば，患者のみならず医師自身の不安を和らげる目的，さらには実際に重大な身体疾患を鑑別するためにも必要な検査を追加する。

　胸痛や動悸を主訴に狭心症や心筋梗塞を疑われて救急施設に搬送された場合，心電図やトレッドミル試験ばかりでなく，ときには冠状動脈造影の施行が必要となることがある。これらの報告をみると「胸痛で冠状動脈造影を施行された74例を対象とした研究によると，冠状動脈に異常を認めなかった患者の43％および冠状動脈に狭窄を認めた患者の5％はパニック障害に罹患していた」[17]，「非定型で非狭心性の胸痛があり心電図，トレッドミル試験や冠状動脈造影でも冠状動脈疾患が認められない74例の患者の58％はパニック障害に罹患していた」[6]，「冠状動脈造影を施行された患者の43.3％は精神科的診断があり，最も多いのはパニック障害で24％であった」[4] などがある。

　上腹部痛などの消化器症状を主訴に急性腹症を疑われて救急施設に搬送された場合，腹部超音波検査や腹部 CT など施行されることもある。「パニック障害の患者の平均5.7％は消化器症状を訴え，16.7％は過敏性腸症候群の診断基準を満たし，alprazolam によるパニック障害の治療により消化器症状は改善した」[23]，「パニック障害の患者は，他の精神科的診断のある者や精神科的診断のない者に比べて有意に消化器症状を訴える」[20] などの報告もある。

　救急施設の場合，基本的に患者は身体疾患を疑われて来院するのでルーチンに簡単なスクリーニング検査は施行され，患者の身体疾患に対する不安を比較的容易に和らげることができるメリットがあるが，過剰な検査や些細な医師の言動がかえって患者の心気的傾向を助長することがあることも忘れてはならない。患者は検査結果や医師の言動に注意を集中させている。いきすぎた検査や自信なさげな態度は患者を疑心暗鬼の状態に陥れる。例えば，本症例の患者の場合は近医での血圧測定の際，正常範囲の血圧にも関わらず医師になにげなく"若い人の割には高めかな"と言われたことをきっかけに頭痛や入浴後の血管の怒張にこだわり，脳出血の不安を抱くにまで発展していた。

b．薬物療法

　パニック障害の原因として生物学的側面が強調されている現在，治療の基本は薬物療法である。有効とされる薬剤としては imipramine などの抗うつ剤，MAOI, alprazolam などの benzodiazepine 系薬物が挙げられるが，救急医療においては目前の急性不安発作に対して速効性のある治療が必要とされ，効果の発現の早い薬剤の静脈内投与が第一選択となる。救急医療では身体疾患の鑑別に必要な採血を含め静脈ルートを確保するのが常であることも手伝い，benzodiazepine 系薬物の中では（パニック障害に対する効果については，無効とする報告や投与量次第では有効とする報告[10, 22]など未だに論議の一致をみないが) diazepam や，ときに抗うつ剤の中でも効果の発現が早いとされる sulpiride を静脈内投与することが多く，筆者の臨床経験ではこれらが有効と考えられる症例が多い。

　急性不安発作が改善し，患者が精神科外来受診に至るまでの間，救命救急センターでも一時的に投薬を試みることがある。一時的な投薬で効果が実感できれば精神科外来受診の動機づけを高めることができる。この際には効果発現が早く，副作用が少なく，耐容性が高い benzodiazepine 系薬物が第一選択となる。benzodiazepine 系薬物の中では alprazolam[3], clonazepam や lorazepam[27] などが有効とされるが，筆者の臨床経験では本症例のように bromazepam が有効な症例も多い。しかし，benzodiazepine 系薬物の乱用をきたす可能性のある患者，例えば，薬物やアルコール乱用の既往がある患者や人格障害のある患者のように，医師の指示に従った服用が不可能であると考えられる場合は benzodiazepine 系薬物の投与は控えるべきである[21]。また，特に imipramine などの三環系抗うつ剤については，一般に効果発現までに1週間以上を要するために，効果を自覚する以前に抗コリン作用による口渇や便秘，体重増加や起立性低血圧などの副作用が生じてしまうことがあり，薬物療法に対する警戒心を抱かせ精神科外来への受診を躊躇させる可能性があるので要注意である。そのため筆者は精神科外来で主治医との良好なラポールの中で投薬されるのを期待し，救急医療では処方しないのを原則としている。ただし，

sulpirideについては比較的速効性があり副作用も少ないため，時に処方し，有効であるとの印象をもっている。

　パニック障害の患者は身体症状に多大な関心を向けており，副作用を発現させる可能性のある薬剤の服用は患者をおびえさせる。本症例のように処方薬の副作用にこだわり，早期に減量し，できればやめてしまいたいと訴えるケースが多い。コンプライアンスを向上させる対処法としては，薬物療法によって副作用が起こる可能性があることを伝え，副作用を具体的に説明し，電話で副作用についての質問はいつでも受けることを患者に保証し，決して勝手に服薬を中止しないように注意することが重要である。また患者の意向に十分耳を傾けつつも，症状変化と処方量の関係を客観的に評価し，患者の納得のいく説明をしながら処方することなども重要である。

c．支持療法と精神科外来への紹介

　身体疾患に罹患していると確信し，身体症状に対して二次的に不安や恐怖が生じているととらえていることの多いパニック障害の患者に，精神科外来受診の動機づけをすることが救急医療における治療の仕上げである。その際，自信ある態度で，きっぱりと話すことが重要である。この障害はありふれたもので，医師は多くの症例を経験し，この障害の性質も治療のこともよく知っており，この障害で死ぬことは絶対ないし，医師は患者の症状に対して全く不安を持っていないと断言する[19]と患者に安心感を与えやすい。さらにパニック障害について詳細に解説し，向精神薬による薬物療法や行動療法などの精神科的治療法で症状が消失した患者は多いと告げ精神科受診を促すと比較的スムーズに精神科につなげることができる。

おわりに

　パニック障害の患者は身体的不安が強く，初診時に救急医療を訪れることが多いが，受診時にはすでに症状が消失していたり，検査で異常が指摘されず，なんでもないと帰されてしまうことが多い。今後，救急医療におけるパニック

障害の啓蒙が進み,スムーズに精神科外来へ紹介され,向精神薬による薬物療法などにより患者の苦痛が早期に取り除かれることが望まれる。

(上 條 吉 人)

文献
1) Allgulander C, Lavori PW : Excess mortality among 3302 patients with 'pure' anxiety neurosis. Arch Gen Psychiatry 48 : 599-602, 1991.
2) Aronson TA, Craig TJ : Cocain precipitation of panic disorder. Am J Psychiatry 143 : 643-645, 1986.
3) Ballenger JC, Burrows GD, Dupont RL, et al : Alprazolam in panic disorder and agoraphobia : Results from a multicenter trial. I. Efficacy in short-term treatment. Arch Gen Psychiatry 45 : 413-422, 1988.
4) Bass C, Wade C : Chest pain in normal coronary arteries : a comparative study of psychiatric and social morbidity. Psychol Med 14 : 51-61, 1984.
5) Beck AT, Steer RA, Sanderson WC, et al : Panic disorder and suicidal ideation and behavior : discrepant findings in psychiatric out-patients. Am J Psychiatry 148 : 1195-1199, 1991.
6) Beitman BP, Basha I, Flaker G, et al : Atypical or nonanginal chest pain : panic disorder or coronary artery disease? Arch Intern Med 147 : 1548-152, 1987.
7) Chignon JM, Lepine JP, Ades J : Panic disorder in cardiac outpatients. Am J Psychiatry 150 : 780-785, 1993.
8) Coryell W, Noyes R, Clancy J : Excess mortality in panic disorder : a comparison with primary unipolar depression. Arch Gen Psychiatry 139 : 1079-1082, 1989.
9) Cox BJ, Direnfeld DM, Swinson RP, et al : Suicidal ideation and suicide attempts in panic disorder and social phobia. Am J Psychiatry 151 : 882-887, 1994.
10) Dunner DL, Ishiki D, Avery DH, et al : Effect of alprazolam and diazepam in patients with panic disorder. A controlled study. J Clin Psychiatry 47 : 458-460, 1986.
11) Dyck RJ, Bland RC, Newman SC, et al : Suicide attempts and psychiatric disorders in Edmonton. Acta Psychiatr Scand 77 : 64-71, 1988.
12) Friedman S, Jones JC, Chernen L, et al : Suicidal ideation and suicide attempts among patients with panic disorder : a survey of two out-patient clinics.Am J Psychiatry 149 : 680-685, 1992.
13) Goldberg R, Morris P, Christian F, et al : Panic disorder in cardiac outpatients. Psychosomatics 31 : 168-173, 1990.
14) Gorman JM : Psycobiological aspects of asthma and the consequent research implications (Editional). Chest 97 : 514-515, 1990.
15) Henriksson MH, Aro HM, Marttunen MJ, et al : Mental disorders and comorbidity in suicide. Am J Psychiatry 150 : 935-940, 1993.

16) Johnson J, Weissman MM, Klerman GL, et al : Panic disorder, comorbidity, and suicide attempts. Arch Gen Psychiatry 47 : 805-808, 1990.
17) Katon WJ, Vitaliano PP, Russo J : Panic disorder : epidemiology and primary care. J Fam Pract 23 : 233-239, 1986.
18) Lepine JP, Chignon JM, Teherani M : Suicide attempts in patients with panic disorder. Arch Gen Psychiatry 50 : 144-149, 1993.
19) Liebowitz MR, Barlow DH : Panic disorder : The latest on diagnosis and treatment. J Pract Psychiatry Behav Health 1 : 10-19, 1995.
20) Lydiard RB, Greenwald S, Weissman MM, et al : Panic disorder and Gastrointestinal Symptoms : findings from the NIMH epidemiologic catchment area project. Am J Psychiatry 151 : 64-70, 1994.
21) Marks J : The benzodiazepines-for good or evil. Neuropsychobiology 10 : 115-126, 1983.
22) Noyes R Jr, Anderson DJ, Clancy J, et al : Diazepam and propranolol in panic disorder and agraphobia. Arch Gen Psychiatry 41 : 287-292, 1984.
23) Noyes R, Cook B, Garvey M, et al : Reduction of gastrointestinal symptoms with treatment for panic disorder.Psychosomatics 31 : 75-79, 1990.
24) Regier DA, Myers JK, Kramer M, et al : The NIMH Epidemiologic Catchment Area Program : historical conte major objectives and population study characteristics. Arch Gen Psychiatry 41 : 934-941, 1984.
25) Shavitt RG, Gentil V, Mandetta R : The association of panic / agoraphobia and asthma : contributing factors and clinical implications. Gen Hosp Psychiatry 14 : 420-423, 1992.
26) 竹内龍雄：パニック障害．新興医学出版社，東京，1991.
27) Tesar GE, Rosenbaum JF, Pollack MH, et al : Clonazepam versus alprazolam in the treatment of panic disorder : Interim analyses of data from a prospective, double blind, placebo-controlled trial. J Clin Psychiatry 48 (suppl.) : 16-19, 1987.
28) Yellowlees PM, Kalucy RS : Psychobiological aspects of asthma and consequent research implications. Chest 97 : 628-634, 1990.

9. 経過・予後

パニック障害の経過と予後について日本および欧米の最近の主な文献を整理し，総説的に述べることにする。

I 日本の文献

a. 主として予後良好の報告例

長野ら[17]（1988）は，パニック障害（DSM-III）患者11名およびパニック発作を伴う広場恐怖患者9名の計20名のうち，6ヵ月以上の外来治療を継続できた9名を対象に，薬物療法（alprazolam 6名，imipramine 2名，bromazepam 1名）と支持的精神療法による治療を行った。パニック発作は，初診時全例にみられたが，治療8週以降は1名だけにみられ他の8名では消失した。発作間欠期の不安症状，抑うつも治療に伴い改善した。また，恐怖症的回避も初診時4名にみられたが，治療16週後には1名を除き改善した。24週後の時点でパニック発作がなくハミルトン不安評価尺度が5点以下で恐怖症的回避と抑うつもない者，すなわち，ごく軽度の不安症状は認めるが日常生活に支障のない者を経過良好群とすると，9名中6名（66.7％）の患者がこの群に含まれた。長野らは，9名と少数例ではあるが，パニック障害の治療経過は比較的良好であったと結論づけている。

井手[10]ら（1989）は，DSM-IIIの診断基準に準拠して，パニック障害28名，全般性不安障害25名を抽出し検討した。パニック障害は全般性不安障害に比べ一般的に治療によって早く改善し，パニック発作がほとんど起きなくなる。広場恐怖があるパニック障害では，広場恐怖は残存するものの，社会生活上支障のない程度であり，総じて良好な経過をたどった例が多い，と述べている。

坂井ら[23]（1992）は，DSM-III-Rのパニック障害の診断基準をみたした50

名に関し，パニック障害の治療転帰を予測する因子を抽出するために，生物学的要因，心理社会的要因，症状的要因，治療的要因に関する25項目を統計学的に検討した。その結果，発症前の因子としては，職業に就業しているか未就業であるかが転帰に影響しており，就業者のほうに治療終了が多かった。発症前の喪失体験の有無は転帰に影響を与えていない。この点は，後述の三田ら[16] (1993) の研究結果とは異なっている。症状に関する因子としては，パニック発作の重症度は，転帰と関連性がなく，むしろ広場恐怖的回避の重症度が転帰と関連性を持ち，回避が軽度な場合には治療が終了しやすく，回避を伴わないか，あるいは逆に強すぎると終了しにくい傾向がみられている。治療状況としては，患者が比較的長期間定期的な通院を続けるという治療への動機づけの高さ，主治医交代のない安定した治療者 - 患者関係，および自律訓練法を適用した行動療法的な介入，などが治療終了を導くと坂井らは考えている。

松尾ら[14] (1994) は，パニック障害患者112名という多数例に対し，予後と臨床背景に関する調査を行った。その結果，完全寛解率が有意に高いのは，発症年齢が50歳以上，発作分布が睡眠時の患者であった。家族歴のない患者，発作頻度が1カ月に7回以下，該当症状が5個以下，ハミルトン不安尺度における不安気分の得点が中等度以下の患者が，完全寛解の高い傾向にあった。パニック障害の単一診断で経過する患者の完全寛解率は，全般性不安障害経過中に本症を合併した患者の完全寛解率よりも，高い傾向が認められた。発作の引き金，広場恐怖や広場恐怖的回避，心気症状の有無やその程度や期間は治療転帰とは関係がなかったと，後述の竹内ら[26] (1993) とは異なる結論を指摘している。パニック障害の予後規定因子としては，年齢，遺伝負因，発作の重症度などの生物学的基盤を，より重要視している。

b．主として予後不良の報告例

花田[9] (1990) によると，6カ国でのパニック障害の共同研究における2～6年間の追跡（患者367名）で，完全寛解ないし無症状の患者は約30％であり，持続的にパニック発作がみられたのは46％であった。パニック障害および広場恐怖にうつ病を合併している患者のほうが，社会機能の低下が著しく，ま

た自殺率も高かった（うつ病単独の場合とくらべてみても）。別の報告によると，10年以上の長期追跡で，60％以上が慢性化しているとされており，また，大多数はパニック障害の診断基準を満たさなくなるがパニック発作は残るという報告もあり，パニック障害の慢性化傾向が指摘されている。

塩入ら[25]（1992）は，過去10年間に DSM-III-R によりパニック障害およびパニック発作を伴う広場恐怖と診断された166名をレトロスペクティブに検討している。パニック発作が消失した者は全体の約45％であり，そのうちの約9割の患者は1ヵ月以内に消失している。しかしながら，全体の3割強の患者は薬物療法にもかかわらず，いまだに発作が持続していた。完治したため外来通院にて治療を終了した者は，10年間で全体の12.4％であった。以上のことから，塩入らはパニック障害の経過は必ずしも良好とはいえない，と結論づけている。パニック発作の消失率は，alprazolam を使用した場合に，他の薬剤に比して，有意に高かった（alprazolam を使用した患者の64.6％で消失している）。

竹内ら[26]（1993）の多数例研究によると，パニック障害（DSM-III-R）の患者210名のうち，転帰判定の保留29名を除いた181名において，治癒は14.4％，1ヵ月以上続く寛解期があり，まばらな受診で良い状態が維持される寛解は22.7％であり，残りの63.0％は症状が持続し定期的な通院が必要な慢性・持続性の経過をたどっていた。全体の11.6％の患者はかなり制限された日常生活を余儀なくされる難治例であった。竹内らは，パニック障害の臨床経過を4つに類型化することを試みている。随伴症状を伴わずにパニック発作が単発または散発する第I型，随伴症状を伴わずにパニック発作を繰り返す第II型，パニック発作に予期不安，広場恐怖，心気症状その他の随伴症状を伴い，"神経症的"病像を呈する第III型，うつ病を伴う第IV型の4分類である。第III型をさらに，予期不安のみを伴うIII-1型，予期不安と広場恐怖を伴うIII-2型，広場恐怖の有無にかかわらず心気症状などその他の神経症的症状を伴うIII-3型に下位分類している。また，I〜IVの各類型と転帰との関係を調べ，第II型およびIII-1型の群は比較的治癒・寛解が多く，転帰が良好であり，III-3型と第IV型の群は逆に治癒・寛解が少なく，転帰が比較的不良なものが多く，そしてIII-2型の転帰はその中間であった。パニック障害の病像・経過および転帰に影響を及

ぼす重要な随伴症状として，予期不安や広場恐怖以外の，つまり不安以外の神経症的症状，とくに心気症状（彼らは Somatoform Disorder を心気症状と翻訳している）の重要性を強調している。

　三田ら[16]（1993）によると，パニック障害はおおむね動揺しながら慢性に経過する。単に長期の経過をたどるだけでなく，病像が多様に変遷する。パニック障害あるいは不安神経症の経過，転帰，予後についての主要な調査における治癒率をまとめた結果は，治療評価の基準，症例選択（とくに発症から調査時点までの罹病期間や治療法），調査方法，調査時点に違いがあることから，単純に比較することはできない。しかしながら，パニック障害あるいは不安神経症の治癒率は10～30％で，高くはないことがわかったと彼らは述べている。遷延化する症例は，少なくとも70％以上にのぼる。パニック障害の遷延化に関与する要因としては，早期診断・早期治療の遅れた場合，病前性格が不安神経症の中核的な性格特性である「配慮性・親切」「従順・素直・温和」の特性が目立たず「勝気」「短気」の特性が極めて著しい場合，反社会性・境界性・演技性・自己愛性・回避性人格障害を伴う場合，ストレスフルな生活状況や発症前に重大な喪失や離別を体験した場合，病初期の発作の重症度（強度と頻度）が高い場合，などが考えられている。

　青木[3]（1993）がまとめたパニック障害の転帰調査についての報告によると，治療の内容にかかわらず，かなりの患者が1～4年後の調査においてもまだ完全に寛解しないでいた。薬物を中止できずに長期にわたって服用し続けている患者が多かった。パニック障害にうつ病が合併するとパニック障害は長期化するが，2次性うつ病の合併についての報告では意見は分かれている。人格障害を合併した例ではうつ病やその他の不安障害の合併率も高く，転帰もよくなかった。また青木は，パニック障害患者は自殺率が高いと述べている。

II 欧米の文献

a. 主として予後良好の報告例

　Noyes ら[18] (1989) の報告によると，107名のパニック障害 (DSM-III) またはパニック発作を伴う広場恐怖の患者を6週間にわたる三環系抗うつ薬による治療の後，1～4年後の調査において著明改善（パニック発作が90%以上改善）が3ヵ月以上続いているのは19.6%で，中等度改善（パニック発作が30%以上改善）は62.6%であった。転帰調査の時点でまだ三環系抗うつ薬を服用していた症例は半数近くあり，そのほとんどが中等度以上の改善を示していたのに対し，薬を中止した症例で中等度以上の改善がみられたのは4割にすぎなかった。

　また Noyes ら[19] (1989) は別の論文で，107名のパニック障害 (DSM-III) またはパニック発作を伴う広場恐怖の患者を三環系抗うつ薬で治療して1～4年間経過を観察した。80%以上の患者で症状は持続したが中等症以下であり，半分以下（43.0%）のみがパニック発作を経験し，40%のみに恐怖症性回避がみられた。完全に発作が消失したのは14.0%であり，40%の患者が服薬なしで状態が良好であった。広場恐怖を有する患者はパニック障害だけの患者よりも重症で罹病期間も長かったが，三環系抗うつ薬に対する反応性と予後は，パニック障害だけの患者と変わりがなかった。パニック発作を伴う最も重症の広場恐怖の患者が，最初のうちは最も改善が認められなかった。パニック障害とパニック発作を伴う広場恐怖は慢性化するが，予後は比較的良いといえる。

　再び Noyes ら[20] (1990) によると，89名のパニック障害 (DSM-III-R) の3年後の転帰を調べた結果は，症状なし10.0%，ごく軽い症状36.6%，軽度の症状20.0%，中等度の症状28.9%，重症3.3%，非常に重症2.2%であり，66.6%が軽度の症状以下であった。症状は残るけれども，ほとんどのパニック障害は苦痛や社会的不適応が比較的少なかった。また，全体の約80%の患者においては不安症状の重症度が変動し，約1／3の患者には，うつ症状の合併が認め

られた。彼らはまた，パニック障害に恐怖症性回避がないもの，あるが軽いもの，重いものの3群と，うつ病の合併の有無および人格障害の合併の有無によって，予後が左右されるかどうかをも調べた。その結果は，重い恐怖症性回避があるもの，うつ病を合併するもの，人格障害を合併するものが，3年後の症状と社会適応の悪さとを非常に予測させた。人格障害の合併が社会不適応を予測させる最も強い予後不良の因子であった。パニック障害は一般に，慢性の経過をとり継続した治療を必要とするが，比較的予後は良いと Noyes らは述べている。

Albus ら[1] (1993) は，うつ病を合併しないパニック障害（DSM-III-R）32名と，うつ病を合併したパニック障害20名を2年間プロスペクティブに経過観察した。その結果，うつ病を合併しないものは75%の寛解率（症状なし）を示したのに対し，うつ病を合併したものはその寛解率が35%であった。うつ病を合併したものは合併しないものよりも職業上や家庭生活上のハンディキャップが大きかった。うつ病を合併したものは，合併しないものよりも浮動的な動揺した経過を示し，1カ月または6カ月間無症状の率が低かった。また，うつ病を合併したものは，新しいパニック発作のエピソードを経験する率が高く，うつ病を合併しないパニック障害よりも予後が悪かった。

Noyes ら[21] (1993) は，パニック障害（DSM-III-R）の患者69名について7年間の自然経過を観察した。13.0%が治癒，39.1%が著明改善，21.7%が中等度改善，13.0%が軽度改善，5.8%が不変，7.3%が病前より悪化した。パニック発作の重症度に関しては，13.0%が無症状，24.6%がごく軽度の症状，40.6%が軽度の症状，15.9%が中等度の症状，5.8%が重症の症状を呈していた。最初の評価時点でより重症な患者は，より不良な予後を示した。これらの重症患者は，より重症なパニック発作と広場恐怖，長期間の罹病期間を示し，しばしばうつ病を合併した。予後に関与する環境因子としては，死や離婚による親からの分離が関係していた。予後不良に関与する他の因子としてはさらに，対人関係の高い感受性，低い社会階級，未婚があげられている。

Donald ら[5] (1994) は，66名のパニック障害（DSM-III-R）を，fluvoxamine か，認知療法か，プラセボで3週間治療し，その治療反応性を調べた。

治療に対する反応率は，フルボキサミン，認知療法，プラセボで，それぞれ51.7％，31.0％，17.2％であった。フルボキサミンの治療，パニック発作の重症度の低さ，人格障害を合併していないことが寛解の予測因子であった。すなわち，発作の重症度の軽い患者と正常なパーソナリティの患者が治療に良く反応していた。

DSM-IV[2]（1994）の解説を引用してみる。レトロスペクティブな研究によると，パニック障害の一般的な経過は慢性的であり，増悪したり軽快したりする。何年かにわたる寛解状態と寛解状態との間に挿話的に再発する患者もいるし，また重症の症状が持続している患者もいる。広場恐怖の経過とパニック発作の経過との関係もさまざまである。ある症例では，パニック発作の減少あるいは寛解は，広場恐怖的回避と不安が減少するとすぐに生じている。また，症例によっては，広場恐怖は，パニック発作があろうとなかろうと慢性化している。第3次救急施設において治療されたパニック障害群の自然経過を観察すると（予後不良群が選ばれているが），治療6〜10年後で，約30％は治癒，40〜50％は改善するが症状あり，残りの20〜30％は不変かあるいは症状が少し悪化している。

Metinら[15]（1994）は，144名のパニック障害または広場恐怖の患者を alprazolam＋暴露法（エクスポージャー），プラセボ＋暴露法（エクスポージャー），alprazolam＋リラクゼーション，プラセボ＋リラクゼーションの4群に無作為に分け，治療前に予後を予測できる因子を調べた。短期（8週間）予後は alprazolam＋暴露法群が最も良く，長期（43週間）予後はプラセボ＋暴露法群が最も良かった。初回の向精神薬の使用，広場恐怖の重症度，長い罹病期間は短期8週後のより低い改善を予測させた。治療前の広場恐怖の重症度は，短期および長期ともより低い改善を予測させた。他の恐怖症の重症度は，広場恐怖の重症度や予期不安ほどの強い予測因子ではなかった。6カ月の経過観察で，予後不良を予測させるものとしては，高年齢，うつ病の既往，主な恐怖症の重症度，長い罹病期間であった。性別，治療前のうつ病・不安・パニックの存在，治療への期待などは，予後と関係がなかった。

Scheibeら[24]（1994）は，パニック障害（DSM-III-R）のみの患者とうつ

病を合併するパニック障害の患者計52名を2年間プロスペクティブに経過観察したところ，うつ病を合併するパニック障害のほうが慢性的な経過をたどり，重症で予後が悪かった，と述べている。うつ病を合併する患者は，合併しない患者より観察開始時から不安と抑うつの重症度が高く，仕事や家庭生活でより重症の障害を示した。2年後，うつ病を合併する患者は，合併しない患者に比べて，より重症の全般的な恐怖症と仕事や家庭生活での障害を示した。うつ病を合併しない患者の寛解（寛解とは DSM-III-R で不安障害もうつ病もみたさない）率は75.0%だったのに対し，うつ病を合併した患者は35%であった。全観察期間を通じ，うつ病を合併しない患者の9.4%が，合併する患者の45%が，持続的に症状を示していたという。

b．主として予後不良の報告例

Gorman ら[8]（1986）によると，治療しない場合の経過は極めてまちまちであり，増悪と軽快がみられた。自然に回復しても数ヵ月ないし数年後に再発することもある。また，極端な場合には何十年も家に閉じ込もり外出できないことさえあるという。

Fyer ら[6]（1987）は，パニック障害（DSM-III）またはパニック発作を伴う広場恐怖患者19名を alprazolam で治療し，alprazolam を徐々に減薬・中断した。4名のみが計画どおりに alprazolam から離脱できたが，15名（88%）は減薬の途中でパニック発作の頻度が増加したり再燃したりしていた。離脱症状は9名に認められている。

Pollack ら[22]（1990）は，マサチューセッツ総合病院（MGH）において，発症から平均8.6年後の100名のパニック障害（DSM-III-R）患者の自然経過を調べた。それによると，広場恐怖の重症度，合併した不安障害・うつ病・人格障害，不安の感受性などを含む因子がパニック障害の重症度と持続性とに関与していた。中には児童期初期から不安の素質が明らかになるものもあり，後に慢性化し合併症を有することが多い。多くの患者は長期間の治療が必要である。治療開始2年後の評価で，寛解期間（寛解とは，少なくとも2ヵ月間パニック発作，恐怖症や回避，予期不安がないこと）が2ヵ月以上のものは46%，

6カ月以上のものは35％であった。長期の寛解を示す患者がいる一方で、パニック障害は多くの場合、慢性化し、間欠的に急性増悪したり、持続的な残存する症状を示す。恐怖症性回避のあるもの、他の不安障害を合併するもの、人格障害（とくにクラスターC）を合併するもの、不安感受性の強いものは、寛解率が低い。うつ病の既往歴をもつものは回避行動を増強させると述べている。

Katon[11]（1991）は、パニック障害55名のうち89％は当初1つないし2つの身体症状を訴えており、そのため誤診が数カ月から数年続いていることもしばしばある点を見出している。また、慢性の身体化を有する患者は、パニック障害を有する場合があり、これらの患者ではパニック発作を治療しても、30〜40％の症状改善しか認められていない。精神科医でも、パニック障害の結果として生じた"状態"身体化（state somatization）あるいは続発性身体化（secondary somatization）と、ほとんど非可逆性の状態である"傾向"身体化（trait somatization）あるいは一次性身体化（primary somatization）との鑑別は困難であることが指摘されている。このように、パニック障害の診断および治療を困難にさせる要因として身体化（somatization）を重要視している。

Keller ら[12]（1993）によると、パニック障害は経過が慢性であり、他の不安障害およびうつ病を合併する頻度が高い。とくにうつ病を合併すると症状を重症化させ、心理社会的障害を著しいものにする、という。

Mark ら[13]（1993）は、59名のパニック障害（DSM-III）を最初の6週間、alprazolam か clonazepam かプラセボで治療し、レトロスペクティブに1.5年間経過を観察した。平均1.5年の経過観察で78％の患者が投薬を必要とし、現在も服薬中であった。パニック障害の患者の大部分は、長期間の薬物療法によって奏効するが、残っているパニック発作にはさらに集中的または付加的な治療を必要とする。パニック障害の全期間が長いもの、広場恐怖のあるもの、社会恐怖の合併したものが、予後が悪かった。治療に対する長期の反応性を決定するのは、恐怖症の合併のみならず感情障害やその他の不安障害の合併であった。

Goisman ら[7]（1994）は、パニック障害、広場恐怖を伴うパニック障害、

パニック障害の既往歴のない広場恐怖 (DSM-III-R) の3群の患者562名を調べた。1年後の評価で, 8週間無症状だったのはパニック障害で42%であったのに対し, 広場恐怖を伴うパニック障害とパニック障害の既往歴のない広場恐怖とでは, ともに15%にすぎなかった。パニック障害の有無にかかわらず, 広場恐怖は8週間無症状であることは難しいことがわかった。観察開始時のエピソードの期間, 受けた教育, 経済的援助を受ける見込み, うつ病の合併, 8週間の無症状の見込みで評価すると, パニック障害の既往歴のない広場恐怖患者が最も予後が悪く, パニック障害患者が最も予後が良かった。広場恐怖を伴うパニック障害は最も多い障害であり, 重症度において他の2つの中間であった。

Carlo ら[4] (1995) が99名のパニック障害患者の5年間の自然経過をプロスペクティブに観察したところ, 一時的にせよ37.5%が十分な寛解を示した。初期に改善を示した患者のうちで5年後に経過良好なものは41.4%であった。観察期間中のパニック障害の一般的な経過は, 12.12%のみが完全かつ安定した症状の寛解を示したが, 47.47%は発作の再発や慢性化のため不十分な改善しか示さなかった。残りの40.40%は, 発作の再発 (11.11%) を認めたり, また経過良好な期間が全期間の40%以上を示さない (29.29%) ため, 総体的に予後が悪かった。パニック障害の治癒率は比較的低く, パニック障害は慢性化する傾向にある。初診時のパニック障害の期間のみが長期予後と厳密な関係を示した。すなわち彼らは, 初診時のパニック障害の期間が短いものほど予後が良い, としている。

III まとめ

以上をまとめる。

プロスペクティブな研究もあるが, やはりレトロスペクティブな研究が多い。

日本でも欧米でも, パニック障害の経過・予後を良好とするレポートと不良とするレポートとがあり, また, とくに欧米では経過・予後に関与する因子を検討したレポートが多くみられている。

列挙した論文から, パニック障害の予後不良な因子あるいは遷延化の因子を

あげてみると，広場恐怖を伴うもの，うつ病を合併しているもの，人格障害を合併しているもの，恐怖症性回避が重いもの，心気症状 (somatoform disorders) を伴うもの，である。とくに，うつ病，人格障害を合併しているものは予後が不良であるという点では，ほとんどのレポートが一致している。

そのほか，ストレスフルな生活状況，重大な喪失体験の存在，病初期の発作の重症度（強度と頻度），長い罹病期間，などが予後不良の因子としてあげられよう。しかしながら，心気症状，喪失体験，発作重症度に関しては反対意見もある。

次に，予後良好な因子としては（不良因子の逆のものは当然であるが），50歳以上の発症年齢，発作分布が睡眠中のもの，家族歴のない患者，未就業者よりも就業者，定期的通院という治療への高い動機づけ，主治医交代のない安定した治療者-患者関係，行動療法的介入（自律訓練法など）があげられよう。

なお，経過を観察している際の薬物療法については，やはり alprazolam が最も多く，そのほか imipramine や fluvoxamine などの抗うつ薬がみられている。

以上，抽出した経過・予後についての諸因子は，パニック障害の治療とも深く関わってくる内容である。

（加藤 誠・柏瀬宏隆）

文献

1) Albus M, Scheibe G : Outcome of panic disorder with or without concomitant depression : A 2-year prospective follow-up study. Am J Psychiatry 150 : 1878, 1993.
2) American Psychiatric Association : Diagnostic and Statistical Manual of Mental Disorders, Fourth Edition. Washington, DC, 1994.
3) 青木裕子：恐慌性障害の維持療法と転帰．精神科治療学 8 : 1219, 1993.
4) Carlo F, Sabrina P, Alessandra S : 5-Year Prospective, Naturalistic Follow-up Study of Panic Disorder. Comprehensive Psychiatry 36 : 271, 1995.
5) Donald WB, Robert BW, Janelle G, et al. : Predictors of short-term treatment response in 66 patients with panic disorder. J Affective Disorders 30 : 233, 1994.
6) Fyer AJ, Liebowitz MR, Gorman JM, et al. : Discontinuation of alprazolam treatment in panic patients. Am J Psychiatry 144 : 303, 1987.
7) Goisman RM, Warshaw MG, Peterson LG, et al : Panic, agoraphobia, and panic disorder with agoraphobia-Data from a Multicenter Anxiety Disorders Study. J

Nervous and Mental Disease 182 : 72, 1994.
8) Gorman JM, Liebowitz MR : Panic and anxiety disorders. In : Michels R, Cooper AM, Guze SB, et al. Psychiatry. Chap., 32. Lippincott, Philadelphia, 325, 1986.
9) 花田耕一：Panic Disorder の10年——恐慌と不安に対する国際シンポジウム．精神科診断学 1 : 635, 1990.
10) 井手雅弘, 久保木富房, 熊野宏昭, 他：Panic Disorder の臨床研究．心身医療 1 : 1180, 1989.
11) Katon W : Panic Disorder in The Medical Setting, American Psychiatric Press, Washington, D. C., 1991.（道場信孝, 竹内龍雄訳：パニック障害：一般臨床医のために. 医学書院, 東京, 1992.）
12) Keller MB : Clinical course and diagnosis of panic disorder. Panic Disorder : Consensus for the 90s (University of Texas Medical Branch at Galveston) : 13, 1992.
13) Mark HK, Michael WT, George ET, et al : Long-term Outcome After Acute Treatment with Alprazolam or Clonazepam for Panic Disorder. J Clin Psychopharmacology 13 : 257, 1993.
14) 松尾泉美, 井上雄一, 高田耕吉, 他：恐慌性障害の臨床背景と治療予後の関係について（1）．精神経誌96 : 1047, 1994.
15) Metin B, Isaac MM, Richard PS, et al : Pre-treatment predictors of treatment outcome in panic disorder and agoraphobia treated with alprazolam and exposure. J Affective Disorders 30 : 123, 1994.
16) 三田達雄, 中井隆, 安克昌, 他：パニック・ディスオーダーの遷延化．精神科治療学 8 ; 657, 1993.
17) 長野浩志, 藤井薫：恐慌性障害の治療と経過．精神医学30 : 1159, 1988.
18) Noyes R Jr, Garvey MJ, Cook B, et al. : Problems with tricyclic antidepressants use in patients with panic disorder or agoraphobia:results of a naturalistic follow-up study. J Clin Psychiatry 50 : 163, 1989.
19) Noyes R Jr, Garvey MJ, Cook BL : Follow-up study of patients with panic disorder and agoraphobia with panic attacks treated with tricyclic antidepressants. J Affective disorders 16 : 249, 1989.
20) Noyes R Jr, Reich J, Christiansen J, et al : Outcome of panic disorder : Relationship to diagnostic subtypes and comorbidity. Arch Gen Psychiatry 47 : 809, 1990.
21) Noyes R Jr, Clancy J, Woodman C, et al : Environmental factors related to the outcome of panic disorder A seven-year follow-up study. J Nervous and Mental Disease 181 : 529, 1993.
22) Pollack MH, Otto MW, Rosenbaum JF, et al. : Longitudinal course of panic disorder : Findings from the Massachusetts General Hospital naturalistic study. J Clin Psychiatry 51 : 12 (suppl A), 1990.
23) 坂井誠, 武市昌士, 崎畑広昭：恐慌性障害の治療転帰を予測する因子の検討．九州神経精神医学38 : 199, 1992.

24) Scheibe G, Albus M : Prospective follow-up study lasting 2 years in patients with panic disorder with and without depressive disorders. Eur Arch Psychiatry Clin Neurosci 244 : 39, 1994.
25) 塩入俊樹, 花田耕一, 高橋三郎：恐慌性障害の症例研究：2 その経過と薬物療法. 精神医学34：1231, 1992.
26) 竹内龍雄, 林竜介, 根本豊實, 他：パニック障害の病像・経過および転帰について——210例の症例検討から——. 精神経誌95：855, 1993.

10. パニック障害論 "私はこう考える"

A. 心療内科の立場より

I 歴史的変換

　パニック障害はその歴史をさかのぼると表1に示すごとく，類縁の病態が古くから数多く知られている[1][2]。

　そのうちでも，Da-Costa の irritable heart, Oppennheimer の neurocirculatory asthenia, Frohlich の hyper dynamic beta adrenergic などは以前より本邦でもなじみがあり，循環器領域の研究者によって慣用された名称として用いられてきた。

　一方精神医学領域では Freud が最初にパニック発作を記載している。

　その後循環器領域では類縁病態として mitral valve prolapse や syndrome X が登場し，1980年代に抗不安薬の1つとして知られているトリアゾロベンゾジアゼピン系化合物である alprazolam が登場し，抗うつ効果を発揮する薬剤であることも判明するとともに，パニック障害に対する有効性も確かめられるに至った。

　米国精神医学会の精神障害の分類と診断の手引きをみると1980年に刊行されたDSM-III[3]の改訂でパニック障害という名称が初めて登場し，以後 DSM-III-R[4] ならびに，ICD-10[5] においても同様にパニック障害という名称が用いられ今日に至っている。

　なお，DSM-IV[6]（1994年）においては不安障害の下位分類としてパニック障害が位置づけられて，さらにパニック障害は広場恐怖を伴うものと伴わない

表1 パニック研究の主な歴史

名称	研究者（年号）
Irritable heart	Da-Costa (1871)
Panic attack (anxiety neurosis)	Freud (1894)
Solider's heart	Mackeugie (1916)
Effort syndrome	Parkineor (1916)
Neurocirculatory astheira	Oppenheimer (1918)
Effort syndrome	Leuis (1919)
Essential heyperkinesia	Starr (1943)
Vasoregulatory astheira	Holmgren (1957)
Mitral value prolapse	Barlow (1958)
Idiopathic heyperkinetic state	Brachbead (1960)
Hyperkinetic heart syndrome	Gorlin (1962)
Hyperdynamic beta adrenergic circulatory state	Frohlick (1966)
Syndrome X	Likoff (1967)
Mitral valve prolapse	Wooley (1979)
Panic disorder and gereralizld anxiety disorder	DSM-III (1980)
Alprazolam	Sheehar (1984)
Panic disorder	DSM-III-R (1987)
Panic disorder	ICD-10 (1992)

ものとに細分類されている。

　内科領域においては従来は心血管系の身体症状（動悸，めまい，胸痛など）を主症状とするいわゆる心臓神経症と称される症例のなかにパニック障害が含まれていたものと考えられる。

　本症では不安発作の症状が心血管系に集中すると心臓発作と考えて内科系病院に救急車で搬送されてくることが多く，その病態の理解と正しい治療が的確になされるうえでも，家庭医に対する本症の啓蒙と認識が極めて重要である。

II　パニック発作

　本症では発作は予期せずにおきるのが特徴である。
　パニック発作としてあげられる症状には以下のごときものが知られている。
　1．呼吸困難あるいは息苦しい感じ

2．めまい感，ふらつき感，気が遠くなる感じ
3．動悸あるいは頻脈
4．身震いや振戦
5．発汗
6．窒息感
7．吐気あるいは腹部不快感
8．離人感ないし非現実感
9．しびれ感や知覚異常
10．炎発性の熱感や冷感
11．胸痛ないし胸部不快感
12．死の恐怖
13．気が狂ったり，何か制御できないことをしでかすのではないかという恐怖

　パニック障害では1つの発作にこれらの症状のうち少なくとも4つが生じる場合が該当する。
　これら病状を系統別に分けて考えるとまず身体症状では表2のごとく心循環系，神経系，消化器系，呼吸器系およびその他の自律神経症状に分類される。
　まず心血管系では胸痛や動悸がポピュラーであり，人によっては心臓がドキドキ跳ぶように早く打ち，胸部圧迫感や不快感を自覚する。
　神経系ではめまいが多く，人により気の遠くなる感じ，頭がクラクラする感じ，身体のバランスがとれず不安定な感じを訴えたり，足がゴムかゼリーにでもなったような感じであると表現されることもある。
　その他しびれ，振戦，身震い，うずきがみられる場合もある。
　消化器系は比較的年齢の高い老人でみられやすく，悪心，心窩部の不快感，嚥下困難などがみとめられることがある。
　呼吸器系では息苦しい感じや窒息するような感じが多く，呼吸困難を訴えやすい。
　その他の自律神経症状として過度な発汗，紅潮や冷汗がみられる場合がある。
　精神症状も身体症状とならんで伴いやすい（表3）。

表2　パニック発作（身体症状）

心血管系
　胸痛，胸部圧迫感
　心臓がドキドキ跳ぶように早く打つ
　不安感，動悸，心悸亢進

神経系
　身震い，振戦
　気の遠くなるような感じ，頭がクラクラする感じ，めまい
　身体のバランスがとれず，不安定な感じ
　しびれ，うずき
　足がゴムかゼリーにでもなったような感じ

消化器系
　嚥下困難
　心窩部の不快感
　悪心
　下痢

呼吸器系
　息苦しい感じ
　呼吸困難，窒息するような感じ

その他の自律神経症状
　過度の発汗
　紅潮ないし冷汗

表3　パニック発作（精神症状）

パニック発作
　圧倒的な不安，恐怖
　死への恐怖
　何か制御できないことをしてしまうという恐怖
　気が狂ってしまうのではないかという恐怖

離人感
　身体と心が分離したような，あるいは身体が離れて浮遊している感じ

非現実感
　何もかも実在のものでなく，変容して夢か悪夢のようにみえる

　パニック発作では死への恐怖が出現しやすい。また気が狂ってしまうのではないかという恐怖もつのり，自分自身を制御できなくなってしまうのではという恐怖ももちやすい。
　さらには離人感といって身体と心が分離したような感じや身体が自分から離

表4 Panic Attack（DSM-Ⅲ-R）と症状数

① 発作は予期せず起こり明らかな誘因はない。
② 他人の注目も発作の引き金にはならない。
③ 1回の発作に以下の症状のうち少なくとも4つ以上の症状がみられる。
（3つ以下は症状限定性発作）
(1) 呼吸困難 .... 56／103   54.4%
(2) めまい感やふらつき .... 34／103   33.0%
(3) 動悸 .... 78／103   75.7%
(4) 身震い，振戦 .... 20／103   19.4%
(5) 発汗 .... 18／103   17.4%
(6) 窒息感 .... 49／103   46.6%
(7) 嘔気 .... 14／103   13.6%
(8) 非現実感 .... 26／103   25.2%
(9) 昏蒙，知覚異常，しびれ .... 30／103   29.1%
(10) 突発性の熱感や冷感 .... 15／103   14.5%
(11) 胸部痛，胸部不快 .... 52／103   50.5%
(12) 死の恐怖 .... 46／103   44.7%
(13) 発作中に気が狂うのではないか，
    何か制御できないことをしないかという恐怖 .... 23／103   22.3%

れて浮遊している感じがみられたりする。

また非現実感といって何もかも実在のものでない感じがあらわれたりする。

Ⅲ 心療内科でみられるパニック[7]

a．発作を有する症例

1）パニック発作の症状別発生頻度

当科外来を一年間（1988年〜1989年）に受診し，パニック発作を呈した103例について症状の出現頻度について検討すると（表4），DSM-Ⅲ-Rの症状項目のうち最も出現頻度の高いものは「動悸」で75.7%にみとめられ，以下「呼吸困難感」54.5%，「胸痛，胸部不快感」50.5%，「窒息感」46.6%，「死の恐怖」44.7%，「めまい感やふらつき」33.0%の順を示した。

パニック発作を呈する症例の平均症状数は4.37個であった。

表5 病型分類と DSM-III-R 診断

病型	DSM-III-R 診断	症例数	ストレス有
A群　panic attack のみ		6	0
	panic disorder without agoraphobia	6	0
B群　panic attack に引き続く空間恐怖症を伴う		30	6
	panic disorder with agoraphobia	30	6
C群　panic attack 後に空間恐怖以外の症候が加わる		22	10
	somatoform disorder, undifferentiated (B-1 type)	7	3
	hypochondriasis	6	3
	depressive disorder, N. O. S.	5	2
	social phobia	4	2
D群　他の疾患の経過中に panic attack を伴った群		41	26
	generalized anxiety disorder	13	6
	somatoform disorder, undifferentiated (B-1 type)	11	5
	conversion disiorder	7	7
	social phobia	3	3
	depressive disorder, N. O. S.	3	1
	hypochondriasis	2	2
	borderline personality disorder	2	2
E群　器質的疾患に神経症症状が重畳した群		4	4
	somatoform disorder, undifferentiated (B-2 type)	4	4

2) 病型分類

臨床経過により5つの病型 (A～E群) に分類された (表5)。

A群はパニック発作のみの群で，突然のパニック発作とその反覆のために軽度の予期不安を伴うものであるが，空間恐怖などの他の症状はないもので6例 (5.8%) にみとめられた。

B群はパニック発作に引き続く空間恐怖を伴うもので30例 (29.1%) にみとめられた。

C群はパニック発作後に空間恐怖以外の他の症状が加わったもので22例 (21.3%)。その内訳には身体表現性障害，心気症，抑うつ性障害や社会恐怖が含まれる。

D群は他の疾患の経過中にパニック発作を伴った群で41例 (39.8%) あり，

表6 パニック障害と合併症

身体疾患
　気管支喘息
　片頭痛
　過敏性腸症候群
　非定型胸痛

精神疾患
　うつ病（気分障害）
　アルコール依存
　薬物依存
　他の不安障害
　人格障害

最もその出現頻度が高かった。

それら疾患の内訳は全般性不安障害，身体表現性障害，転換性障害，社会恐怖，抑うつ性障害，境界性人格障害が含まれている。

E群は器質的疾患に神経症症状が重畳した群で4例（3.9％）にみとめられた。

この結果から心療内科領域におけるパニック発作を呈する症例は他の疾患の経過中にみとめられるものが多く，次いで空間恐怖を伴うパニック障害がポピュラーであることがわかる。

パニック障害が各種身体および精神疾患と合併することはよく知られている（表6）。

精神疾患では気分障害や他の不安障害に合併することはよく知られ，諸外国ではアルコール依存や薬物依存もしばしば合併するとされている。

一方，身体疾患にもパニック障害は合併することが知られ，私どもは過敏性腸症候群の経過中にパニック障害を合併した症例を経験している。

本症は慢性疾患であるだけに，発症からの経過をよく追跡し，問題点をよく整理把握したうえで適切な対応をとることが重要である。

b．治療

薬物を用いないアプローチとして患者教育と行動療法があげられよう。
前者は患者にパニック障害を説明し，効果的な治療法があることを保証する。
行動療法では系統的脱感作を行うのがよい。
最も多くポピュラーに行われているのが薬物療法といえる。
パニック障害の治療薬としては抗不安薬や抗うつ薬が知られている。
抗不安薬のなかでパニック障害に対して効果がある薬剤の代表はトリアゾロベンゾジアゼピン系化合物のアルプラゾラム（ソラナックス®，コンスタン®）で，その他クロナゼパム（ランドセン®，リポトリール®）も試みられること

がある。

アルプラゾラムは1回0.4mgを1日3ないし4回投与する。

人により眠気が出現するが症状の改善に役立つことが多い。

発作時の頓用もアルプラゾラム（0.4mgないし0.8mg）が即効する。

本剤は比較的早く血中から消失するので，1日3ないし4回投与を行うことが合理的といえる。

空間恐怖のある場合は外出時にあらかじめ服用しておくとよい。

効果がみとめられたら漸減を徐々に行い，必要があれば1日2.4～3.2mgまで増量することもある。

抗不安薬で効果が不定の際は，抗うつ薬としてイミプラミン（トフラニール®）や，クロミプラミン（アナフラニール®）を使用する。

1日75mg（25mgを3回分服）程度使用し，単独で効果があらわれることも少なくない。

症例によってはアルプラゾラムとの併用も行い，漸減の場合は抗不安薬を優先する。

抗うつ性障害が合併している場合には抗うつ薬と抗不安薬の併用が通常行われる。

（筒井末春）

文献

1）筒井末春：ストレス状態と心身医学的アプローチ―医療の現場から―. pp. 120～126, 診断と治療社，東京，1989
2）中野弘一，平陽一，筒井末春：心臓神経症，まぎらわしい疾患との病態上の差異. Current therapy 6：1092～1096, 1988
3）American Psychiatric Association：Diagnostic and Statistical Manual of Mental Dsiorders. 3rd ed. A. P. A., Washingtion D. C., 1980
4）American Psychiatric Association：Diagnostic and Statistical Manual of Mental Disorders. 3rd ed.-revised. A. P. A. Washington D. C., 1987
5）The ICD-10 classification of Meutol and Behaviorol Disorders. torld Heaeth organisation 1992.（融道男・中根充文・小見山実監訳：ICD-10精神および行動の障害. 医学書院，東京，1993
6）American Psychiatric Association：Quick Reference to the Diagnostic Criteria form DSM-IV. A. P. A., Washington D. C., 1994（高橋三郎，大野裕，染矢俊幸訳：

DSM-IV精神疾患の分類と診断の手引. 医学書院, 東京, 1995
7) 平陽一：Panic attack を有する病態に関する研究. ストレス科学10：86-100, 1995

B. 治療場面での留意点

はじめに

　パニック障害は，従来は「不安神経症」「心臓神経症」「過呼吸症候群」「自律神経失調症」などとしてとらえられてきた病態の範疇に含まれると考えられている[4,6]。また，パニック発作は不安発作ないしは過呼吸発作などとも呼ばれていた。
　それが，1980年に DSM-III で初めて公的な診断名として，「panic disorder（パニック障害，恐慌性障害）」として取り上げられた。その後，米国の生物学的精神医学の高まりもあり Lactate や CO_2 を用いた生物学的な研究[1,7,9]がそれまで以上に盛んに行われ，さらに imipramin などの抗うつ薬や alprazolam などの抗不安薬などの効果が示されたこともあって，生物学的な視点からの理解が進んだ。
　その一方で，心理社会的立場から本障害を理解しようとする試みは古くから行われてきた。たとえば，DSM-III で取り上げられたパニック発作の症状が Freud の概念を下敷きにしていることはよく知られているところである。また最近では，Shear[5] が，Bowlby の理論に準拠しながら本障害患者の心理社会的な問題として愛着の問題があることを指摘している。さらに，二重盲検法で本障害の治療効果をみると，本障害に対してプラセボが効果的であることも知られている。その意味では，本障害は，生物・心理・社会的な各側面からの統合的な理解が進んでいる障害の一つであると考えることができる。こうした理解は治療にも反映されており，薬物療法に加えて認知療法や力動的精神療法などの心理的アプローチや環境調整や生活習慣の改善などの社会的アプローチ

の併用が不可欠であると我々は考える[3]。

I 鑑別診断の重要性

　パニック障害患者を効果的に治療するためには，身体的および精神的側面から充分に検索することが重要である。それは的確な鑑別診断を行うためであり，また身体疾患に対する患者の過剰な心配を軽減するためでもある。パニック障害は動悸や過呼吸などの身体症状を中心とする病態であるだけに身体疾患との鑑別がまず重要になる。パニック発作に類似した症状は，甲状腺機能亢進症や褐色細胞腫などの代謝・内分泌疾患であったり，僧帽弁逸脱症や肺塞栓症などの呼吸循環疾患で生じることがある。また，カフェインなどによってパニック発作が誘発されることもある。精神疾患では，うつ病などの気分障害や種々の身体表現性障害との鑑別を行う必要がある。さらに，我が国では少ないと考えられるが，いわゆる虚偽性障害や詐病との鑑別も念頭に置いておかなくてはならない。

　こうした身体疾患や種々の精神疾患を除外できて初めてパニック障害の診断が可能になるが，次にそのことを患者に説明することが必要になる。いわゆるサイコエデュケーションであるが，そのときには「気持ちの変化が自律神経の働きを通して身体の状態に影響している可能性があること」を分かりやすい言葉で丁寧に説明しなくてはならない。啓蒙的な本を紹介するのも一つの方法である。このようにして，身体的ないしは精神的に危機的な状況でないということが分かるだけで患者の気持ちはずいぶん楽になるはずである。

II 治療関係を安定させる

　パニック障害の患者はいつも警戒態勢にあり緊張している。したがって治療者は，患者の緊張が和らぐような治療関係を作り上げ，患者の言葉に十分に耳を傾けて患者の心の動きを理解するようにつとめる必要がある。治療関係が安定すれば，患者は一人で危険に直面しているという思いこみが改善して，安心

して新しい試みをすることができるようになる。そのためには，「ソクラテス的質問」と呼ばれる患者自身が問題点や解決法に気づいていけるように話を進めていく面接技法が役に立つ。しかし，患者の話をただ聞くだけになってしまうと患者の不安は強くなる。そうしたことを避けるためには，言葉にならない患者の微妙な態度や言い回しを見逃さないように注意しながら，必要に応じて治療者の判断を患者に伝えていくようにする必要がある。

III 適切な薬物療法を行う

抗うつ薬や抗不安薬が本障害に効果的であることはいうまでもないことである。それによって，不安を感じるような状況に患者が入っていけるようにもなる。しかし，患者の不安が強いだけに，薬物療法に際しても十分な配慮をしなくてはならない。そうすることによって治療関係が安定し，服薬順守性を高めるためである。まず，薬物療法自体に対する不安が強い患者は，精神に作用する薬物と聞くだけで不安になることがある。副作用にも敏感に反応する。したがって，薬物の作用と副作用について充分に説明するとともに，好ましくない作用が現れたときの対処法についても話しておく。

なお，不安の強い患者は愛着と依存に関する葛藤が強く，そのために薬物に依存する傾向が強くなる。また状態が改善してもそれが薬の力によるものだと考えて自分の力を過小評価する傾向がある。したがって，服薬に関してもなるべく患者に主体性を持たせるようにして患者の自己イメージを高めていくのが望ましい。

IV 心理的アプローチ

心理的には二つの側面からのアプローチが考えられる。それはまず心理的緊張を引き起こしている葛藤を和らげるアプローチであり，もう一つは身体状態の変化に対する極端な反応を緩和するアプローチである。まず，葛藤を和らげるものとして精神分析的精神療法がある。Freud は street phobia は street girl phobia であると述べて，広場恐怖の基本的な病理が欲動と超自我の葛藤にあることを指摘した。筆者らは欲動を性的欲動に限定することはないとは考えるが，心理的アプローチを通して超自我と呼ばれる自分への縛りを解いていくことは有効であると考えている。

こうした患者の葛藤は対人関係にまつわる問題とも関係している。Wiborg & Dahl[9]は，対人関係に焦点を当てた短期精神療法を薬物療法と併用した場合にパニック障害の再発率が有意に減少したことを報告しており，このことからも対人関係の重要性が示唆される。対人関係の問題に関しては，①対象喪失，②対人関係上の不和，③役割の変化，④対人関係能力に焦点を当てる Klerman, Weissman らの短期対人関係療法のような技法[2]が役に立つと考えられる。

身体状態の変化に対する極端な反応を緩和する方法としては，認知療法的アプローチが代表的である。パニック障害の患者は，緊張感のために回避行動などの不適切な対処行動をとるようになることが多い。しかし，そのような回避行動は自分に対処能力が欠如しているということを患者に直面させるものであり，不安を増強する結果になる。したがって，そうした不安状況に少しずつ入っていくことが治療的に役に立つ（系統的脱感作）。さらに，患者には，強い不安やパニック発作は一定時間がたてばおさまるものだということを説明する。その上で，「死んでしまう」「気が変になってしまう」という過敏な心理的反応を修正していくようにするのである。こうした作業は，パニック障害患者の場合，その考えを意識すること自体に恐怖を抱いて，それを見ないようにしていることが多いので，患者の目をもう一度そこに向けてもらい，不必要な恐怖を軽減するという意味も持っている。さらに，腹式呼吸法や Jacobson の段階的筋弛緩法，自律訓練法，注意の拡散法などの行動療法的リラクゼーションを教えることも役に立つ。

V 社会的アプローチ

社会的アプローチの基本は，いまここでの短期的な目標と将来を見据えた長

期的な目標を考慮しながら日常を組み立てていくのを手助けすることにある。

　食事を含めて規則正しい生活を指導することも大切である。しかしパニック障害患者は，現在の状況を変えることに対して強い抵抗感を示すことが多い。変化について考えること自体が不安を誘発するのである。そのような場合には，そうした思いこみを変えるようにしていく。そのためには毎日の生活を書き出してもらって一緒に話し合うのも役に立つ。また，毎日を忙しく過ごしている患者は，自分がすべてをしないといけないと思っていることがある。他の人ではうまくできないと考えたり，他の人に頼むのは申し訳ないと考えたりしているのである。そうしたときにはまず，しなくてはならないことを細かく分けて，ランク付けをする。その上で，そのときに，①どうしても自分でしないといけないもの，②他の人と一緒にできるもの，③他の人に任せられるもの，などのように仕分けをしていくようにする。

　さらに，こうした日常生活のあり方について検討するだけでなく，長期的な目標についても考えていくことが必要である。今後どのような生き方をするつもりなのか，によってその時々の生活のあり方は変わってくるはずである。そうした，長い目で見た生き方の中で今の生活を位置づけることによって，変化に対する患者の不安は和らぐはずである。また，忙しさや緊張を感じることがしばらくはやむを得ない場合もあり，そうした時には今後の見通しを立てることでそれに耐えることができるようになる。

おわりに

　このように，パニック障害は生物・心理・社会の各側面から統合的に理解し治療することが必要な疾患である。薬物療法の効果が現れないから心理的なアプローチを行う必要があるのではないし，またその逆でもない。こうした治療技法を治療状況に応じて柔軟に応用することが大切なのである。

　最後になるが，パニック障害は，同じく身体愁訴が中心的な問題である身体表現性障害や有病率の高いうつ病性障害と並んでプライマリケア場面で出会うことがもっとも多い精神疾患であり，精神神経科に限らず重要な意味を持つ概

念であると考えられる。こうしたことから筆者らは，精神神経科で得られた知見を一般身体科の医師や社会に広く知らせていくことが重要であると考えている。一般身体科の医師と我々精神神経科の医師がお互いに協力して心身両面から総合的に患者を診察し，きめ細かく患者の心の動きに配慮するようにしていきたいと思う。　　　　　　　　　　　　　　　　（大野　裕，浅井昌弘）

文献

1) Fyer, M. R., Uy, J., Martinez, J., et al : CO_2 Challenge of Patients with Panic Disorder. Am J Psychiatry 144 : 1080-1082, 1987
2) Klerman GL, Weissman MM, Rounsaville BJ, Chevron ES : Interpersonal Psychotherapy of Depression. Basic Books, New York, 1984（水島広子，嶋田誠，大野裕訳『うつ病の対人関係療法』，岩崎学術出版社，1997）
3) 大野裕：パニック障害の認知療法，精神療法 22-6 : 585-593, 1996
4) Satoh K & Fujii I : Current views on panic disorder and its management in Japan. Japanese Journal of Psychiatry and Neurology 46 : 45-53, 1992
5) Shear MK : Factors in the etiology and pathogenesis of panic disorder : revisiting the attachment-separation paradigm. Am J Psychiatry 153 : 125-136, 1996
6) 高橋徹：パニックディスオーダー（PD）とはどんな疾患か，上島国利編『パニックディスオーダー』，国際医書出版，pp1-8, 1995
7) van den Hout, M. A. & Griez, E. : Experimental Panic : Biobehavioral notes on empirical finding. In Panic and Phobias : Empirical Evidence of theoretical models and longterm effects of behabioral treatments. ed by Hand,I & Wittchen H.-U., Berlin Heidelberg New York Tokyo, Springer-Verlag, 1986
8) van den Hout, M. A., van den Molen, G. M., Griez, E., et al : Reduction of CO_2-Induced Anxiety in Patients with Panic Attacks After Repeated CO_2 Exposure. Am J Psychiatry 144 : 788-791, 1987
9) Wiborg IM & Dahl AA : Does brief dynamic psychotehrapy reduce the relapse rate of panic disorder? Arch Gen Psychiatry 53 : 689-694, 1996

C．サブタイプに基づいて

　パニック障害と限らず，いかなる精神障害でも，その生物学的側面と心因的精神病理学的側面を統合して考察すべきことはいうまでもない。近年，パニック発作の生物学的起源仮説が優勢となり，たしかにこの視点から理解した方が

よい症例もあるが，一方精神病理学的に解釈するほかない症例もある。いずれにしろ単純に一括りできない。ここでは精神科臨床の実際から，病像・経過・病前性格・治療などを軸に，3つの大雑把なサブタイプに分けて述べてみたい。

I　3つのサブタイプ

a．第1群　生物学的側面が優勢な群

臨床的にはパニック発作だけで，予期不安や空間恐怖をめぐる神経症的不安へ発展しない一群である。従来，パニック発作の生物学的起源説の根拠とされてきたのは，①誘因も心的葛藤もなく突発し，従来のいかなる心因論にも該当しない。②病前性格に強迫やヒステリーほどの神経症的偏りがない。あるとしても発症後の二次的変化ではないか。③抗うつ剤が特異的に効くことから，脳内に何らかの生物学的メカニズムが推定される，という3つに要約される。

こうした根拠に見事に合致した症例がないわけではない。パニック発作は状況を問わず突発し，ときには睡眠中にも起こる。多くは単発で，そのときは慌てて受診するが，驚いたことに予期不安や空間恐怖へ発展しない。概ねふつうの日常生活を続け，たいていは数回の受診で，彼らの「もう何ともありません」という申し出で治療は終わる。薬物効果としか思えない。彼らのケロッとした風情に，治療者は狐につままれた思いを抱く。そして間隔はさまざまだが，またパニック発作を起こしては同じ治療場面を繰り返す。性格傾向はむしろ非神経症的といえようか。精神科臨床に限ればごく少数で，地域の開業医から紹介されて受診するくらいで，筆者は数例しか思い出せない。そのうちの1例は次にはうつ病相で来院した。うつ病者の既往歴にも，このような一過性のパニック障害を見いだすことがままある。

b．第2群　生物学的および心因的両側面が複合した群

臨床的にはパニック発作から予期不安や空間恐怖をめぐって神経症的病像を形成する一群で，従来からパニック障害の中核群とされてきたものにほぼ該当

する。たとえパニック発作が生物学的起源によるとしても，発症にあたって，心因となる準備状況を認める症例は多い。DSM-IIIから神経症カテゴリーが排除されたのは，それまでアメリカで半ば公式見解であった精神分析学派の心因論，つまり神経症の起源をすべて過去の無意識的葛藤に求めることへの批判なのであって，われわれが幅広く用いる心因ではないし，わが国の神経症概念が精神分析的スティグマを負うているわけでもない。

　竹内ら[3]は自験例の半数に準備状況を認め，その内容は心身の過労や体調不良，近親者や知人の病気や死亡，家族および職場内葛藤などであった。臨床経験からいえば，この50％は最低の数値ではあるまいか。病前性格はそれなりに成熟し，それまでの社会適応も概して良好で，なかには明らかに過剰適応と思われる症例も多い。われわれの統計的な性格分析[1]では，真面目・過敏・内省的で配慮深いという内向性と，明るく活発で社交的な外向性を，さまざまな色合いで複合した性格特徴が浮かんだ。この二面性のうち内向性が優越すると，従順・素直・温和・お人よしといった弱力性の全体像になる。まま観察される寂しがり，意志が弱い，依存的といった臨床的特徴は，彼ら自身は発病後の二次的変化として捉えていた。この統計的データを鵜呑みにしてよいか，つまりパニック発作に続発した二次的な神経症化と見做してよいのかどうかは，大いに議論の余地がある。もっとも気になるのは，彼らの発症後の薬物依存の傾向である。

　このパニック障害中核群は，当初は薬物効果が顕著で，ある程度の生活適応水準までは比較的短期間に立ち直る。問題はその後で，予期不安をめぐって神経症的不安が形成されると，治療は容易に終結しない。表はわれわれの調査結果[1]であるが，発病から平均3年を経た時点で治療継続中が7割を占め，3割はなお生活が制限されている。彼らの薬物依存も統計的に有意に増加してくる。治療場面で減量を勧めても，「まだ薬がないと不安です」とにこやかに主張し，どうも薬物依存に対する葛藤が深刻だとは思えない。精神療法的取り組みも概して歯ごたえはないし，多忙な外来にあっては，治療者側もつい薬物を継続して安易に済ませてしまう。この安易さが，治りやすい，あるいは扱いやすいと錯覚させているだけで，実態は治癒・寛解群はわずか3割に過ぎなかっ

表

対 象 数：118例（国立精神・神経センター，筑波大学病院，浜松医科大学病院の3施設の不安神経症自験例）
性　　別：男60例，女58例
発症形式：急性期不安発作　83例（74.6%）
発病から調査時までの期間：平均37.6ヵ月
調査時点の予後
　　治癒　　　　　　　　　　　　15例（12.7%）
　　寛解　　　　　　　　　　　　19例（16.1%）
　　治療継続中
　　　日常生活は可能　　　　　　44例（37.3%）
　　　制限された生活　　　　　　28例（23.7%）
　　保留　　　　　　　　　　　　12例（10.2%）

た。

　こういう遷延経過をたどる主たる要因は，一見ありふれた社会人を思わせる彼らの性格に基づくとしか考えられない。適当に現実と妥協してしまい，強い葛藤は芽生えない。芽生えたとしても強く主張しない。われわれは神経症や人格障害領域の症例に，東大式人格目録（TPI），文章完成テスト（SCT），ロールシャッハ・テストの3つのテスト・バッテリーを組んでいるが，パニック障害中核群では，TPI は正常域か神経症尺度が高値を示すくらいだし，SCT に深刻な葛藤表現がなされることは少ないし，ロ・テストも平凡な内容である。こういう性格傾向こそ，今後精神病理学的に掘り下げるべき課題だと思われる。

c．第3群　精神病理学的な群

　明らかに彼らの生活史上に葛藤を認め，病前性格にもさまざまな偏りがあって，パニック発作自体（その生物学的起源は問わない）が神経症的表現と思われる一群である。ここには，さらにさまざまなサブタイプが存在する。まず，われわれの性格分析[1]で浮上したタイプがある。既述したように，内向性優位の一群が従来のパニック障害中核群にもっともよく該当し，予後もよかった。反面，内省性や配慮性に乏しく，外向性が勝り，さらに勝気・短気・行動性などの強力性の性格指標が目立つ予後不良の一群を見いだした。TPI では神経症尺度に加えて，Ep（てんかん性），As（反社会性）などの精神病尺度が異常

域を示し，いかにも衝動統制の悪さを示唆する[1]。

II 第3群の症例

a．症例1　初診時47歳　男性

彼が大学2年のとき，父親が事業に失敗したため，中退して会社立て直しに奮闘し，以後25年間にわたり建設整備会社を経営してきた。この年3月，関係者と仕事の打ち上げパーティを開いた帰途，酒気を帯びて運転し子供をはねる。そのため顧問弁護士に会ったり法廷に召喚されたりする。この間，友人の借金の保証人を引き受け，家屋や会社の抵当権を設定される（約5,000万円）。5月中旬，法廷で動悸が激しくなり心臓が圧迫され，声がうわずり冷汗が流れ，顔がピリピリひきつり手足がしびれて全身が震え静座不能となった。その後，恐怖をまぎらわせるために飲酒量が増え，約3週間過労とアルコール性肝炎で入院する。7月，禁固1年，執行猶予5年の判決。9月にパニック発作頻発して受診。胃潰瘍手術の既往もある。

SCTの記述は「人生に挑戦する」「一生の仕事をもち情熱を傾ける」といったモチーフに貫かれ，職場での「アダナはライオン」。こういう無理な自己像に葛藤を自覚していないが，ロ・テストのカードⅦには「白熊。助けてもらおうと手を出しているが，地割れで絶対絶命，上は白い氷河，下は噴火して危険な状態」という自己イメージが投影された。

治療期間は1年余に及んだが，仕事の決まりがつくと好転し，月末の決算期になると悪化することを繰り返している。無理な自己像に対する内省はまったく芽生えてこない。

本症例はその aggressive なエネルギーと内省性の欠如がきわだつ。この視点から病歴をみれば，酒気帯び運転，友人への無思慮な融資，アルコール依存などは，人格統制の悪い行動化と見做せるし，既往歴の胃潰瘍はおそらく身体化であろう。パニック発作もこれらと同じ根から生じている。外見は有能でパ

ワフルな壮年実業家である。

　症例1は統計的分析で浮かんだサブタイプであって，臨床の場で子細に観察すれば，さらに多様な性格傾向と精神病理を見いだす。パニック障害にみる神経症的性格は主に発病後の二次的変化であるというが，そのように一括りにすることは到底できない。発症以前から，明らかに神経症的性格を示す症例に多数遭遇する。

b．症例2　初診時28歳　男性

　家庭は両親と弟1人。小児期より腺病質で，小学5年生のとき腎炎になってからは病院通いが続いた。家は祖父の代からの魚屋で，長男の彼は小さいときから家業を継ぐものだと思っていたが，弟が会社員となってから，母が何かにつけて「外で働く弟」を優遇するのを見て疑問を抱くようになる。高校卒業時，担任教師が就職を勧めてくれたのに，無思慮に断ってしまったことが痛切な後悔の種となる。今となると，外で働きたい思いと，父親にだけ冷たい仕事をさせて逃げ出す罪悪感との板挟みになる。その父親も鉄道へ行きたかったのに，長兄が出征したので嫌々魚屋を継いだ経緯があった。そのせいか父親は陰気で独語する癖があり，そんな父親に早くから陰性感情を抱いていた。

　4年前の冬，一人で留守番をして雪掻きをしているとき，心臓がドキドキして左胸に針を刺されるようで，手に脂汗がでて頭がグーッとしめつけられビリビリして死の恐怖に襲われた。その後は発狂恐怖も加わり，包丁をもつのが怖い。誰かいてくれないと不安で，単独外出もできなくなった。

　SCT には臆病，弱虫，自主性がない，結婚はできない，などと否定的自己像が執拗に繰り返され，とくに母親の評価を気にする記述が多い。自立よりも「知らない土地へ行って人の目を気にせずにのんびり暮らしたい」。

　治療経過は7年に及ぶ。この間，父親の死を乗り切って，ほぼ家業は支障なくこなすまでになったが，相変らず「就職していれば」という後悔と，「父の性格がああ暗くなかったら自分もこうはならなかった」という父親葛藤は絶ち切れない。薬物（抗不安薬のみ）は手放せず減量もできない。すでにパニック発作より，心気性と強迫性（水道の蛇口や店の戸締まりの確認）が浮上してき

本症例も気の弱そうなお人よしの印象である。第2群の中核群と本症例のような神経症タイプの一群の間には，当然さまざまな移行型がスペクトルムを描くと思われる。概して，第2群の予期不安や空間恐怖を主題にするものから，経過とともに心気，強迫・恐怖などの症状移動を示すものほど，本来の神経症的性格偏奇が露出してくるようである。それでも症例2は自らの神経症的性格と内的葛藤を自覚しているが，さらには本人が深層の葛藤を自覚できない症例もある。DSMがいかに批判しようとも，パニック発作の背景を力動的に解釈するほかない症例である[2]。

c. 症例3　初診時27歳　男性

小学4年生のとき父が病没し，浪人中の18歳時に母が再婚して，彼はマンションで一人暮らしとなる。同胞は既婚の姉1人。家賃は義父が払う。母は義父に頼るなという。こうした生活状況で発症するが，姉宅でパニック発作が起こったとき，「自分を失って」姉と姪を殺してしまうのではないかという考えが閃いた。以後，パニック状態で人（とくに母，姉などの肉親）をナイフで刺したり，首を締めるのではないかという加害イメージが主題となる。そんな自分に衝撃を受け自己否定と罪悪感に悩み，K大学病院に入院，anafranil 最高250mgまで投与されるも無効で，喫茶店のアルバイトに前向きに取り組む行動療法的アプローチでいったん軽快した。だが退院後すぐパニックと加害恐怖が再燃，部屋に閉じ籠るようになり，服薬による自殺企図を起こして，森田療法を希望して来院した。

診断面接のSCTで，否定的自責的で混乱した自己イメージとともに，「家の人は自分を理解してくれ優しく見守ってくれている」という，現実とは裏腹な驚くほど肯定的な家族イメージが述べられた。このpositiveな家族イメージに応えたいという思いと，それを微塵に打ち砕く加害イメージ，その結果としての抑うつと罪責感，さらには自分を見捨てた母親への依存-攻撃的感情が抑圧・否認されてパニックを形成していることが推測された。当然，母親との

対象関係を修正することが治療の最終目標となる。約1年半の治療期間中，用事で上京した母親と3回同居する恐怖突入体験から，かえって母と離れているときの方が不安が強いことに気づきながら，最後まで母への陰性感情は否認したまま治療は終わった。

　本症例も外見はまさに中核群の性格特徴を示す好青年であった。ロ・テストの結果も内省性やエネルギー量は保持され（良質のFM6，M4），自殺企図はあるものの境界型人格障害のような衝動統制の悪さはなく十分な抑制性も認めた[3]。筆者は力動的精神療法のトレーニングを受けたわけではないが，本症例のパニック発作の根底には，無意識的葛藤を想定した方が理解しやすいと思う。
　この第3群にはほかにもサブタイプを上げられると思う。たとえばアレキシシミックなタイプにもよく遭遇するが紙幅が尽きた。

III 要　約

　第1群——病像はパニック発作を単発ないしはある間欠期をおいて繰り返すが，予期不安や空間恐怖へは発展しない。病前性格はむしろ非神経症的。薬物が有効で概ね数回の受診で終結する。うつ病との近縁性が濃いか。
　第2群——パニック発作から予期不安や空間恐怖をめぐる神経症的不安が形成され，治療経過は，生活適応水準はすぐ回復するが，薬物依存傾向を示して慢性化しやすい。病前性格はある程度成熟しているが，現実妥協的で葛藤性に乏しく，この点は精神病理学的に再検討する必要がある。
　第3群——明らかに生活史や病前性格に問題をもち（neuroticであったり衝動統制が悪かったり），パニック発作にも精神病理学的な色彩が濃い。経過は遷延し心気，強迫などの病像移行を示すことも多い。治療はintensiveな精神療法が不可欠である。
　もちろん各型の間には移行型が微妙なスペクトルムを描く。いずれにしろパニック障害を視野狭窄的に一括りにすることはできない。

（藍澤鎮雄）

付記：パニック障害の性格分析の資料と症例1は参考文献1）を，症例3の詳細は参考文献2）を参照して頂ければ幸いである。

文献
1） 藍澤鎮雄，宿谷幸治郎，渡辺直樹ほか：慢性型を中心に—Panic Disorder をめぐって．心身医学30：5, 456-461, 1990
2） 藍澤鎮雄：森田療法——一般外来の流れの中で—．臨床精神医学21：4, 759-764, 1992
3） 竹内龍雄：パニック障害．新興医学出版, 1991

《編者》
白倉克之（国立療養所久里浜病院）
山田和夫（横浜市立大学附属市民総合医療センター・精神医療センター）

《執筆者一覧》
1．パニック障害の概念
　　白倉克之（国立療養所久里浜病院）
2．診断
　　越野好文（金沢大学医学部神経科精神医学教室）
3．鑑別診断
　　田中克俊（昭和大学医学部精神医学教室，東芝安全保健センター）
　　宮岡　等（北里大学東病院精神科）
4．臨床症状
　　竹内龍雄（帝京大学医学部付属市原病院精神科）
5．パニック障害と Comorbidity（合併症）
　　大谷義男（北里大学医療衛生学部心理社会系医療学）
6．病因
　A．遺伝的要因
　　貝谷久宣（なごやメンタルクリニック・パニック障害研究センター）
　　宮前義和（なごやメンタルクリニック・パニック障害研究センター，早稲田大学人間科学研究科）
　　吉田栄治（なごやメンタルクリニック・パニック障害研究センター，自衛隊岐阜病院）
　　石田展弥（なごやメンタルクリニック・パニック障害研究センター，滋賀医科大学保健管理センター）
　　山中　学（東京大学医学部心療内科）
　B．心理―社会的要因
　　今崎牧生（東邦大学附属大森病院心身医学教室）
　　中野弘一（東邦大学附属大森病院心身医学教室）
7．病態
　A．誘発試験
　　久保木富房（東京大学医学部附属病院分院心療内科）
　B．神経生理
　　宮内利郎（静岡県立こころの医療センター）
　C．機能画像

塩入俊樹（新潟大学医学部精神医学教室）
　　　染矢俊幸（新潟大学医学部精神医学教室）
　　D．神経免疫
　　　田中浩稔（九州大学医学部心療内科）
　　　久保千春（九州大学医学部心療内科）
　　E．神経薬理
　　　田中正敏（久留米大学医学部薬理学教室）
8．治療
　　A．薬物療法
　　　山田和夫（横浜市立大学附属市民総合医療センター・精神医療センター）
　　B．パニック障害に対する認知療法
　　　重村　淳（防衛医科大学校精神科）
　　　野村総一郎（防衛医科大学校精神科）
　　C．パニック障害の精神療法
　　　渡辺直樹（聖マリアンナ医科大学神経精神科）
　　D．行動療法
　　　篁　一誠（社会福祉法人　横浜やまびこの里東やまた工房）
　　E．救急医療
　　　上條吉人（北里大学医学部救命救急医学）
9．経過・予後
　　　加藤　誠（防衛医科大学校精神科）
　　　柏瀬宏隆（防衛医科大学校精神科）
10．パニック障害論"私はこう考える"
　　A．心療内科の立場より（筒井末春）
　　　筒井末春（東邦大学医学部心療内科）
　　B．治療場面での留意点
　　　大野　裕（慶応義塾大学医学部精神神経科）
　　　浅井昌弘（慶応義塾大学医学部精神神経科）
　　C．サブタイプに基づいて（藍澤鎮夫）
　　　藍澤鎮雄（神奈川病院・聖マリアンナ医科大学神経精神科学教室）

パニック障害の基礎と臨床

2000年4月20日　印刷
2000年4月25日　発行

編著者　白倉　克之
　　　　山田　和夫

発行者　田中　春夫

印刷・三協美術印刷　製本・河上製本

発行所　株式会社　金剛出版
〒112-0005　東京都文京区水道1-5-16
電話03-3815-6661　振替00120-6-34848

ISBN4-7724-0648-4 C3047　　　©2000, Printed in Japan

●価格は消費税抜きです●

不安障害臨床ハンドブック
マックグリン，他編　越野好文訳　医学的モデルに基づいた新しいアプローチを実践的かつ明快に記述，臨床上必要な事柄が簡便に参照できる。　4,000円

強迫神経症の治療
作田勉著　難治例をもって知られる強迫神経症の行動精神療法，精神分析療法，森田療法，薬物療法，児童の治療，すなわち治療のすべてを説く。　3,689円

摂食障害の家族心理教育
後藤雅博編　本書は家族心理教育の具体的な技術が詳述された実践的ガイドラインである。〈生物〉〈心理〉〈社会〉的治療に架橋する，画期的な試み。　3,400円

摂食障害を治療する
松林直著　著者の体験をもとに，ミニューチンの「ランチセッション」をとり入れた統合的な治療法を，多くの事例を通してわかりやすく説明する。　2,400円

歪んだ鏡
K・A・フィリップス著　松尾信一郎訳　身体醜形障害の治療・研究の第一人者がその病像や治療法，家族や周囲の人の対処法などの最新知見を簡明に解説。　2,800円

青少年のための自殺予防マニュアル
高橋祥友著　わが国初の青少年を直接の対象とした自殺予防プログラム。「実際の教育現場で何が実践できるのか」という視点から書かれた実際的指導書。　3,200円

発達障害の臨床
中根晃著　自閉症，LDやADHD，発達障害の鑑別，治療法などに関する論文を掲載。治療現場での対処，家庭内や学校での対応まで言及する。　4,200円

人格障害の精神療法
福島章・町沢静夫編　人格障害のほぼすべての類型を網羅し，その精神療法についての研究とケースがまとめられた日本最初の書。　2,800円

子どもと暴力
山崎晃資編　虐待，いじめ，非行，薬物，売春，自殺など，子どもの心理に根深く影響を与える暴力に対する，12人の研究者・臨床家の治療・介入例。　2,500円

集団精神療法ハンドブック
近藤喬一・鈴木純一編　歴史的発展から代表的な技法の解説，治療的なアプローチの実際まで，あらゆる臨床的知見を網羅した実践的マニュアル。　4,800円

児童精神医学の基礎
P・バーカー著／山中康裕・岸本寛史監訳　児童・思春期の情緒的行動問題をもつ子どもたちについての最適の教科書。待望の最新6版の訳出。　5,800円

SSTウォーミングアップ活動集
前田ケイ著　著者が実践している楽しく効果的な60のウォーミングアップ活動の実施方法と注意点を詳しく紹介する，SSTリーダー必携の書！　2,200円

精神療法の技法論
成田善弘著　面接を支える外的条件や技術的な留意点，治療構造の設定，身体の持つ意味など，日常臨床に役立つ知見がちりばめられている。　4,200円

心理療法の常識
下坂幸三著　地道な経験の積み重ねの中から臨床に役立つことがらを丹念に集めそれらを精製して織り出した「常識」を具体的事例とともに詳述。　3,800円

医療におけるブリーフセラピー
宮田敬一編　多様な診療科から，摂食障害や不安障害，強迫性障害他の症例を集録し，ブリーフセラピーの考え方と技法の基本原則をも解説。　3,600円

ニーチェの病跡
小林真著　多くの病跡学研究と膨大な著作や手紙，ニーチェの足跡を追うことで，医学的，文学的，哲学的，評伝的にニーチェの中の狂気を解き明かす。　2,400円